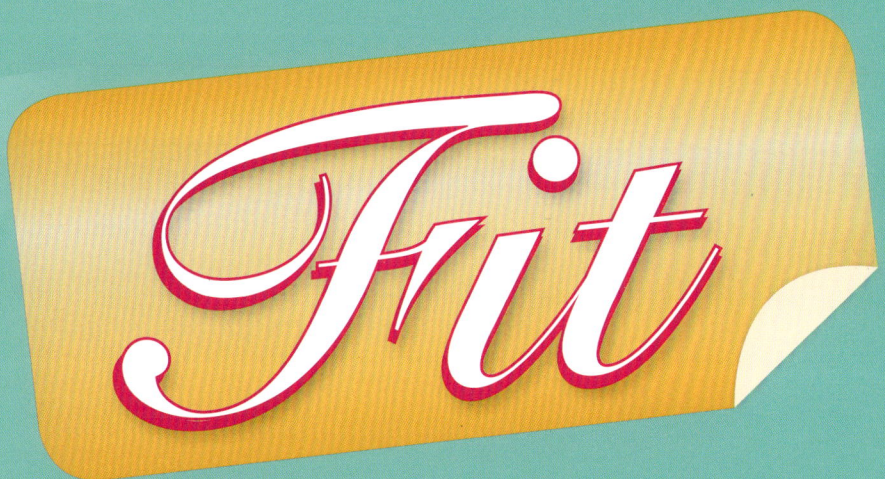

BIS ZUR HOCHZEIT

Der Schlank-Plan für Ihren schönsten Tag

Inhalt

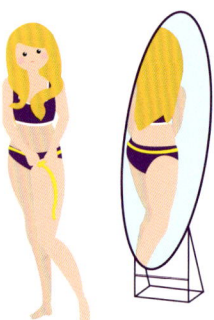

Zeit für Veränderungen   Seite 8

Abnehmen mit Genuss   Seite 16

Kochen Sie sich was Schönes   Seite 38

MORGENS

MITTAGS

SNACKS

ABENDS

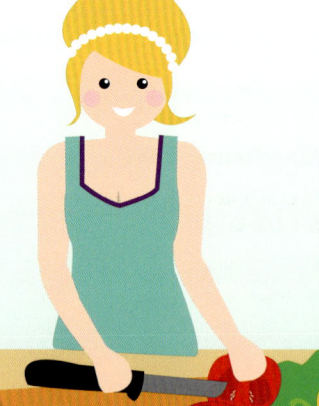

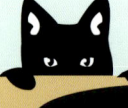

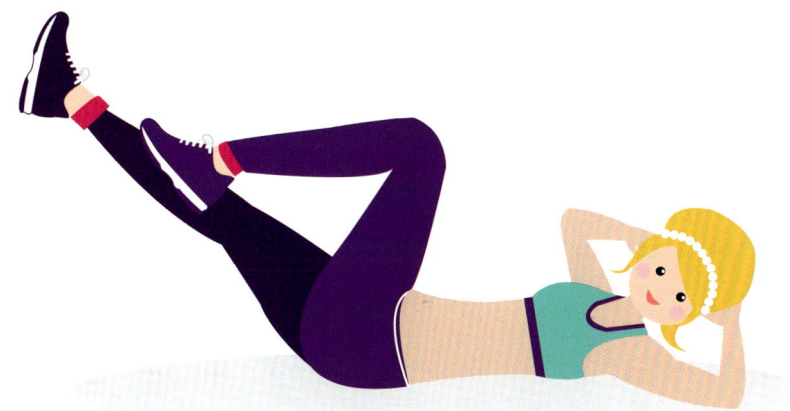

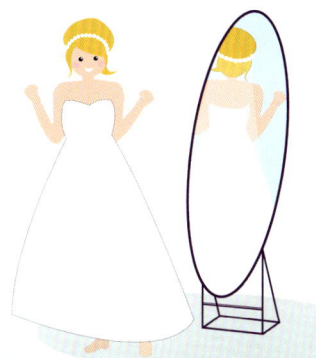

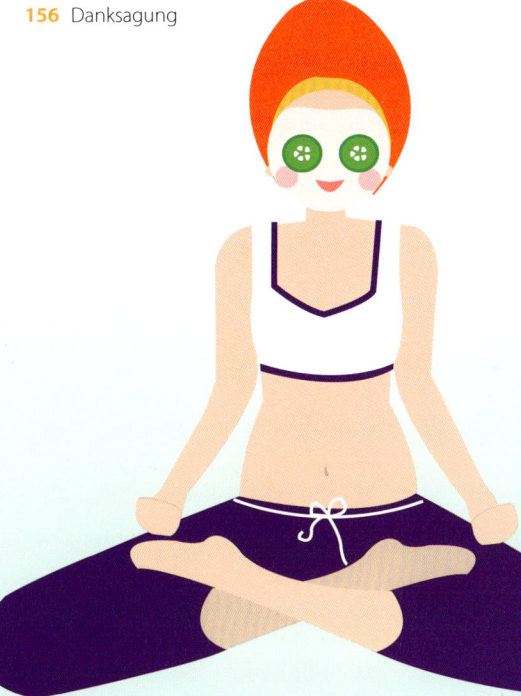

3

Fit bis zur Hochzeit

Wie alles begann

Der 15.06.2013 sollte einer der schönsten Tage meines Lebens werden, unser Hochzeitstag. Ein sehr lang gehegter Wunsch würde endlich in Erfüllung gehen! Aber mit dieser Figur? Bei der vorletzten Anprobe meines Hochzeitskleides meinte meine Mama nur zu mir: «Da hinten schaut dir noch das Fett raus!» Wie peinlich! So konnte ich kaum vor den Altar treten!

Also machte ich mich auf die Suche nach einem Buch oder einer DVD, um «Fit bis zur Hochzeit» zu werden. Leider habe ich nichts dergleichen gefunden. In den USA sind «Bridal Boot Camps» zur körperlichen Vorbereitung von Bräuten durchaus bekannt und beliebt, aber hier in Deutschland blieb meine Suche nach einem speziellen und effektiven Brauttraining erfolglos.

Also biss ich in den sauren Apfel und stellte mir mein eigenes Programm zusammen. Zum einen absolvierte ich ein regelmäßiges Ausdauertraining (meist ein leichtes Joggen oder Fahrradfahren um den nah gelegenen See herum), zusätzlich machte ich dreimal in der Woche ein Muskelaufbautraining, zum Teil bei mir zu Hause im Wohnzimmer, zum Teil auch in einem Fitnessstudio mit Zirkeltraining. Schon nach kürzester Zeit sah ich erste Ergebnisse, was meine hohe Motivation noch weiter steigerte.

Natürlich gab es zwischendurch auch mal die eine oder andere Auszeit (Muskelkater, schlechtes Wetter …), aber die Zeit drängte! Und der gewünschte Erfolg ließ zum Glück nicht lange auf sich warten. Pünktlich zur Hochzeit saß mein Kleid perfekt und meine Arme waren straff und definiert. Klar, ich bin kein Topmodel und wollte es auch nie sein, habe keine Modelmaße, aber das ist auch gut so, denn magere «Topmodels» gibt es bereits genug. Mein Ziel war es, mich an unserem großen Tag wohlzufühlen und zufrieden mit mir selbst und meiner Figur zu sein. Ich denke, es ist mir gelungen.

Aus meinen Erfahrungen ist dieses Buch entstanden. Ich wünsche mir, dass es Ihnen hilft, Ihr Ziel «Fit bis zur Hochzeit» zu erreichen und auch darüber hinaus gesund und lebensfroh zu bleiben!

Ihre

Magdalena Schnitzenbaumer

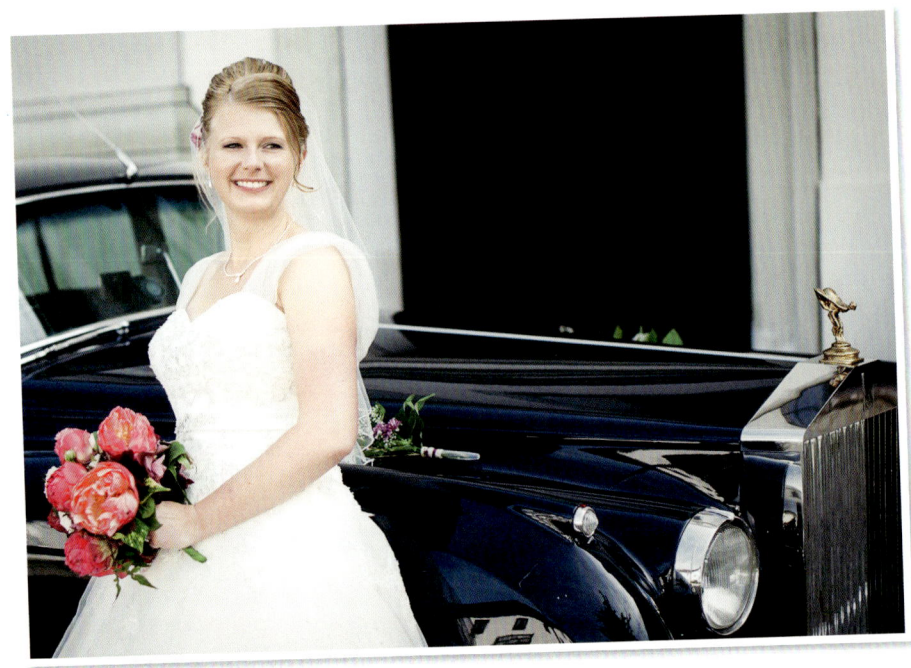

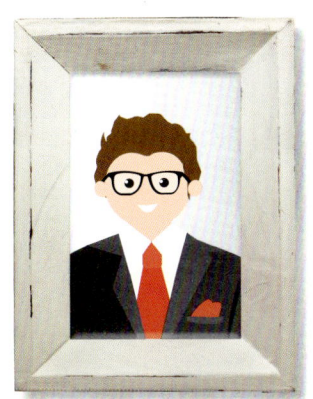

Erfüllen Sie sich Ihren Traum in Weiß!

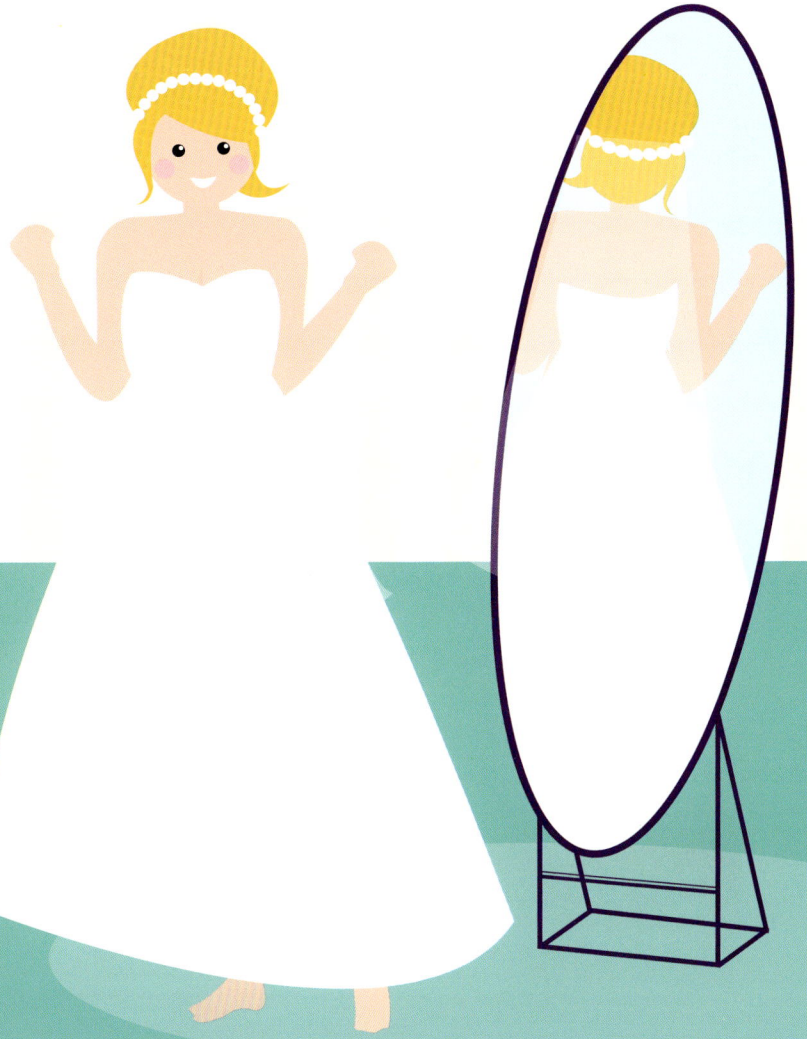

Herzlichen Glückwunsch!

Liebe Braut, wenn Sie dieses Buch in Ihren Händen halten, ist ein wichtiger Schritt in Richtung Hochzeit schon getan: Sie sind verlobt! Nun kommen viele aufregende Stunden, Tage und Wochen auf Sie zu.

All die zauberhaften kleinen und großen Details Ihres schönsten Tages wollen Schritt für Schritt geplant werden. Die Trauung, die Feier, der Fotograf, die Ringe, das Brautkleid … Damit Sie im Letzteren eine umwerfend gute Figur machen, gibt es dieses Buch. Egal ob Sie sich nur ein wenig «auf Hochglanz polieren» möchten oder umfassendere Veränderungen anstreben – hier sind Sie richtig. «Fit bis zur Hochzeit» ist ein hochwirksamer Schlank-Plan, der sich flexibel an Ihren Alltag anpasst.

Los geht es mit einer Standortbestimmung: Wie viele Kilos wollen Sie verlieren? Und was ist realistisch in der zur Verfügung stehenden Zeit? Entdecken Sie im Kapitel «Abnehmen mit Genuss» die Geheimnisse des bewussten Essens und staunen Sie über den einen oder anderen Tipp zum Kaloriensparen. Im Rezeptteil erwarten Sie megaleckere Rezepte, die satt machen und trotzdem die Pfunde purzeln lassen.

Die Erfolgsformel:

**Bewusste Ernährung +
viel Bewegung +
Entspannung und ausreichend Schlaf
=
eine fitte, gesunde und
glückliche Braut**

Anfangen und durchhalten

Beim «Fit-Programm» darf geschwitzt werden. Ist schließlich für einen guten Zweck. Trainieren Sie vier Wochen lang Ihre Ausdauer und Muskelkräftigung, um Pölsterchen

«Auch wenn es zwischendurch mal stressig wird – erlauben Sie sich, die Zeit vor der Hochzeit zu genießen, sie kommt nie wieder.»

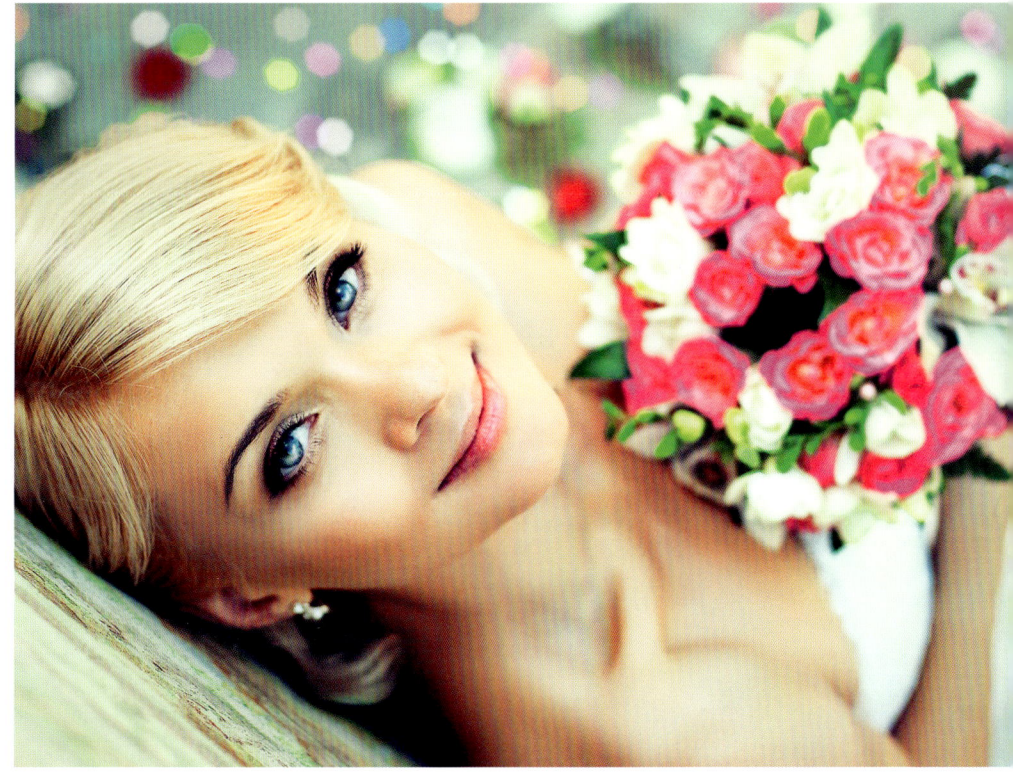

wie Problemzonen kräftig einzuheizen. Wie es funktioniert, wird genau erklärt. Eine Vielfalt an Übungen sorgt für Abwechslung, damit Ihr Workout optimal wirkt. Warm-up und Cool-down sowie Erholungspausen inbegriffen. Soll es danach in die Verlängerung gehen, starten Sie mit den Zusatz-Anregungen für drei Monate und für sechs bis neun Monate weiter durch. In einem Dreivierteljahr sind immerhin bis zu 20 Kilogramm Körperfett weniger drin. Sie müssen nur rechtzeitig anfangen – und durchhalten. Gegen Motivationstiefs aller Art und Dauer finden Sie das passende Mittel im Kapitel «Einfach weitergehen». Zeigen Sie Keine-Lust-Frust die rote Karte oder sprinten Sie Ihrem Schweinehund davon. Ruhiger wird es anschließend unter der Überschrift «Ganz schön entspannt». Hier steht Verwöhnpflege für Ihren Wohlfühlkörper hoch im Kurs. Ein Beauty-Fahrplan weist Ihnen den Weg zu allen wichtigen Terminen für Haare, Haut und Nägel. Damit es auch mit dem Schönheitsschlaf klappt, sage ich Ihnen, wie Sie Ihr Schlafzimmer in ein gemütliches Schlummerland verwandeln. Und was hilft, wenn Sie kurz vor der Hochzeit kein Auge

mehr zutun? Schlagen Sie der Aufregung ein Schnippchen, indem Sie sich dank der vorgestellten Methoden gezielt entspannen und lächelnd Ihrer Trauung entgegensehen.

Dafür lohnt es sich

Stellen Sie sich täglich von Neuem vor, wie Sie in Ihrem Traumkleid fit, gesund und glücklich auf Ihren geliebten Bräutigam

zuschreiten. Kosten Sie das unglaubliche Gefühl aus zu wissen, dass sich Ihre Mühen gelohnt haben! Mit diesem Buch haben Sie die besten Voraussetzungen dafür, sich Ihren Wunsch zu erfüllen. Sie schaffen das, wenn Sie es wirklich wollen! Ich begleite Sie auf Ihrem Weg und stehe Ihnen mit Rat und Tat zur Seite. **Packen wir es an!**
Und bitte vergessen Sie auch in stressigen Phasen eines nicht: Genießen Sie die Zeit vor der Hochzeit, denn sie kommt nie wieder!

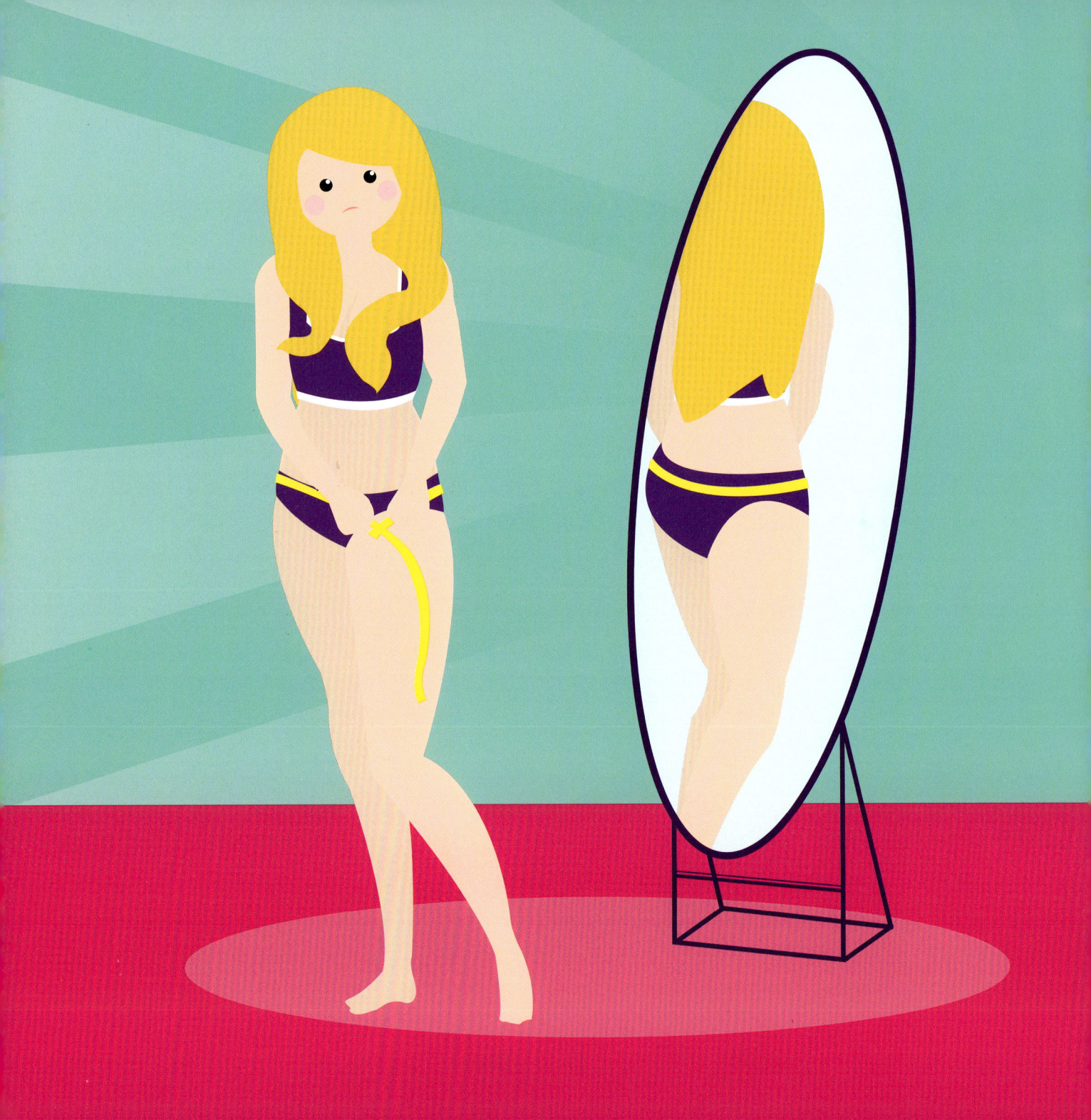

ZEIT FÜR VERÄNDERUNGEN

Nehmen Sie es selbst in die Hand

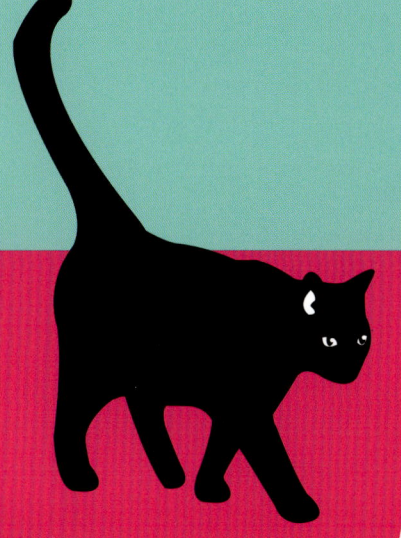

«Kalorien sind kleine Tierchen, die über Nacht die Kleidung enger nähen.»

Klaus Klages

Was genau wollen Sie erreichen? Möchten Sie lediglich zwei bis drei Kilogramm Körperfett verlieren und Ihre Figur straffen oder haben Sie einige Kilos mehr auf den Rippen und möchten diese unbedingt loswerden, um in Ihr Traumkleid zu passen? Und wie viel Zeit können Sie dafür pro Woche freischaufeln?

Wie gehabt, nur anders

Es ist wichtig, dass Sie einmal gründlich über diese Fragen nachdenken. Denn daraus leitet sich Ihr konkretes Ziel ab: «x Kilo in y Wochen abnehmen». Lassen Sie sich andererseits nicht abschrecken, falls Sie feststellen, dass

Ihnen eher wenig Zeit bleibt, Ihre Wunschfigur herauszumeißeln. Schließlich machen Sie das meiste, was in den nächsten Wochen auf Sie zukommt, ohnehin schon: Sie werden von jetzt an nur etwas andere Sachen einkaufen, andere Gerichte kochen und sich öfter aus eigener Kraft von A nach B bewegen. Es geht um viele minimale Veränderungen, die in der Summe erstaunliche Resultate bringen! Ändern Sie einfach einige kleine Gewohnheiten. Die Zeit fürs Schlank-Workout finden Sie dann auch noch, wenn Ihnen Ihr Ziel «Fit bis zur Hochzeit» wirklich am Herzen liegt.

Vorfreude und Überraschungen

Crashdiäten und anstrengende Programme gibt es zuhauf, aber ehrlich gesagt sind diese in der Zeit vor der Hochzeit unrealistisch, denn eine Hochzeit zu planen erfordert viel Zeit, Geduld und Nerven. Wenn da noch ein hartes Abnehmprogramm mit viel Sport und

> «Die reinste Form des Wahnsinns ist es, alles beim Alten zu lassen und gleichzeitig zu hoffen, dass sich etwas ändert.»
>
> Albert Einstein

wenig Essen durchgezogen werden soll, bleibt sicherlich die Vorfreude auf einen der schönsten Tage Ihres Lebens auf der Strecke. Deshalb möchte ich Sie motivieren, so früh wie möglich, am besten sechs bis neun Monate vor der Hochzeit, mit den hier vorgeschlagenen Schritten zu beginnen.

Sehen Sie den Countdown bis zu Ihrem großen Tag auch als willkommenen Anlass für Veränderungen – eine Zeit, um fit zu werden und sich Ihr Essverhalten bewusst zu machen sowie Bewegung in Ihren Alltag zu integrieren. Betrachten Sie diese Wochen oder Monate als Chance, Neues zu entdecken, und freuen Sie sich auf spannende, aber vor allem machbare Herausforderungen! Darüber hinaus wird sich vielleicht manches zum Guten wandeln, mit dem Sie in diesem Zusammenhang gar nicht rechnen. Schöne reine Haut beispielsweise hängt sehr stark von Ihrer Ernährung und genügend Schlaf ab. Also purzeln nicht nur die Pfunde, Ihr Hautbild profitiert ebenfalls.

Problemzonen wegmogeln

Wie sieht eigentlich Ihr Brautkleid aus? Ist es optimal auf Ihre Figur zugeschnitten? Sie sind Sie, mit dem Körper und den Proportionen, die Ihnen der liebe Gott mitgegeben hat.

Auch wenn Sie nicht gänzlich zufrieden sein sollten: Seien Sie dankbar dafür, dass Ihnen dieses Leben geschenkt worden ist! Und machen Sie das Beste daraus. Zum einen, indem Sie den Pölsterchen zu Leibe rücken und Ihre Haut straffen. Zum anderen sollten Sie den Expertinnen im Brautmodengeschäft offen sagen, womit Sie sich unwohl fühlen. Ein vorteilhaft geschnittenes Kleid betont Ihre schönsten Stellen und kaschiert sehr vieles, ebenso wie Korsagen, Strumpfhosen und formende Unterwäsche.

Durch den Alltag tanzen

Offenbar hat Ihr bisheriges Ernährungs- und Bewegungsverhalten dazu geführt, dass Sie sich nicht hundertprozentig wohlfühlen mit sich selbst. Aber schon Albert Einstein wusste: Ohne Veränderungen geht es nicht. Und wo Sie diesen ganzen Aufwand nun einmal auf sich nehmen wollen, wäre es doch schade, wenn Sie nach der Hochzeit wieder in Ihre trägen Gewohnheiten zurückfielen. Ich möchte Sie einladen, den Weg zu einem neuen Ich zu beschreiten, einem fitteren und gesünderen Ich! Denn nach der Hochzeit geht Ihr Leben ja weiter, warum sollten Sie also nicht voller Vergnügen durch Ihren Alltag tanzen?

«Ich möchte Sie einladen, den Weg zu einem neuen Ich zu beschreiten, einem fitteren und gesünderen Ich!»

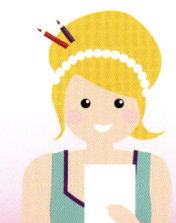

Fünf unwiderstehliche Gründe, nach der Hochzeit fit zu bleiben

♥ Es ist viel einfacher, das erreichte Fitnesslevel zu halten, als immer wieder von vorn anzufangen.

♥ Sie stärken Ihr Immunsystem und bleiben bis ins hohe Alter fit und gesund.

♥ Gemeinsame Hobbys wie Sport oder Kochen verbinden mit dem Partner, schaffen mehr Zeit zu zweit.

♥ Beim Training allein oder mit einer Freundin nehmen Sie sich Zeit für sich selbst, ganz ohne Stress und Hektik.

♥ Sie erleben alles rund ums Essen intensiver, gewinnen viel Lebensqualität hinzu.

Das dürfen Sie erwarten

Mit Wow-Gefühl zum Traualtar

Genauso wichtig wie die konkrete Planung Ihrer Heirat mit allen notwendigen Schritten ist auch die Planung und Ausführung des «Fit bis zur Hochzeit»-Programms. Sie können mit diesem Programm in sechs bis neun Monaten spürbar Ihr Körpergefühl verbessern, eine umwerfende Ausstrahlung erlangen (durch gute Laune und intensivere Durchblutung der Haut durch Sport) und nicht zuletzt Ihre Beweglichkeit und Ihr Energielevel erheblich steigern. Jede Menge Gründe also, sofort loszulegen!

Kommt Zeit, geht Gewicht

Ich verspreche Ihnen nicht, dass Sie in einem Monat zehn Kilo abnehmen werden. Das ist nicht der Sinn dieses Buches. Sicherlich gelingt das der einen oder anderen Braut unter hohem Druck und mit sehr viel Stress und großem Verzicht, aber es ist ein sehr ungesunder und mitunter gefährlicher Weg. Außerdem ist dies meist ungünstig für das Brautkleid, das einen Monat vor der Hochzeit bereits gekauft und im Idealfall auch schon an Sie angepasst wurde! Deshalb sollen mit dem Vier-Wochen-Plan maximal drei Kilo geschafft wer-

den. In drei Monaten sind bereits fünf bis zehn Kilo Gewichtsverlust möglich, aber am allermeisten können Sie innerhalb von sechs bis neun Monaten erreichen: bis zu zwanzig Kilogramm Körperfett weniger. Je nachdem, was Ihr Ziel ist, möchte ich Ihnen ausreichend Geduld ans Herz legen. Sollte Ihnen allerdings dieses Buch erst drei Monate vor der Hochzeit ins Auge gesprungen sein, dann schaffen wir gemeinsam auch noch einiges! Aber: Ich gebe Ihnen keine Anleitung für eine Crashdiät. Erklärtes Ziel ist es, dass Sie sich an Ihrem Hochzeitstag großartig fühlen.

Sag mir, wo du stehst

Wissen Sie eigentlich, wie viele Pfunde Sie vom Normalgewicht trennen? Der viel zitierte BMI (Body-Mass-Index) gibt Auskunft über das Verhältnis von Körpergewicht und -größe. Die Formel dafür lautet:

$$BMI = \frac{\text{Körpergewicht in kg}}{(\text{Körpergröße in m} \times \text{Körpergröße in m})}$$

Beispiel: Eine Frau mit einem Gewicht von 70 kg und einer Größe von 1,65 m hat einen BMI von 25,7. Damit gilt sie als leicht übergewichtig.

BMI	Einordnung
unter 18,5	Untergewicht
18,5–25,0	Normalgewicht
25,0–30,0	Übergewicht
über 30,0	Fettleibigkeit (Adipositas)

Da er nicht zwischen Körperfett und Muskelmasse unterscheidet, ist der BMI nur bedingt aussagekräftig. So wäre eine Person mit wenig Körperfett, aber viel Muskelmasse nach dem BMI übergewichtig oder sogar fettleibig, aus dem einfachen Grund, weil Muskelmasse schwerer wiegt als Fett. Vermutlich können Sie aber ganz gut selbst einschätzen, ob Sie durchtrainierte Leistungssportlerin oder eher Hüftgoldträgerin sind, deswegen taugt der BMI für eine grobe Einschätzung auf jeden Fall. Die folgende Grafik zeigt Ihnen, mit welchem Gewicht Sie bei Ihrer Größe im grünen Bereich liegen:

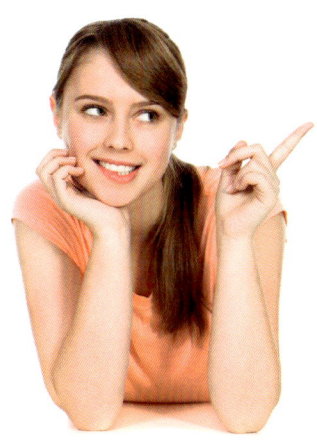

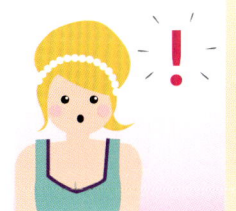

Wenn Sie schwanger sind, schieben Sie Ihr Fit-Projekt bis nach der Geburt auf.

Während der Schwangerschaft sollten Sie auf keinen Fall Diät halten oder ein anstrengendes Sportprogramm absolvieren! Ein schönes Brautkleid im Empire-Stil lässt Sie auch mit Babybauch entzückend aussehen.

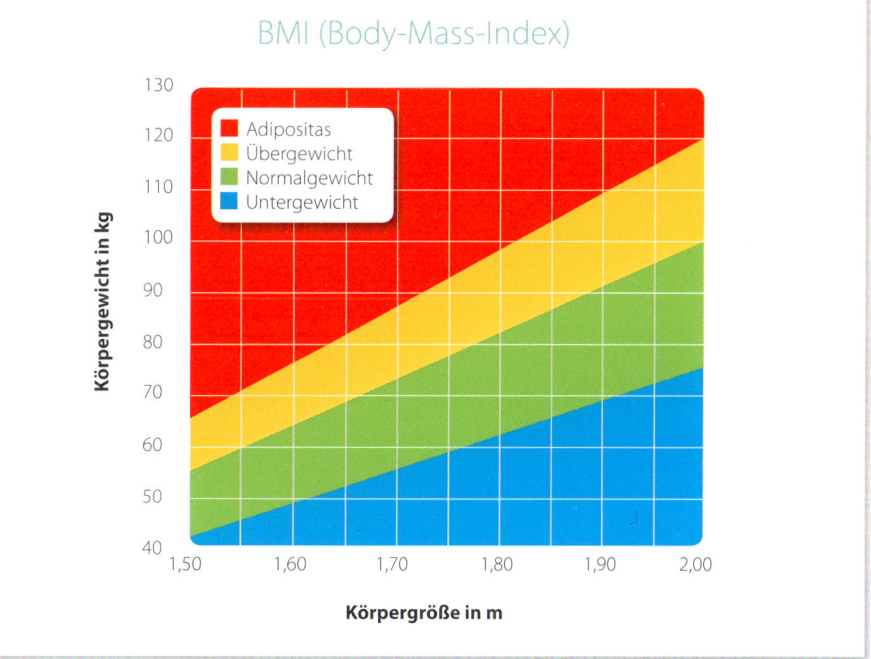

BMI (Body-Mass-Index)

Achtung: Sollte Ihr BMI unter 18,5 liegen, ist dieses Buch wahrscheinlich nicht das Richtige für Sie. Falls Sie sich übergewichtig fühlen, könnte es sein, dass Sie ein verzerrtes Bild von Ihrem Körper haben. Bitte sprechen Sie mit einem Arzt oder Therapeuten darüber, ob Sie professionelle Hilfe brauchen.

Eine sinnvolle Alternative oder Ergänzung zum BMI stellt die Erfassung des Bauchumfangs dar. Je mehr Bauchfett eine Person hat, desto größer ist das Risiko für Krankheiten wie Bluthochdruck, Diabetes, Herzinfarkt oder Schlaganfall. Für Frauen wird ein Umfang unter 80 cm als ideal angesehen (für Männer unter 88 cm), ab 88 cm gilt er als stark gesundheitsgefährdend (Männer: ab 102 cm). Messen Sie Ihren Bauchumfang einmal pro Woche, immer morgens vor dem Frühstück. Stellen Sie sich dazu hin und legen Sie ein Maßband auf Höhe des Bauchnabels um Ihren nackten Bauch herum.

Zeit für Veränderungen

Zusehen, wie das Fett schmilzt

Sie wollen genau 55 kg wiegen, denn so viel wiegt Ihre Lieblingsschauspielerin; und sie sieht einfach toll aus? Vergleiche sind immer schwierig, besonders wenn Sie Frauen als Vorbilder nehmen, die viel kleiner oder größer sind als Sie selbst. Ihre Lieblingsschauspielerin etwa misst vielleicht 1,60 m, Sie selbst haben jedoch eine Größe von 1,70 m. Das heißt, mit dem Idealgewicht Ihres Idols lägen Sie bereits gefährlich nahe an der Grenze zum Untergewicht. Versteifen Sie sich daher nicht auf irgendwelche fixen Zahlen, sondern finden Sie Ihr individuelles Wohlfühlgewicht. Wenn Sie eine straffe Silhouette wollen, heißt das nicht unbedingt, dass Sie zehn Kilo verlieren müssen! Vergessen Sie nicht, dass Muskeln schwerer sind als Fett, weshalb Sie bei intensivem Training zunächst eine kleine Gewichtszunahme wahrnehmen könnten. Sobald Sie merken, dass Ihre Arme und Beine straffer werden, erschrecken Sie nicht, falls Ihre Waage etwas mehr anzeigt, sondern trainieren Sie fleißig weiter.

Muskeln verbrennen Fett. Je mehr Muskeln Sie haben bzw. je trainierter diese sind, desto mehr Fett kann in den Muskelbrennöfen verheizt werden. Und desto schlanker und straffer werden Sie. (Wir sprechen also nicht über riesige Muskelpakete, die Sie wie eine Bodybuilderin aussehen lassen. Die bekommen Sie mit «Fit bis zur Hochzeit» garantiert nicht.) Die beste Unterstützung liefert hier eine Körperfettwaage – wenn möglich mit zusätzlichen Handsensoren, um auch das Bauchfett zu erfassen. Auf der Waage können Sie sehen, wie Ihr Fett schmilzt und sich in Muskelmasse verwandelt. Idealerweise liegt Ihr Körperfettanteil bei 20 bis 30 Prozent. Wiegen Sie sich einmal wöchentlich zur gleichen Zeit, ohne Kleidung und vor dem Frühstück, um vergleichbare Werte zu erhalten.

Umsatz steigern

Damit die Kilos fröhlich purzeln, empfehle ich Ihnen, Ihren Tages-Energiebedarf (Gesamtumsatz) zu ermitteln. Dieser setzt sich zusammen aus dem Grundumsatz (was der Körper in Ruhe verbraucht, z. B. im Schlaf) und dem Leistungsumsatz (zusätzlicher Energiebedarf durch jede Art von Aktivität). Im Internet gibt es diverse Websites, auf denen Sie Ihren Gesamtumsatz kostenlos berechnen können. Dadurch haben Sie eine Orientierung, wie hoch Ihr täglicher Kalorienverbrauch ist. Um Übergewicht abzubauen, essen/trinken Sie pro Tag 500 bis 800 Kalorien weniger, als Ihr **Gesamtumsatz** vorgibt. Auf diese Weise verlieren Sie gesund bis zu 0,5 Kilo Körperfett pro Woche. Auch wenn das erst einmal nach wenig klingt – nur so wird der Gewichtsverlust dauerhaft sein. Unterschreiten Sie bei der Kalorien-aufnahme niemals Ihren Grundumsatz! Ihr Körper würde in den Hungerstoffwechsel schalten, wodurch der Kalorienverbrauch drastisch sänke. Ergebnis: Sie würden nach schnellen Anfangserfolgen bald kein Gewicht mehr verlieren, obwohl Sie nur noch sehr wenig essen. Und sobald Sie wieder «normal» essen, würden Sie sofort zunehmen – der Jo-Jo-Effekt. Deutlich besser als sich kaputt zu hungern ist es, Ihren Gesamtumsatz durch Bewegung zu erhöhen. Dann dürfen Sie mehr essen, und bauen trotzdem Ihr Feinkostgewölbe ab.

Kalorienzählen – ja oder nein?

Generell lehne ich das Zählen von Kalorien ab, weil es eine «technische» Sicht auf das Essen fördert. Irgendwann sieht man nur noch Kalorien, der Genuss bleibt dabei auf der Strecke. Spätestens nach drei Wochen Diät kann man die Durchschnittswerte pro 100 Gramm locker im Schlaf herunterbeten. Allerdings hat man immer noch nicht gelernt, auf die Bedürfnisse des eigenen Körpers zu hören. Stattdessen schlingt man gierig seine penibel abgewogenen Portionen herunter – ohne sich zu fragen, was und wie viel der Organismus eigentlich benötigt.

«Vergessen Sie nicht, dass Muskeln schwerer sind als Fett, weshalb Sie bei intensivem Training zunächst eine kleine Gewichtszunahme wahrnehmen könnten.»

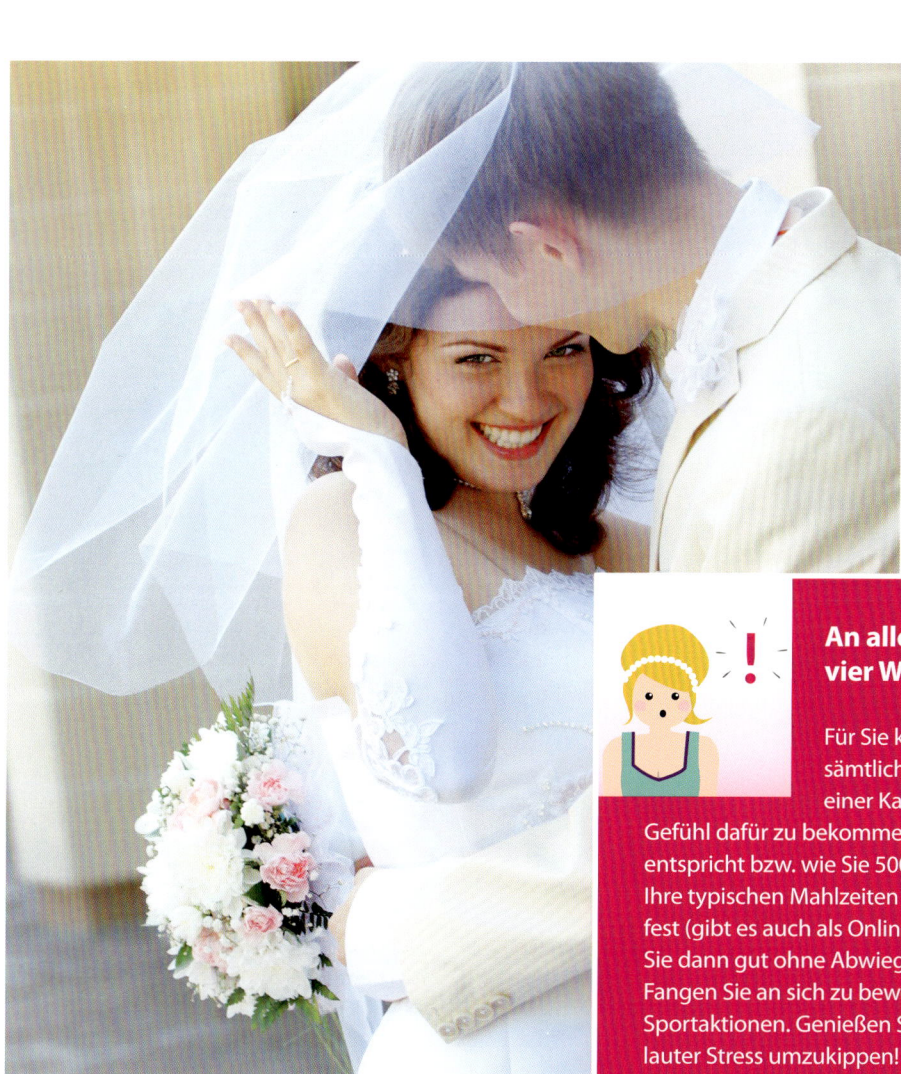

An einem Tag wären das vielleicht 200 Kalorien weniger, weil man ein paar Stunden auf der Couch gelümmelt hat. Am nächsten Tag braucht man hingegen 300 Kalorien mehr, weil man mit Freunden wandern war. Ich möchte Ihnen in diesem Buch vermitteln, wie Sie (wieder) lernen, der Stimme Ihres Körpers zu vertrauen und schon beim Einkaufen die richtigen Entscheidungen zu treffen. Dann können Sie sich das Kalorienzählen sparen. Sie werden ganz von allein abnehmen. Und auf Dauer schlank bleiben. Weil Sie bloß so viel essen, wie Ihr Körper wirklich braucht.

An alle Leserinnen, denen nur noch vier Wochen bis zur Hochzeit bleiben

Für Sie kann es hilfreich sein, in der ersten Woche sämtliche Lebensmittel abzuwiegen und in einer Kalorientabelle nachzuschlagen, um ein Gefühl dafür zu bekommen, wie viel Essen Ihrem Gesamtumsatz entspricht bzw. wie Sie 500 Kalorien darunter bleiben. Halten Sie Ihre typischen Mahlzeiten in einem Ernährungstagebuch schriftlich fest (gibt es auch als Online-Version). Nach einer Woche werden Sie dann gut ohne Abwiegen und Kalorienzählen zurechtkommen. Fangen Sie an sich zu bewegen, aber bitte keine übertriebenen Sportaktionen. Genießen Sie die Zeit vor der Hochzeit, statt vor lauter Stress umzukippen! Je entspannter Sie sind, desto mehr profitiert Ihr gesamtes Erscheinungsbild davon. Überlegen Sie sich, was Ihnen wichtig ist, und konzentrieren Sie sich darauf. Wollen Sie zum Beispiel Ihre Arme betonen, reichen die verbleibenden vier Wochen aus, um sie etwas zu straffen.

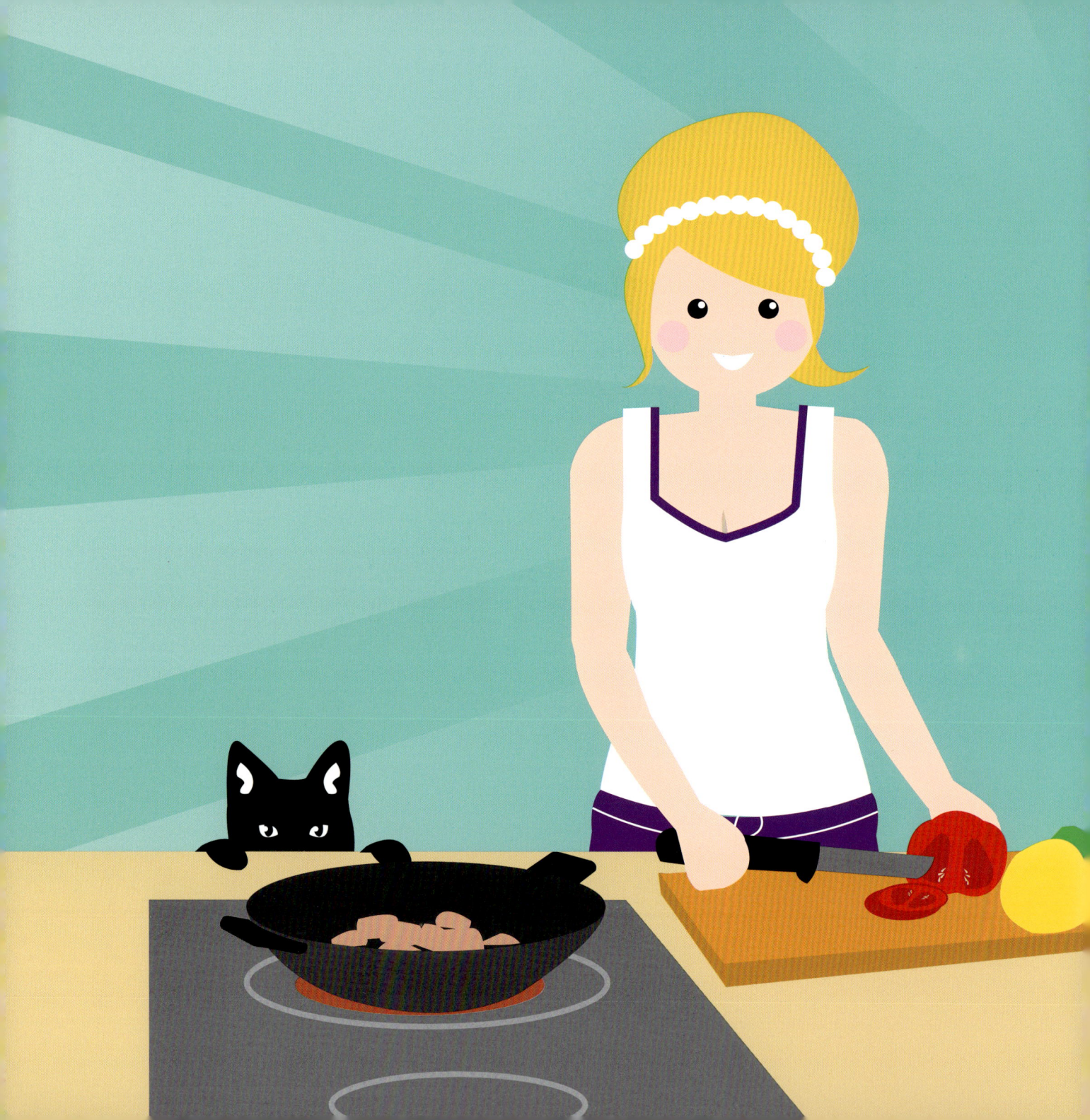

ABNEHMEN MIT GENUSS

Wie Sie das Essen neu entdecken

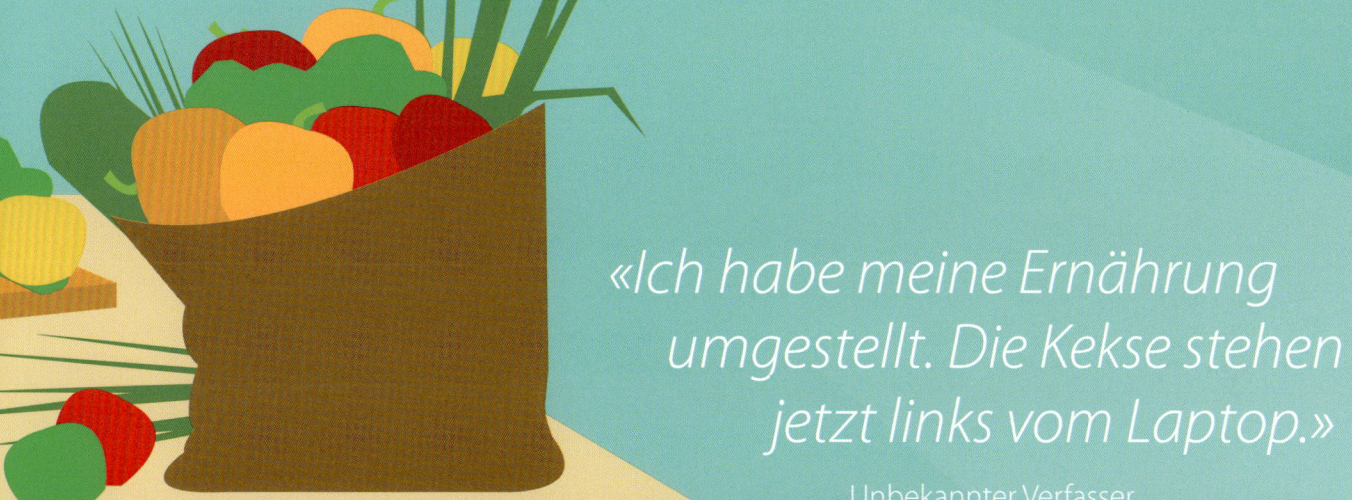

«Ich habe meine Ernährung umgestellt. Die Kekse stehen jetzt links vom Laptop.»

Unbekannter Verfasser

Abnehmen mit Genuss

Sie haben sich fest vorgenommen, rank und schlank vor den Altar zu treten? Großartig! Aber statt genüsslich zu essen, müssen Sie jetzt hungern, verzichten und noch mehr leiden? Stimmt nicht. Mit «Fit bis zur Hochzeit» verlieren Sie Ihre überflüssigen Pfunde – und gewinnen Genussmomente der Extraklasse hinzu. Denn um abzunehmen, müssen Sie essen! Toll, oder?

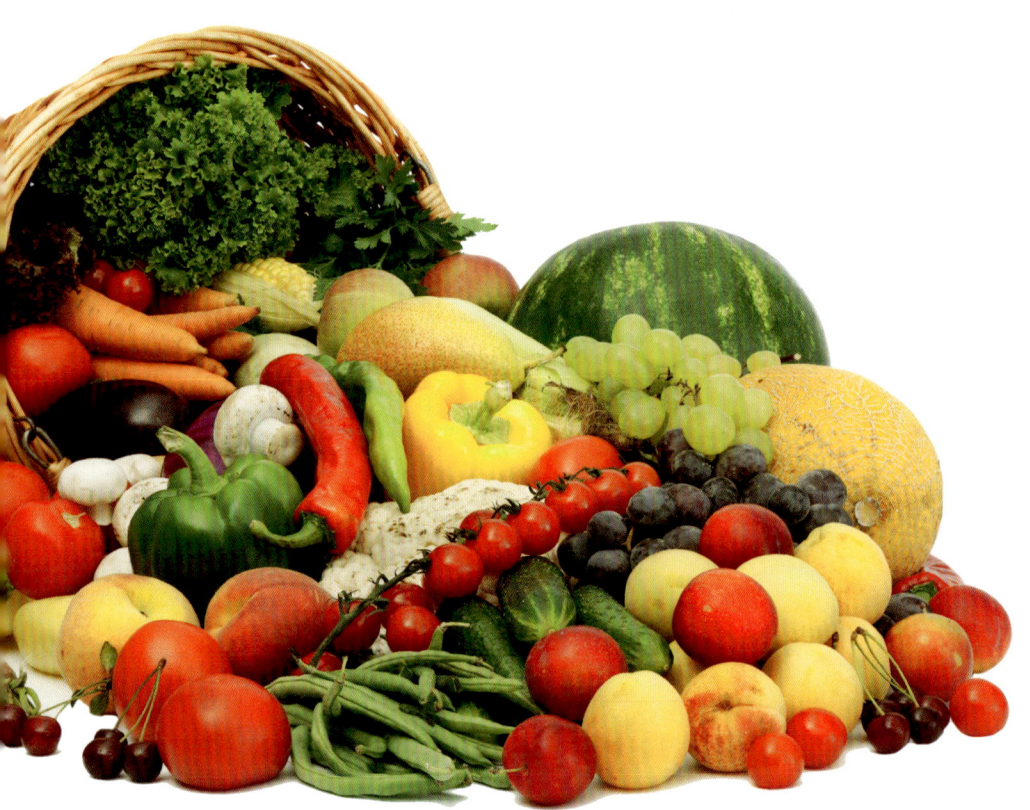

Mehr als eine Diät

Gleich eines vorweg: Ich verspreche Ihnen nichts Unmögliches à la «zehn Kilo in zwei Wochen». Denn das ist unglaublich ungesund und unter normalen Umständen nicht zu schaffen. Klar, wenn Sie Liebeskummer hätten und nichts mehr runterkriegen würden, könnte das klappen. Aber dann hätten Sie wahrscheinlich kein Buch namens «Fit bis zur Hochzeit» in die Hand genommen. Hier geht es nicht darum, durch Verzicht auf Wunschgewicht abzumagern. Erklärtes Ziel ist vielmehr, dass Sie ein neues, gesünderes Körpergefühl entwickeln und an Ihrem großen Tag von innen und außen strahlen! Dies erreichen Sie erstens durch ausgewogene und bewusste Ernährung und zweitens mit Hilfe von viel Bewegung.

Ohne Verbote

Dieses Buch rät Ihnen zu kleinen, unauffälligen Veränderungen im Alltag – mit großen Effekten für Ihre Figur. Was Sie sicherlich sehr erleichtern wird: «Fit bis zur Hochzeit» kommt ganz ohne Verbote aus, denn was immer wir uns versagen: Der auferlegte Verzicht regt doch nur dazu an, dem Objekt der Begierde unnötig große Beachtung zu schenken. Das schürt Heißhunger, lässt ihn ins Unermessliche steigen. Gerade wenn Sie Ihre Hochzeit selbst planen und organisieren, werden Sie weder Zeit noch Lust oder Geduld haben, sich mit Verboten auseinanderzusetzen. Im Gegenteil, diese können in der aufregenden Phase der Vorbereitung sogar dazu (ver)führen, dass Sie erst recht zulangen.

Weil ich das aus eigener Erfahrung kenne, empfehle ich Ihnen etwas völlig anderes: Setzen Sie sich keine Verbote, sondern entdecken Sie das Essen neu. Statt zu denken: «Oh nö, ich MUSS dieses oder jenes essen, um abzunehmen» switchen Sie zu «Ich DARF so viele Sachen ausprobieren, die unglaublich lecker schmecken und mich außerdem schlank machen, wow!» Sie brauchen auch nicht Ihre kompletten Essgewohnheiten über den Haufen zu werfen. Ändern Sie einfach ein paar davon – und staunen Sie über das Ergebnis. Am nächsten Morgen sieht Ihr Bauch viel flacher aus? Super, weiter so! Nach einer Mahlzeit haben Sie das Gefühl, Sie könnten Bäume ausreißen? Okay, merken Sie sich das Rezept … Finden Sie Stück für Stück zu einem wohltuenderen Essverhalten, spüren Sie, wie es Ihrem Körper mehr Energie verleiht, wie der Hüftspeck anfängt zu schmelzen. Hier geht es nicht um eine kurzlebige Diät. Wenn Sie sich mit allen Sinnen auf das Thema Ernährung einlassen, eröffnet sich eine ganz neue Welt. Am Anfang steht, dass Sie Ihre derzeitigen Essgewohnheiten einmal gründlich hinterfragen. Lernen Sie, bewusst zu entscheiden, was Sie essen möchten und auch warum.

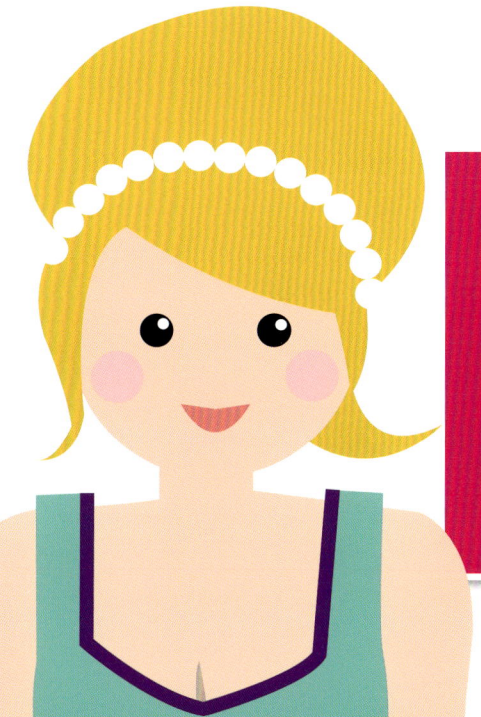

Warum sollen Sie mit Ihrer **Figur** und Ihrem **Körpergefühl** nur am Tag Ihrer Hochzeit zufrieden und **glücklich sein? Seien Sie es für immer!**

Drei für richtig viel Energie
Fette, Kohlenhydrate und Proteine

Wissen Sie, was drin ist, zum Beispiel in Ihrem Lieblingsjoghurt, dem leckeren Schokoriegel oder der appetitlichen Gemüsepfanne aus dem Tiefkühlfach? Um bewusst zu essen, hilft es, wenn Sie einen Blick mehr riskieren und herausfinden, woraus unsere Lebensmittel eigentlich bestehen. Heutzutage sind Nährwertangaben zu den wichtigsten Inhaltsstoffen auf vielen Packungen abgedruckt. Sie können also ganz bequem vergleichen. Aber wovon brauchen wir mehr, wovon eher weniger? Schauen wir uns das gemeinsam an für die drei Hauptbestandteile unserer Nahrung: Fette, Kohlenhydrate und Proteine.

Fette

Fette haben von allen Nährstoffen den höchsten Brennwert, satte neun Kilokalorien pro Gramm. Das bedeutet, fetthaltige Lebensmittel liefern bereits in geringen Mengen viel Energie, und damit auch ordentlich Kalorien. In unserer heutigen Zeit des Überflusses hat ihnen das den Ruf gefährlicher Dickmacher eingebracht. Lange Jahre wurden Fette darum gemieden, wo immer es ging. Mittlerweile sehen Forscher die Fettfrage diffe-

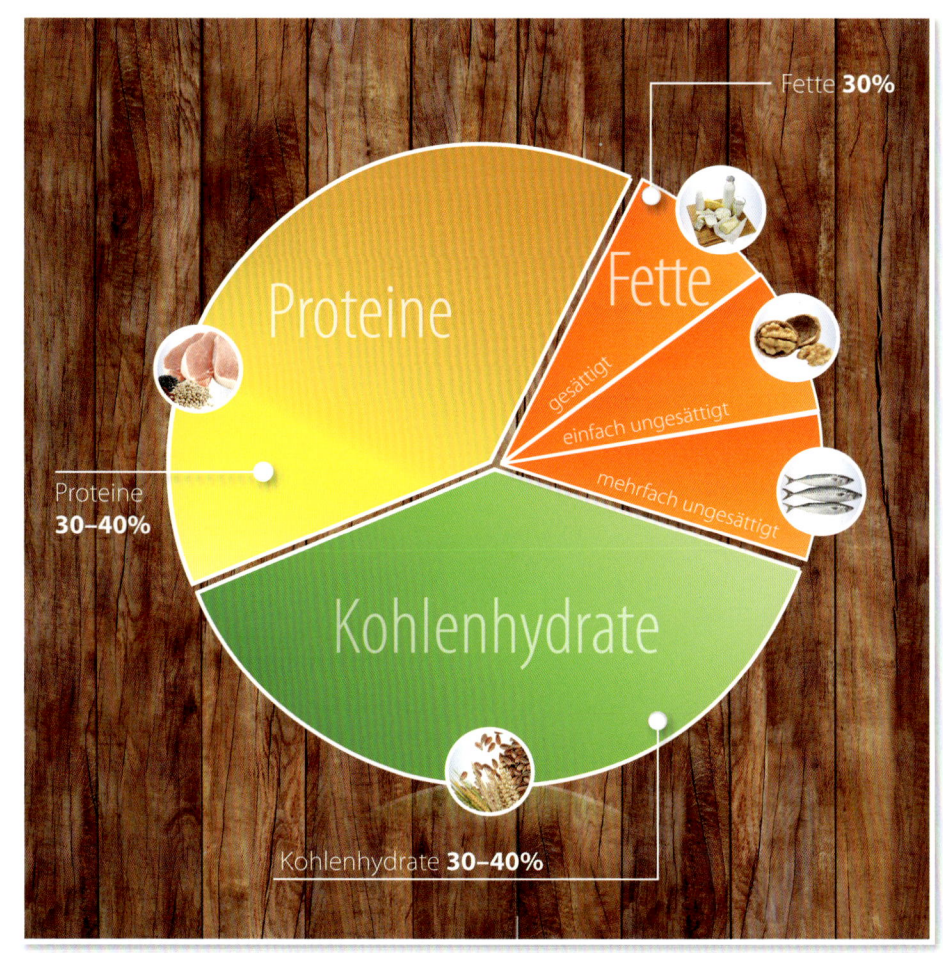

Fette **30%**

Fette

gesättigt

einfach ungesättigt

mehrfach ungesättigt

Proteine

Proteine
30–40%

Kohlenhydrate

Kohlenhydrate **30–40%**

renzierter. Wir werden nicht übergewichtig, weil wir Butter oder Sahne essen. Sondern weil wir insgesamt zu viel futtern. Eine ganz einfache Rechnung: Wer täglich 2.500 Kalorien wegspachtelt, aber nur 2.000 verbraucht, legt über kurz oder lang Gewicht zu. Drei Käsebrote dick mit Butter bestrichen oder die Riesenportion Nudeln mit Sahnesauce – und der Hüftspeck gedeiht. Deshalb bringt ein Fettverzicht ohne grundlegende Umstellung der Ernährung nichts. Im Gegenteil, ganz ohne Fette würde uns einiges fehlen: Sie sind am Zellaufbau beteiligt, dienen als inneres «Schutzpolster» für die Organe, verhindern Auskühlung und halten unsere Gehirnfunktion aufrecht. Darüber hinaus helfen Fette dem Körper, Nährstoffe aufzunehmen (z. B. die fettlöslichen Vitamine A, D, E und K) und lebenswichtige Hormone zu bilden, die wir für die Blutgerinnung und zur Vermeidung chronischer Entzündungskrankheiten wie Rheuma oder Alzheimer brauchen. Es wäre deshalb keine kluge Entscheidung, alle Fette vom Teller zu verbannen, vielmehr kommt es auf die Qualität und auf die Menge an.

Mehrfach und einfach ungesättigte Fettsäuren sollten unbedingt einen festen Platz in Ihrem Speiseplan einnehmen. Einfach ungesättigte Fettsäuren finden Sie vor allem in Nüssen, Avocados und Olivenöl. Am besten genießen Sie diese täglich, jedoch in Maßen, wegen der hohen Kaloriendichte. Mehrfach ungesättigte Fettsäuren kann der Körper nicht selbst bilden, sie müssen regelmäßig über die Nahrung zugeführt werden. Deshalb bezeichnet man sie auch als «es-

sentielle Fettsäuren». Essen Sie einmal pro Woche fettreichen Fisch wie Lachs, Hering, Makrele oder Thunfisch aus nachhaltiger Fischerei (mit WWF- oder MSC-Siegel), und verwenden Sie Leinöl (nicht zum Kochen oder Braten) und Rapsöl.

Gesättigte Fettsäuren kommen überwiegend in tierischen Erzeugnissen vor: in Fleisch, Wurst, Eiern und Milchprodukten wie Butter, Käse oder Sahne. Aber auch das pflanzliche Kokosöl enthält sehr viel davon. Bevorzugen Sie für Ihr Ziel «Fit bis zur Hochzeit» bei Fleisch und Käse Sorten, die von Natur aus mager sind, zum Beispiel Kochschinken, Kasseler und Geflügel beziehungsweise Frischkäse, Schafskäse oder Harzer. Greifen Sie für Eier, Fleisch & Co. wenn möglich zu Bio-Qualität aus Gras-Fütterung. Das tut nicht nur den Tieren gut, in den Erzeugnissen findet sich auch ein deutlich höherer Anteil an wertvollen, mehrfach ungesättigten Omega-3-Fettsäuren als bei Getreidefütterung.

Lange Zeit standen gesättigte Fette pauschal im Verdacht, gesundheitsschädlich zu sein. Inzwischen ist klar: Wer beim Fett auf ein ausgewogenes Verhältnis zwischen gesättigt und ungesättigt setzt, hat nichts zu befürchten. Wissenschaftler empfehlen für Frauen maximal 70 Gramm Fett am Tag (für Männer maximal 80 Gramm), das entspricht ca. 30 Prozent der gesamten Tageskalorien. Je ein Drittel davon sollte sich auf einfach ungesättigte, mehrfach ungesättigte und gesättigte Fettsäuren verteilen. **Tipp:** Bevor Sie sich jetzt nur noch mit dem Rechenschieber in die Küche wagen – auf Seite 38 beginnt der große «Fit bis zur Hochzeit»-Rezeptteil für lecker-ausgewogene Mahlzeiten von morgens bis abends.

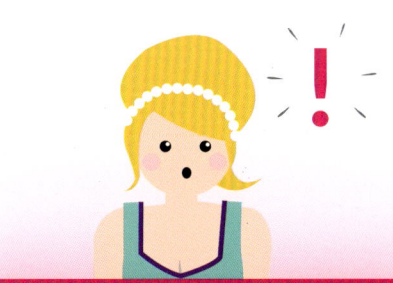

Schoki und Chips?

Mit Vorsicht genießen sollten Sie die **Transfette.** Diese stecken in billiger Margarine, Fertiggerichten, Chips, Fast Food wie Hamburgern und Pommes, Krapfen und anderen frittierten Gerichten sowie in vielen Süßigkeiten und Backwaren wie Schokolade, Keksen und Kuchen. Transfette begünstigen Herz-Kreislauf-Erkrankungen wie Herzinfarkt und Arteriosklerose. Immer wenn Sie auf einer Verpackung «gehärtete Pflanzenfette» lesen, verbergen sich dahinter Transfette. Kaufen Sie solche Produkte eher selten und essen Sie davon nur kleine Mengen auf einmal.

Abnehmen mit Genuss

Kohlenhydrate

Mit vier Kilokalorien pro Gramm haben sie nur knapp halb so viele Kalorien wie Fette. Dank Kohlenhydraten können wir körperlich und geistig aktiv sein, denn sie stellen die nötige Energie für unsere Muskelzellen und das Gehirn bereit. Kohlenhydrate werden unterteilt in langsame und schnelle Kohlenhydrate. **Schnelle Kohlenhydrate** finden sich in allem, was Zucker und/oder Weißmehl beziehungsweise leicht verdauliche Stärke enthält, zum Beispiel Obst, Marmelade, Honig, Weißbrot, Weizenbrötchen, Cornflakes, Klebreis (nicht Parboiled), Kartoffelpüree, Bratkartoffeln, Chips, Nudeln, Pizza, Kuchen, Schokolade, Eis, Gummibärchen, Ketchup, Cola, Limo. Die schnellen Kohlenhydrate kann unser Organismus direkt verwerten, deshalb liefern sie uns im Eiltempo Energie. Allerdings geht unser Blutzuckerspiegel nach dem rasanten Anstieg genauso flott wieder in den Keller. Die Folge dieser Achterbahnfahrt: Heißhunger auf noch mehr schnelle Kohlenhydrate. Vor allem wenn wir unter Stress stehen, gieren wir danach, um unserem Blutzuckerspiegel einen neuen Kick zu geben und (zumindest für kurze Zeit) wieder Leistung zu bringen.

Deutlich länger satt und konzentrationsfähig machen uns **langsame Kohlenhydrate.** Sie kommen hauptsächlich vor in Gemüse, Kartoffeln, Hülsenfrüchte (Erbsen, Linsen, Bohnen, Soja) und Vollkornprodukten (z. B. ungesüßtes Müsli, Vollkornbrot, -brötchen, -haferflocken, -nudeln, Vollkorn-/Naturreis,

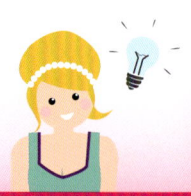

Hat's voll drauf: Vollkorn

Ob Pasta, Brötchen oder Brot – aus Weizen-Weißmehl mögen wir sie am liebsten. Das schmeckt schön mild, treibt aber den Blutzuckerspiegel in schwindelerregende Höhen. Die Folge: Unser Körper schüttet vermehrt das Hormon Insulin aus, um den Blutzucker wieder zu senken. Doch solange Insulin im Blut ist, wird die Fettverbrennung blockiert. Mein Abnehm-Tipp: Probieren Sie Spaghetti, Semmel & Co doch mal in der Vollkornvariante. Weil hierfür vom Getreidekorn außer dem Mehlkörper auch Keimling und Außenhaut (Kleie) erhalten bleiben, strotzen Erzeugnisse aus dem vollen Korn nur so vor gesunden Inhaltsstoffen. Neben Vitaminen, Mineralien und essentiellen Fettsäuren sind das vor allem Ballaststoffe. Diese werden vom Körper teilweise unverdaut wieder ausgeschieden, füllen jedoch auf ihrem Weg durch den Verdauungstrakt den Magen und regen die Darmtätigkeit an. Wir essen darum weniger und bleiben nach einer ballaststoffreichen Mahlzeit sehr lange satt. Das macht ballaststoffreiche Alternativen wie Vollkornnudeln, Vollkornbrot, Müsli oder auch Naturreis zu echten Schlankhelfern. Weitere Ballaststoffhelden sind übrigens Leinsamen, Nüsse, verschiedene Gemüse (z. B. Blumenkohl, Erbsen, Linsen, Paprika, Spargel, Rosenkohl, Weißkohl) und einige Obstsorten (z. B. Ananas, Apfel, Aprikose, Banane, Beeren, Feige, Kiwi, Orange, Pfirsich, Pflaume).

Langsam kernig werden

Wenn Sie von Weißmehl auf Vollkorn umstellen, gehen Sie es langsam an. Unser Verdauungstrakt braucht eine Weile, bis er sich angepasst hat. Bei Überforderung reagiert er schnell mit einem Blähbauch. So beugen Sie vor: Kauen Sie besonders gut und trinken Sie ausreichend Wasser. Statt sämtliche Vorräte an Reis, Nudeln oder Brot in die Tonne zu drücken, ergänzen Sie diese durch die kernigen Vollmehl-Versionen. Mischen Sie beispielsweise helle und Vollkornpasta beim nächsten Kochen. Oder fragen Sie beim Bäcker nach Vollkornbrot aus fein vermahlenem Mehl. Dann kann sich auch Ihr Geschmackssinn behutsam an die Änderung gewöhnen. Denn statt mild schmecken die dunklen Varianten kräftiger. Mit der Zeit werden Sie vermutlich genau diesen Biss zu schätzen lernen.

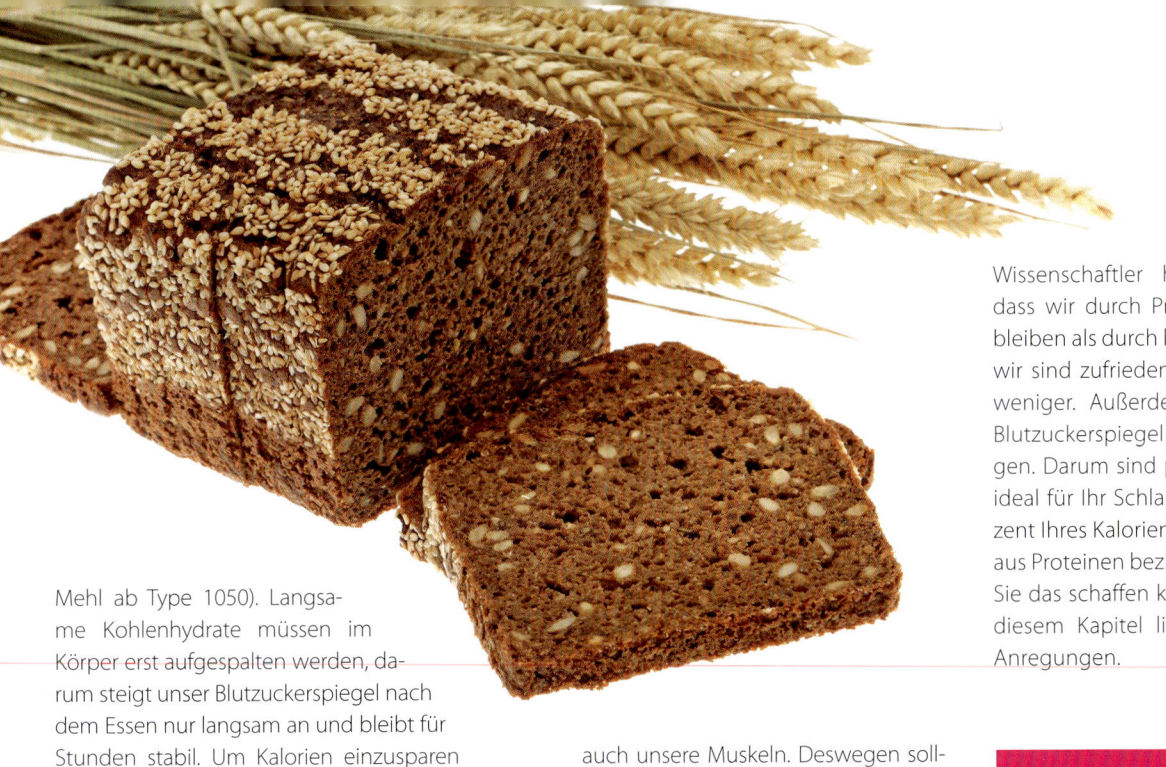

Wissenschaftler haben herausgefunden, dass wir durch Proteine noch länger satt bleiben als durch langsame Kohlenhydrate, wir sind zufriedener und essen insgesamt weniger. Außerdem lassen Proteine den Blutzuckerspiegel nur geringfügig ansteigen. Darum sind proteinreiche Mahlzeiten ideal für Ihr Schlank-Projekt: 30 bis 40 Prozent Ihres Kalorien-Tagesbedarfs sollten Sie aus Proteinen beziehen. Keine Ahnung, wie Sie das schaffen können? Der Rezeptteil in diesem Kapitel liefert Ihnen appetitliche Anregungen.

Mehl ab Type 1050). Langsame Kohlenhydrate müssen im Körper erst aufgespalten werden, darum steigt unser Blutzuckerspiegel nach dem Essen nur langsam an und bleibt für Stunden stabil. Um Kalorien einzusparen und Heißhunger keine Chance zu lassen, greifen Sie also lieber zu langsamen Kohlenhydraten als zu ihren schnellen Kollegen. Noch besser ist es, wenn Sie die Menge der Kohlenhydrate insgesamt etwas einschränken, damit der Körper überschüssige Fettreserven einschmilzt. Ernährungswissenschaftler empfehlen Abnehmwilligen, 30 bis 40 Prozent des Tagesbedarfs an Kalorien durch Kohlenhydrate zu decken. Für alle anderen liegt die Empfehlung bei 50 Prozent.

Proteine

Werden im Volksmund auch Eiweiß genannt und schlagen wie Kohlenhydrate mit vier Kilokalorien pro Gramm zu Buche. Proteine dienen unserem Körper als unverzichtbarer Baustoff für alle Körperzellen, darunter auch unsere Muskeln. Deswegen sollten Proteine täglich auf Ihrem Teller landen: um den Muskelaufbau zu unterstützen und gleichzeitig der Gefahr von Muskelabbau beim Abnehmen vorzubeugen. Schließlich wollen Sie Fett verbrennen, nicht Ihre Muskeln. Diese sind ja Ihr Fatburner Nummer eins. Neben Milchprodukten, Eiern, Fleisch, Fisch, Krusten- und Schalentieren (z. B. Garnelen) enthalten auch Hülsenfrüchte (inklusive Tofu aus Sojabohnen), Nüsse sowie Gemüse und Getreide nennenswerte Mengen an Proteinen. Mittlerweile gibt es sogar Eiweißbrote und -nudeln mit weniger Kohlenhydraten, dafür mehr Proteinen (z. B. aus Weizeneiweiß, Soja, Kichererbsen oder Reis). Hier liegt allerdings der Fettgehalt deutlich höher als bei Standardbrot oder -pasta. Für eine optimale Versorgung kombinieren Sie tierische und pflanzliche Proteine möglichst abwechslungsreich miteinander.

Die Alleskönner

Wie Sie sehen, begegnen Ihnen einige gute Bekannte, die Sie bei den Kohlenhydraten oder den Fetten getroffen haben, auch hier bei den Proteinen wieder. Das liegt daran, dass fast alle unsere Lebensmittel einen Anteil an Fetten, Kohlenhydraten und Proteinen aufweisen. Meist ist ein Nährstoff besonders stark vertreten. Es gibt jedoch auch wahre Multitalente, die mit überdurchschnittlichem Gehalt an mehreren Nährstoffen protzen, etwa Nüsse mit Fetten und Proteinen oder Hülsenfrüchte mit Kohlenhydraten und Proteinen.

Schlaf dich schlank?

Wenn Kohlenhydrate Pause haben …

Wer sich am Abend viele Proteine und keine Kohlenhydrate auftischt, bei dem purzeln die Pfunde? Da ist tatsächlich einiges dran. Wenn der Nachschub an Kohlenhydraten für mehrere Stunden sehr niedrig ausfällt, bleibt der Blutzuckerspiegel ausgeglichen. Der Körper muss kein Insulin ausschütten, das die Fettverbrennung blockieren würde. Stattdessen verlangen die Zellen nach frischer Energie, weil der Zuckerkick fehlt. Also holt sich unser Körper die benötigte Energie aus den Fettzellen. Dort hat er sie nämlich für «schlechte Zeiten» wie diese eingelagert. Das Ergebnis: Unsere lästigen Pölsterchen schmelzen. Forscher haben inzwischen nachgewiesen, dass die Tageszeit dabei keine Rolle spielt. Was zählt, ist die Kohlenhydrat-Pause über mehrere Stunden. Sie können also statt abends genauso gut morgens und mittags eiweißreich, aber kohlenhydratarm essen und dann abends Brot oder Pasta (in Maßen!) verspeisen – trotzdem werden Sie abnehmen. Viele Menschen tun sich aber leichter damit, nach einer Low-Carb-Abendmahlzeit in schlankmachenden Schlaf zu sinken.

Morgens Brot oder Müsli, abends Gemüse: Ab Nachmittag weniger Kohlenhydrate essen, kurbelt die Fettverbrennung an.

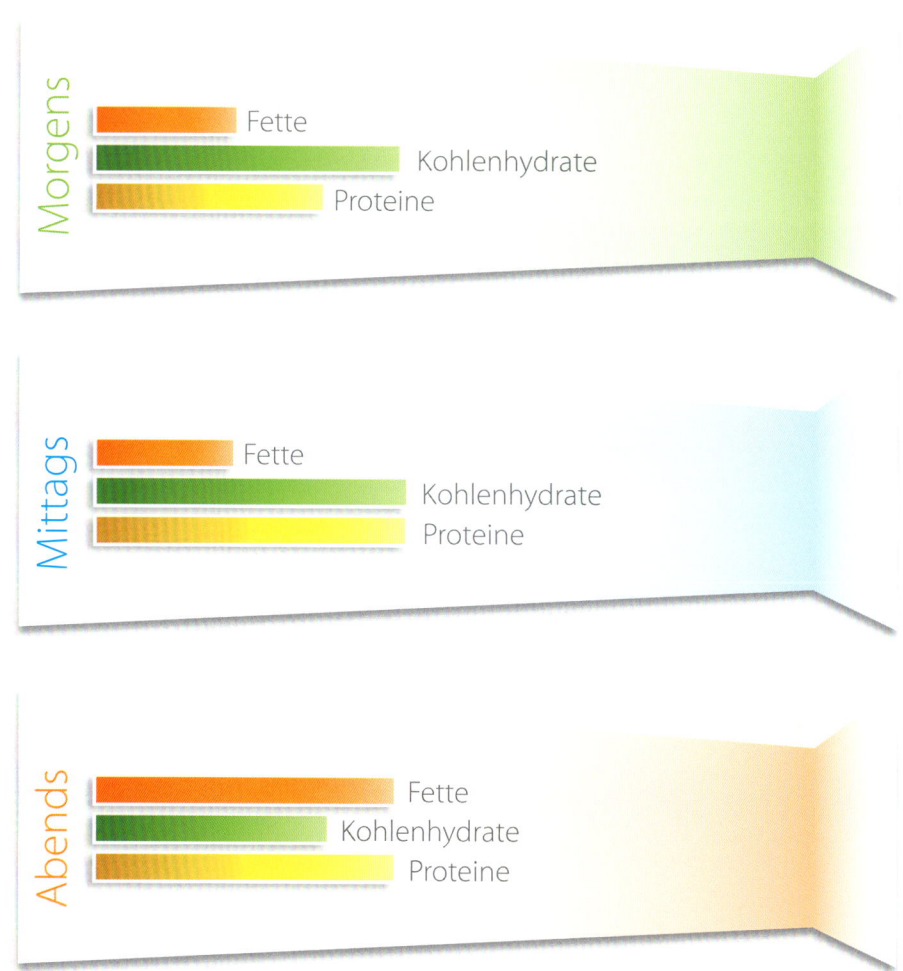

Hungrig ins Bett lockt Heißhunger

Wenn Sie jetzt überlegen, ob Sie durch Dinner Cancelling noch mehr Kalorien sparen könnten, vergessen Sie es. Wer komplette Mahlzeiten ausfallen lässt, nimmt vor allem Muskeln ab – und am Ende zu! Denn wo die Proteine aus der Nahrung ausbleiben, zapft der Körper unsere Muskelmasse an, um an die wichtigen Zellbaustoffe zu gelangen. Und als

wäre das nicht schon schlimm genug, ist die nächtliche Heißhungerattacke vorprogrammiert. Da futtern Sie dann garantiert mehr als bei einem durchschnittlichen Abendessen. Dasselbe gilt für alle, die das Frühstück streichen. Ihnen macht die Gier auf Süßes und Fettiges spätestens in der Mittagspause zu schaffen. Deshalb setzen Sie lieber auf regelmäßige Mahlzeiten, wenn Sie Gewicht verlieren wollen. Hier kommt mein Beispielplan fürs Gute-Laune-Abnehmen bis zur Hochzeit:

Was unter dem Strich steht

Um überzählige Kilos abzuwerfen, zählt letztlich immer das, was unter dem Strich steht: Wie viele Kalorien haben Sie insgesamt über den Tag verteilt zu sich genommen? Und wie viele Kalorien haben Sie verbraucht? Nur wenn Ihre Energiebilanz negativ ist, schmilzt das Fett. Sie müssen also mehr Kalorien verbrennen, als Sie schmausen, dann klappt es mit dem Wunschgewicht. Bewegung ist das ideale

Satt durch den Tag

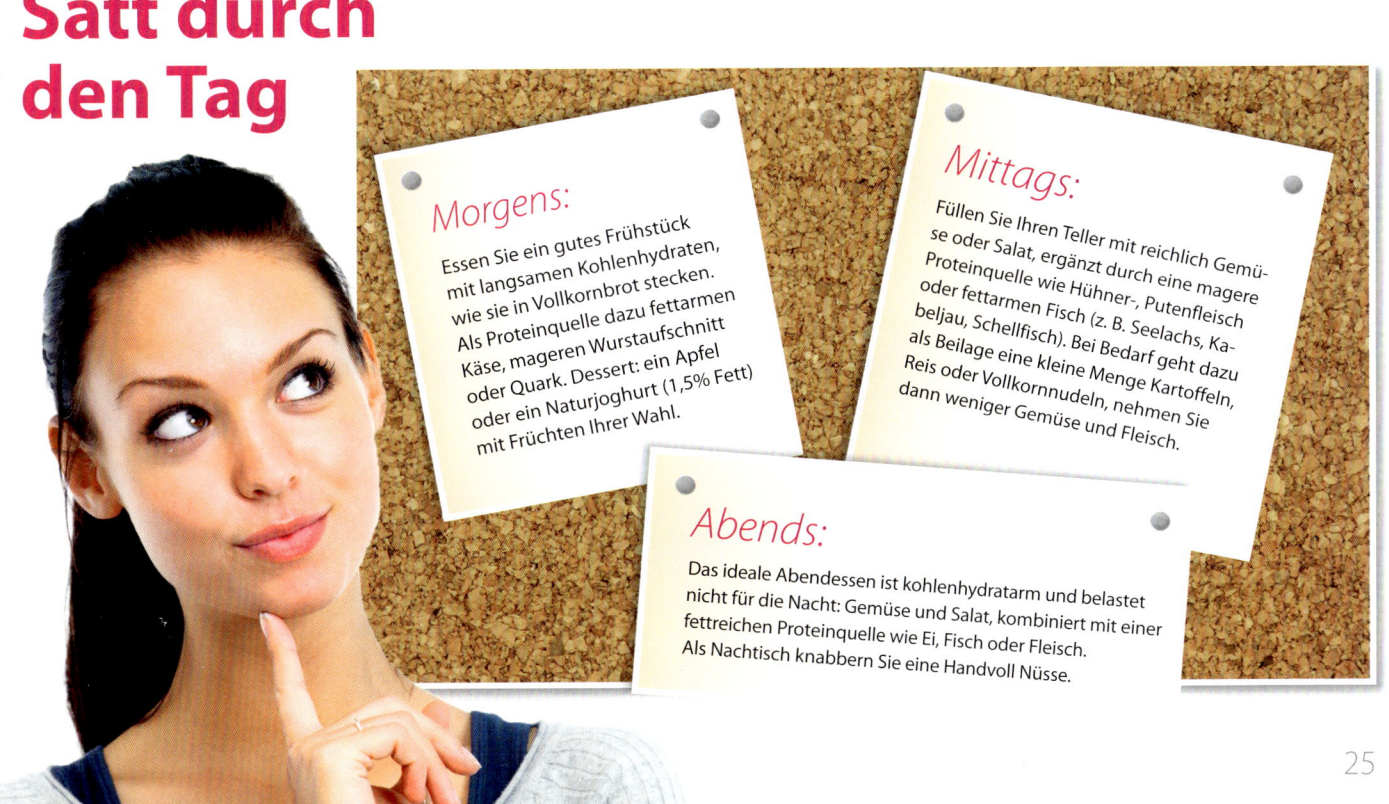

Morgens:
Essen Sie ein gutes Frühstück mit langsamen Kohlenhydraten, wie sie in Vollkornbrot stecken. Als Proteinquelle dazu fettarmen Käse, mageren Wurstaufschnitt oder Quark. Dessert: ein Apfel oder ein Naturjoghurt (1,5% Fett) mit Früchten Ihrer Wahl.

Mittags:
Füllen Sie Ihren Teller mit reichlich Gemüse oder Salat, ergänzt durch eine magere Proteinquelle wie Hühner-, Putenfleisch oder fettarmen Fisch (z. B. Seelachs, Kabeljau, Schellfisch). Bei Bedarf geht dazu als Beilage eine kleine Menge Kartoffeln, Reis oder Vollkornnudeln, nehmen Sie dann weniger Gemüse und Fleisch.

Abends:
Das ideale Abendessen ist kohlenhydratarm und belastet nicht für die Nacht: Gemüse und Salat, kombiniert mit einer fettreichen Proteinquelle wie Ei, Fisch oder Fleisch. Als Nachtisch knabbern Sie eine Handvoll Nüsse.

Abnehmen mit Genuss

Mittel, sie schraubt Ihren Kalorienverbrauch in die Höhe. Wie sieht es mit Hungern aus? Inzwischen wissen Sie schon, dass dadurch nur die Muskeln schlank werden, die Fettdepots bleiben Ihnen dennoch treu. Täglich Schokoriegel oder Kekse und dann nichts mehr bis zum Schlafengehen wären folglich keine gute Idee.

Der Schlüssel zu Traumfigur und Gesundheit heißt Ausgewogenheit. Proteine, Kohlenhydrate, Fette: Alle drei Nährstoffgruppen sind für unseren Organismus wichtig. Deshalb sollte kein Lebensmittel, egal welcher Gruppe es angehört, über den grünen Klee gelobt oder verteufelt werden. Auf die Menge und die Kombination kommt es an. Ein helles Brötchen mit Marmelade ist als Sonntagsbrunch kein Problem. Jeden Tag Marmeladenbrötchen dagegen schon, wenn Sie abnehmen wollen. Hier gibt es bessere Alternativen, von denen Sie deutlich mehr haben: mehr Satt und mehr Power! Probieren Sie zum Beispiel den Beeren-Joghurt auf süßen Hafer-Rühreiern von Seite 45.

> *«Der Schlüssel zu Traumfigur und Gesundheit heißt Ausgewogenheit: Kohlenhydrate, Fette, Proteine – alle drei sind wichtig.»*

Mit Pärchenbildung zum Wunschgewicht

Damit das Hüftgold weichen muss, kombinieren Sie möglichst oft Proteine mit langsamen Kohlenhydraten aus Gemüse, wie zum Beispiel in Putensteak mit Zucchini-Gemüse. Der Blutzuckerspiegel erhöht sich bei der Verdauung lediglich leicht, so dass die Fettverbrennung nicht beeinträchtigt wird. Proteine mit langsamen Kohlenhydraten aus Vollkorn oder Kartoffeln gehen bis zum Mittag auch in Ordnung, achten Sie hier aber darauf, dass die Proteine fettarm sind, zum Beispiel bei Brot mit Wurst oder Käse, Seelachsfilet mit Pellkartoffeln. Ebenfalls gut abnehmen lässt es sich mit Mahlzeiten aus Proteinen und Fetten, allerdings nur, wenn außer Gemüse keine Kohlenhydrate dazu gegessen werden, zum Beispiel in Omelette mit grünem Salat oder Gemüsepfanne mit Sahnesauce. So kann das Fett vom Organismus sofort verstoffwechselt werden, es landet nicht in den Fettzellen, weil die Insulinkonzentration im Blut niedrig ist.

Es gibt jedoch eine Nährstoff-Kombination, die Sie in Ihrer Ernährung meiden sollten, wenn Sie Ihr Schlankziel bis zur Hochzeit verwirklichen wollen: Kohlenhydrate mit Fetten. Dabei schießt der Blutzuckerspiegel nach oben, der Körper setzt massiv Insulin frei, um den Zuckergehalt im Blut wieder auf Normalmaß abzubauen. Das Insulin wandelt in seiner Not den Blutzucker in Fett um und schiebt es in die Fettzellen. Hinzu kommt das Fett aus der Mahlzeit, es wird gleichfalls

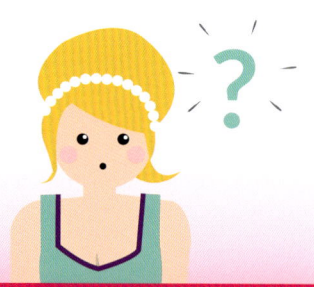

Schnell schlank durch Diätdrinks?

Inzwischen gibt es eine Vielzahl an Pulvern und Diätdrinks, die beim Abnehmen helfen sollen. Das Prinzip ist einfach: Man ersetzt zwei bis drei Mahlzeiten täglich durch nährstofffreiche Shakes mit wenig Kalorien. Diese Produkte sind auf den kurzfristigen Erfolg ausgelegt. Klar, wenn Sie sich eine Zeit lang überwiegend davon ernähren, purzeln die Pfunde. Nachteil: Essen Sie anschließend wieder wie zuvor, klopft der Jo-Jo-Effekt sehr schnell an Ihre Tür und das Übergewicht kehrt im Eiltempo zurück, weil sich der Stoffwechsel an die niedrige Kalorienzufuhr gewöhnt hat. **Empfehlenswert sind dagegen Proteinpulver, die Sie direkt nach dem Sport in Form eines Shakes snacken, um Muskeln aufzubauen.**

direct in die Fettzellen gestopft, weil die Fettverbrennung ausgesetzt ist, solange Insulin im Blut kreist. Darum führt die Kombi Fett-Kohlenhydrate ohne Umwege zu Übergewicht. Erklären Sie solche Fettzellen-Füller wie Makkaroni mit Käse, Pommes mit Mayo, Bratkartoffeln, Pizza oder Zupfkuchen zur absoluten Ausnahme auf Ihrem Speiseplan.

Ich sage absichtlich: «Ausnahme», denn dies ist keine Diät, und es wäre äußerst unrealistisch, dass Sie von nun an für neun Monate oder gar den Rest Ihres Lebens auf diese Leckereien verzichten. Sie würden einen unglaublichen Heißhunger darauf entwickeln und bei der erstbesten Gelegenheit über die Stränge schlagen. Also keine Verbote.

«Werden Sie nicht Sklave Ihrer Ernährung, sondern lernen Sie, Ihrem natürlichen Gefühl für Hungrig und Satt zu vertrauen.»

Keine Chance für Magenknurren

Überhaupt möchte ich mit diesen ganzen Informationen über Nährstoffe und deren Zusammenstellung nicht erreichen, dass Sie zum Sklaven Ihrer Ernährung werden. Jedes Gramm Essen vorher abzuwiegen und eisern Kalorien zu zählen, kann Ihnen helfen, wenn Sie last minute das eine oder andere Pfund verlieren wollen. Dauerhaft schlank werden Sie auf diese Weise jedoch nicht. Stattdessen würden Sie ein zwanghaftes Essverhalten entwickeln und jeglichen Genuss einbüßen. Ich möchte Sie ermutigen, Ihrem natürlichen Gefühl für Hungrig und Satt zu vertrauen. Darauf kommt es an. Nutzen Sie das Wissen, welche Nährstoffe Sie schon in kleinen Mengen für mehrere Stunden zufrieden machen, und stellen Sie Ihre Mahlzeiten optimal zusammen. Dann können Sie tatsächlich essen, um abzunehmen. Und Sie werden weder unter Hunger noch Heißhunger leiden, sondern sich glücklich und ausgeglichen fühlen. Das ist die beste Voraussetzung für Ihren schlanken Gang zum Traualtar!

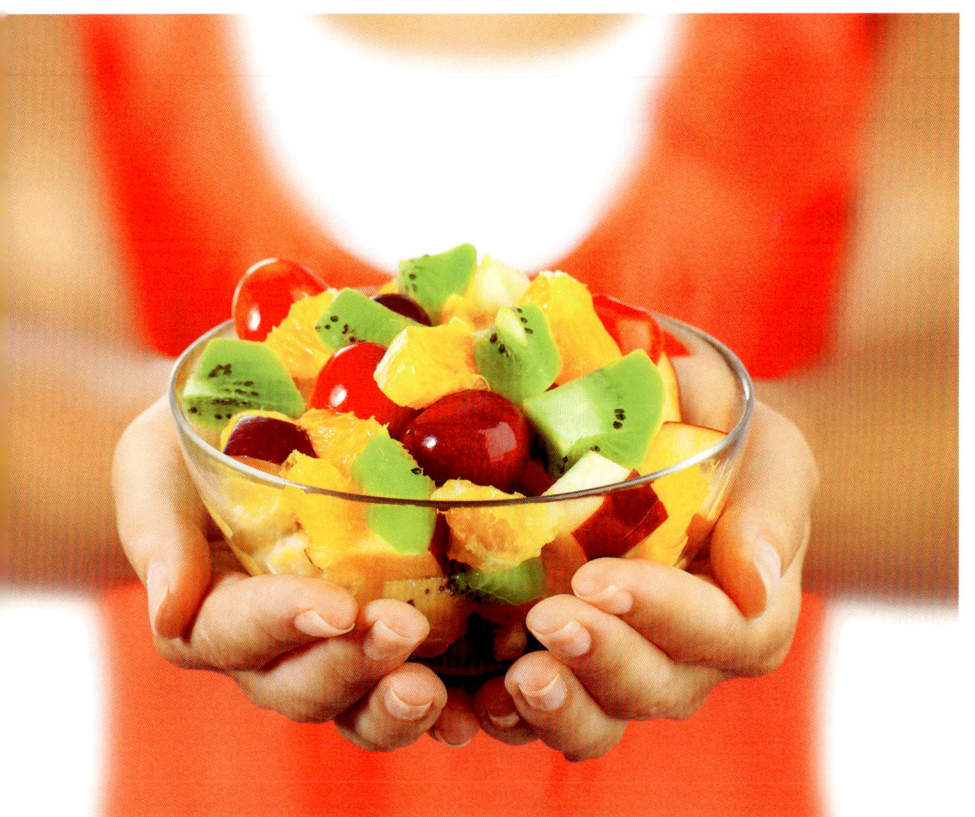

Clevere Alternativen

Auf Entdeckungsreise im Supermarkt

Alles neu, alles anders? So eine Ernährungsumstellung klingt nach ziemlich viel Aufwand, denken Sie jetzt vielleicht. Zugegeben, die ersten Male werden Sie etwas mehr Zeit brauchen, um Ihre Wunschgerichte für die kommende Woche auszuwählen und dann im Supermarkt vor den Regalen zu stehen und die Inhaltsstoffe der Verpackungen zu studieren. Suchen Sie sich dafür einen ruhigen Tag aus, an dem keine dringenden Termine anstehen. Schon nach kurzer Zeit werden Sie den Dreh raushaben und erkennen, was gut für Sie ist oder was Sie lieber nicht zur Kasse schieben sollten. Und das Tolle daran: Ab diesem Punkt müssen Sie sich überhaupt nicht mehr anstrengen. Sie werden plötzlich ganz von alleine sehen wollen, was in den Lebensmitteln alles drin ist, und bei vielen Lebensmitteln werden Sie es bereits wissen.

Voller Vorfreude durch die Regalreihen streifen

Ich möchte Ihnen sehr ans Herz legen, sich mit der Qualität Ihrer Lebensmittel auseinanderzusetzen. Wo kaufen Sie üblicherweise ein? Gehen Sie gerne in dieses Geschäft? Gibt es dort knackiges Gemüse und Obst aus der Region? Woher werden Fisch und Fleisch bezogen? Welche leckeren Fit-Gerichte können Sie aus den angebotenen Lebensmitteln auf die Schnelle zaubern? Je bewusster Sie an das Einkaufen, Zubereiten und Essen herangehen, desto mehr wird aus einer Notwendigkeit ein Stück Lebensfreude und Genuss! Schreiben Sie sich schon zu Hause auf, was Sie in der Woche kochen möchten. Auf diese Weise können Sie bereits voller Vorfreude Ihre Einkäufe erledigen. Außerdem entgehen Sie mit einem genauen Einkaufszettel der Versuchung, einfach «irgendwas» einzukaufen, um am Ende doch bei den Fertiggerichten zu landen.

Ein weiteres Plus: Sie tappen nicht in die Fast-Food-Falle, die überall dort droht, wo Sie keine Ideen haben, was auf den Tisch kommen soll. Nach dem Motto: «Es ist eh nichts im Kühlschrank, da schau ich mal bei der Dönerbude vorbei oder lass uns 'ne Pizza kommen …» Gehen Sie auch niemals ausgehungert zum Einkaufen. Hängt uns der Magen in den Kniekehlen, wähnt sich der Körper nämlich in einer beginnenden Hungersnot. Also weckt er unseren Überlebensinstinkt und lässt uns gleich die Jumbopackung Fettiges und Süßes in den Wagen heben. Und wenn wir sie dann schon mal zu Hause haben, will sie auch gegessen werden.

Vorsicht, Dickmacher!

Warum Fertigprodukte und Fast Food keine gute Wahl sind, um fit für die Hochzeit zu werden, wissen Sie bereits. Es steckt die Fettzellenfüller-Kombi Fette und Kohlenhydrate darin. Plus deutlich zu viel Salz. Auch was den Zuckergehalt angeht, treffen Sie mit Fertigprodukten eher keine gute Entscheidung für Ihre schlanke Linie. Schauen Sie sich mal die Packungsaufschriften genauer an: Von der Zutatenliste leuchten

«Setzen Sie sich mit der Qualität Ihrer Lebensmittel auseinander und gehen Sie dort einkaufen, wo Sie frische und natürliche Produkte aus der Region finden.»

Ihnen kryptische Wörter entgegen … Invertzucker, Invertsirup, Maltose, Laktose, Fruktosesirup, Glukosesirup, Maltosesirup oder natürliche Fruchtsüße. Da wird Ihnen ganz schwindlig? Ich helfe Ihnen: Das sind alles Arten von Zucker, also schnelle Kohlenhydrate. Sie treiben den Blutzucker nach oben und blockieren die Fettverbrennung. Dass sich in Schokolade oder Kuchen viele zuckrige Kalorien verbergen, überrascht sicher niemanden. Aber wissen Sie, wo uns die Nahrungsmittelindustrie den süßen Dickmacher sonst noch untermogelt? In Konserven wie Fisch, Apfelmus, Ananas oder Gewürzgurken zum Beispiel, in Frühstücksflocken, Wurst, Prosecco und Ketchup. Selbst scheinbar gesunde Lebensmittel wie Müsliriegel oder Brot entpuppen sich manchmal als wahre Zuckerbomben. Auch fertiger Fruchtjoghurt ist ein unrühmliches Beispiel für große Mengen an überflüssigem Zucker. Darüber hinaus enthält er viele unnötige Zusatzstoffe wie Emulgatoren und Farbstoffe. Greifen Sie lieber zu fettarmem Naturjoghurt und rühren Sie daheim ein paar frische Früchte unter, das ist flott gemacht. Und besser schmecken tut's auch!

Schlank heißt frisch

Je stärker ein Produkt verarbeitet ist, desto weniger Vitalstoffe enthält es – und desto mehr Zusatzstoffe. Statt gesund bekommen Sie haufenweise leere Kalorien, die auf die Hüften wandern. Meist wird die Fertigkost noch mit Geschmacksverstärkern aufgemotzt, hält sich dank Konservierungsmitteln wochen- bis monatelang. Ein wichtiger Schritt auf dem Weg zur wohlgeformten Braut führt daher über den heimischen Herd. Sollten Sie in dem Bereich eher ungeübt sein, so wie ich, keine Sorge, die Rezepte in diesem Buch können Sie wirklich einfach nachkochen. Und Sie müssen dafür nicht Stunden in der Küche zubringen. Am besten kaufen Sie zweimal pro Woche ein, und zwar alles so frisch und wenig verarbeitet wie möglich. Egal ob Gemüse, Obst, Fleisch, Fisch, Eier, Kartoffeln, Vollkornprodukte. Falls Sie Ihr Supermarkt in dieser Hinsicht nicht zufriedenstellt, testen Sie ein anderes Geschäft oder gehen Sie auf einen Bauernmarkt. Werden Sie kritisch und fragen Sie nach, wo das Essen herkommt! Kennen Sie alle Inhaltsstoffe? Möchten Sie so etwas essen? Mit der Zeit werden Sie ein untrügliches Gespür für Lebensmittel entwickeln und sich daran gewöhnen, auf die Zusammensetzung zu achten. Übrigens, wenn Sie Fast-Food-Fan sind: Ab und zu ist ein Besuch beim Schnellimbiss in Ordnung. Aber entscheiden Sie sich jedes Mal bewusst dafür und nicht permanent aus der Not heraus, weil in Ihren Küchenschränken gähnende Leere herrscht.

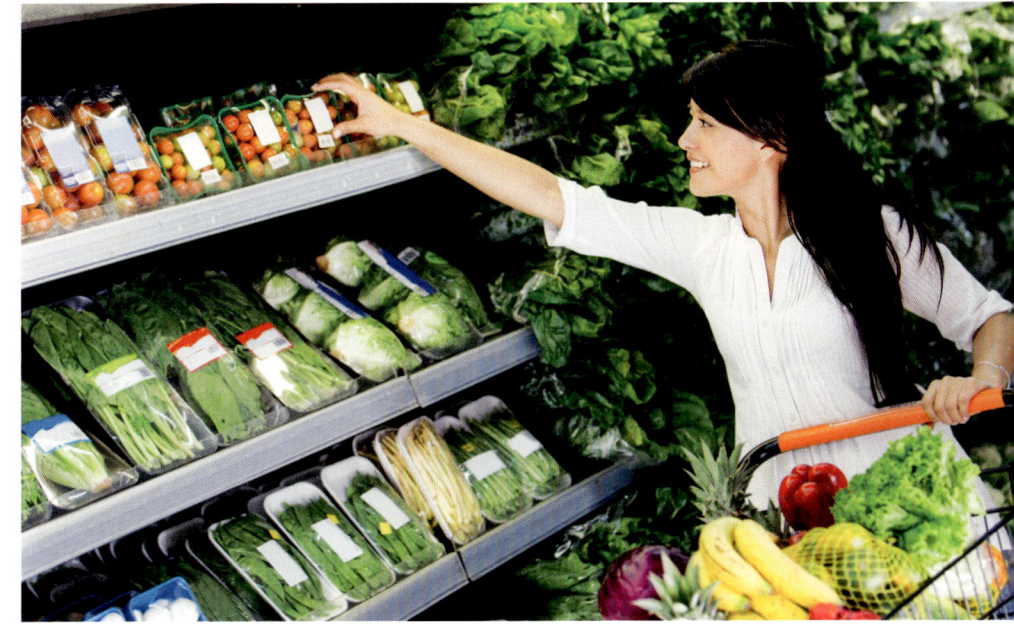

Abnehmen mit Genuss

Neugier erwünscht

Durch clevere kleine Änderungen lassen sich nebenbei sehr viele Kalorien einsparen. Wie wäre es zum Beispiel mit diesen Alternativen?

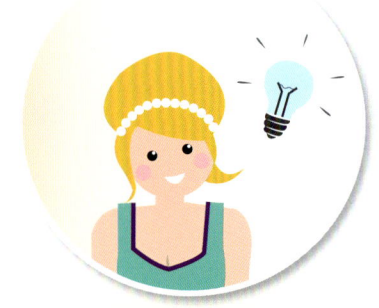

Ungünstig	Empfehlenswert
Hackfleisch gemischt	Rinderhackfleisch
Schweinefleisch	Geflügelfleisch
Wurst allgemein	Schinken, Putenbrust
Pommes frites	Pellkartoffeln, Salzkartoffeln
Nudeln	Vollkorn- oder Eiweißnudeln
Weißer Reis	Vollkorn-/Naturreis, Wildreis
Fertige Salatdressings (z. B. Joghurt)	Essig & Öl selbst gemischt
Weißmehlbackwaren	Vollkornbackwaren
Cornflakes mit Zucker	Haferflocken
Vollmilchprodukte	Milchprodukte mit 1,5% Fettanteil
Chips	Salzstangen
Schokolade	Bitterschokolade
Cola, Fruchtsäfte	Schorlen, Wasser

Manches erscheint Ihnen vielleicht langweilig. Werden Sie kreativ und neugierig, was alles mit den verschiedenen Lebensmitteln möglich ist! Ich peppe etwa meinen Schinken gerne mit Zitronensaft oder Senf auf. Und ganz wichtig: Wenn Ihnen das ein oder andere nicht schmeckt, essen Sie es nicht. Aber probieren Sie vorher unbedingt. Unser Geschmackssinn hat sich erst nach ungefähr zehn Anläufen an unbekanntes Essen gewöhnt, deshalb lohnt es sich, hin und wieder erneut zu kosten. Wer weiß, vielleicht landet einiges von der Liste sogar in Ihren Top Ten?

Light kann leicht täuschen

Unsere Geschäfte sind voll von unzähligen Light-Produkten. Diese gaukeln uns vor, dass wir von ihnen bedenkenlos mehr essen können, da sie beispielsweise weniger Fett enthalten. Aber schauen Sie sich die Kalorienzahl an. Weniger Fett oder weniger Zucker heißt nicht automatisch weniger Kalorien! Fett ist nämlich ein Geschmacksträger und wenn ein Produkt weniger Fett enthält, muss der Geschmack auf andere Art und Weise erzeugt werden, etwa durch eine höhere Menge an Zucker. Behalten Sie aus diesem Grund stets den Gesamtkaloriengehalt des Produktes im Auge. Und selbst wenn die Light-Variante schlanker sein sollte als das Normalprodukt, heißt das nicht, dass Sie davon so viel essen können, wie Sie wollen. Die Kalorien finden sich bei Light zwar langsamer auf Ihrem Kalorienkonto ein, aber sie tun es ganz sicher.

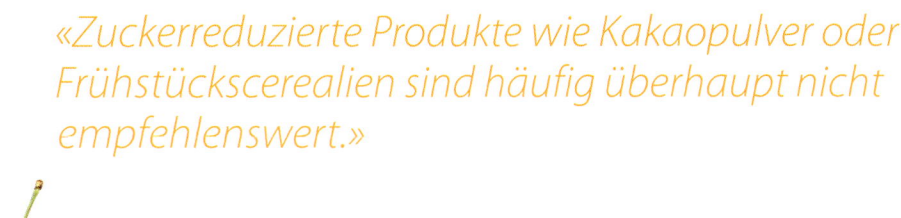

«Zuckerreduzierte Produkte wie Kakaopulver oder Frühstückscerealien sind häufig überhaupt nicht empfehlenswert.»

Süße Illusionen

Zuckerreduzierte Produkte wie Kakaopulver oder Frühstückscerealien sind häufig überhaupt nicht empfehlenswert. Hier sollten Sie wirklich aufmerksam die Zutatenliste scannen. Für gewöhnlich wird ein Teil des Zuckers durch Süßstoffe wie Aspartam, Saccharin, Acesulfam, Isomalt oder seit einiger Zeit auch durch Stevia ersetzt. Diese sind praktisch kalorienfrei, und genau darin liegt die Gefahr: Unser Körper erhält kein Sättigungssignal, wir nehmen viel mehr zu uns, als wir brauchen. Süßer Geschmack ist in verarbeiteten Produkten üblicherweise in Begleitung seiner Dickmacher-Kumpel Fett und Weißmehl unterwegs. Deswegen kann aus «Das ist okay, das ist ja mit Süßstoff» ganz fix ein Eigentor für die Figur werden. Mal abgesehen davon, dass mit Süßstoff versetzte Produkte oft unnatürlich süß schmecken,

was bei regelmäßigem Verzehr leicht zu einer Gewöhnung an die übertriebene Süße führen kann.

Noch tückischer verhält es sich, wenn der ursprüngliche Zuckergehalt eines Produktes reduziert wird, indem man Glukosesirup oder andere Zuckerarten zusetzt. Dadurch rückt der Zucker in der Zutatenliste nach hinten, aber weil Glukose und Co. auch nur schnelle Kohlenhydrate sind, hat sich an der Gesamtzuckermenge nichts geändert. Sie nehmen trotzdem zu, wenn Sie zu viel davon essen. Kaufen Sie lieber das Produkt mit normalem Zucker und genießen Sie es in Maßen.

Bleiben Sie flüssig

Zur gesunden Ernährung gehört auch, was Ihnen flüssig über die Lippen kommt. Wissenschaftler empfehlen, täglich 1,5 bis zwei Liter kalorienfreie Flüssigkeit zu trinken. Das schaffen Sie mit Wasser (am besten still, aus Flasche oder Leitung), dazu ein Spritzer Zitrone für den Geschmack. Genauso gut sind

Allerdings können fettreduzierte Produkte wie Käse, Wurst oder Aufstrich beim Abnehmen behilflich sein, sofern Sie diese in der ersten Tageshälfte zusammen mit Brot oder Brötchen verzehren. Hier fällt die erhöhte Zuckermenge durch den Belag nicht ins Gewicht, denn Sie essen ohnehin Kohlenhydrate, so dass die Fettverbrennung einige Stunden lang ausgehebelt ist. Der verminderte Fettanteil verhindert aber, dass gleichzeitig große Mengen Fett eingelagert werden.

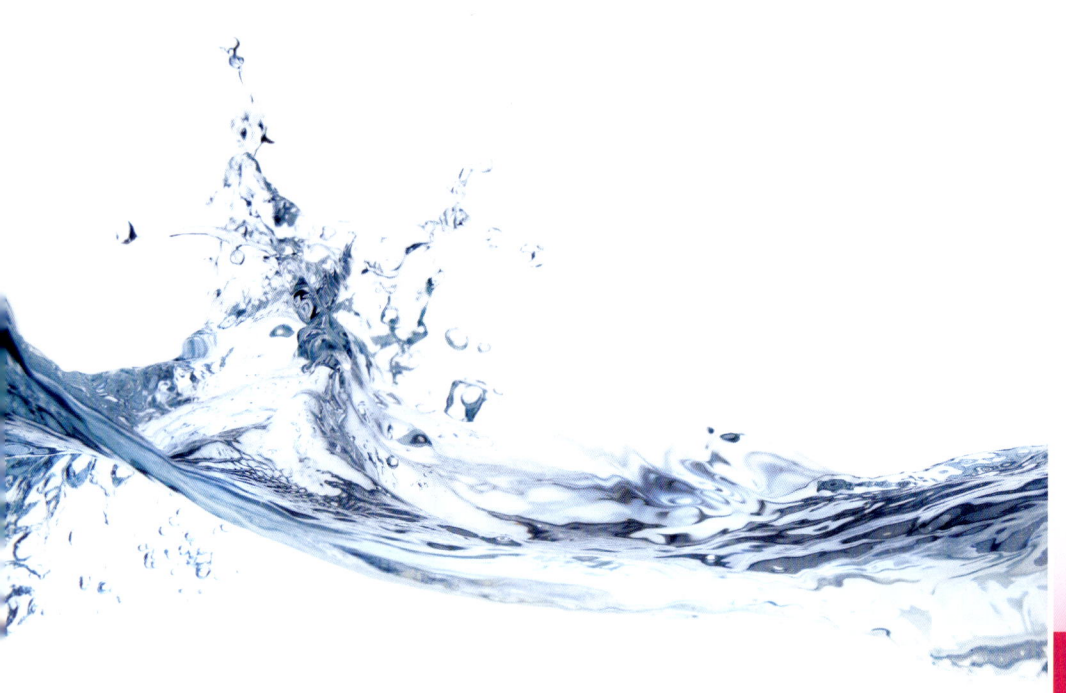

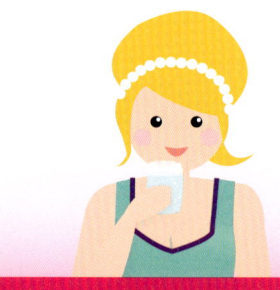

ungesüßte Kräuter- und Früchtetees. Gegen zwei bis drei Tassen Kaffee ohne Zucker und Milch ist ebenfalls nichts einzuwenden – sofern Sie die gleiche Menge Wasser dazu trinken. Bei allen anderen Getränken sollten Sie Vorsicht walten lassen. Werfen Sie zuerst einen Blick aufs Etikett: Wie viele Kalorien nehmen Sie mit einem Glas (ca. 250 ml) zu sich? Fruchtsäfte, Cola, oder Limo zählen wegen ihres hohen Zuckergehalts zu den Süßigkeiten. Ein Glas davon ist ab und zu vertretbar, aber als Durstlöscher taugen diese drei nicht. Schließlich bremsen auch schnelle Kohlenhydrate, die wir trinken, unsere Fettverbrennung aus. Bei Fruchtschorlen achten Sie darauf, dass kein Zucker zugesetzt ist, oder noch besser verdünnen Sie selbst Fruchtsaft mit Wasser (im Verhältnis 1:2, perfekt vor dem Sport!). Milch enthält wertvolle Proteine, außerdem jedoch reichlich Milchzucker, daher sollte sie nur als Zwischenmahlzeit bei Hunger getrunken werden, nicht gegen Durst. Gehen Sie auch sparsam um mit Alkohol. Vor allem Cocktails und Cremelikör enthalten viel Zucker. Zusätzlich steht die Fettverbrennung still, solange Alkohol im Körper abgebaut wird. Möchten Sie bei besonderen Gelegenheiten ein Gläschen trinken, lege ich Ihnen alkoholfreies Bier oder Weinschorle ans Herz. Bereiten Sie sich jeden Morgen eine große Flasche Wasser (1,5 l) und am besten noch eine Kanne Tee vor. Versuchen Sie diese im Laufe des Tages zu leeren. Beginnen Sie mit dem ersten Glas Wasser bereits vor dem Frühstück. Vor den Mahlzeiten zu trinken, füllt den Magen, und Sie essen weniger. Abends verzichten Sie lieber auf größere Mengen Flüssigkeit, sonst sind nächtliche Toilettenbesuche vorprogrammiert.

Kleiner Trinktest

Sitzen Sie öfter auf dem Trockenen? Machen Sie den Test und schreiben Sie zwei Tage lang auf, was Sie alles trinken und wann: erst wenn Sie durstig sind oder einfach mal zwischendurch? Nur zum Essen? Entspricht die getrunkene Menge 1,5 bis zwei Liter am Tag? Wie sehr süßen Sie Ihren Kaffee oder Tee? Können Sie sich vorstellen, auf den einen oder anderen Löffel Zucker zu verzichten? Probieren Sie es aus. Und seien Sie ehrlich zu sich selbst. Wenn Sie Kaffee nicht ohne Zucker trinken mögen, dann ist das in Ordnung. Versuchen Sie dafür, an anderer Stelle Süßes einzusparen und sich vor allem bewusst zu machen, wo überall (versteckter) Zucker lauert.

Hier spricht der Genuss

Lassen Sie sich das mal auf der Zunge zergehen

Wir haben es wirklich gut, denn wir leben im Überfluss und können jederzeit und überall Lebensmittel kaufen. Bedauerlicherweise schenken wir dem Essen an sich viel zu wenig Beachtung. Oftmals läuft es so nebenher: schnell ein Croissant mampfen und währenddessen eine E-Mail verschicken; neben dem Telefonieren hastig einen Schokoriegel hinterschlucken für den Energieschub zwischendurch; unterwegs mal fix einen Hamburger kaufen und im Vorübergehen verdrücken. Wer kennt das nicht? Aber wohin führt uns dieses Verhalten? Wir nehmen gar nicht wahr, was wir den ganzen Tag über essen und ob es tatsächlich der Nahrungsaufnahme dient oder einfach nur passiert, weil wir Lust auf etwas haben oder uns zum Beispiel langweilen oder fürchterlich gestresst sind.

Damit jedes Essen zum Fest wird

Wie vieles im Leben kostet es zunächst etwas Überwindung, sich jedes Mal bewusst zum Essen hinzusetzen und sich durch nichts anderes ablenken zu lassen. Aber sehen Sie es als Chance für mehr Lebensqualität. Zelebrieren Sie das Essen, schaffen Sie eine angenehme Atmosphäre und nehmen Sie wahr, wie die Mahlzeiten schmecken. Dann haben Sie viel mehr davon, als wenn Sie große Mengen gedankenlos herunterschlingen. Und warum sollten Sie nicht jeden Tag und jede Mahlzeit genießen können? Wenn Sie jetzt schon beginnen, dieses neue Verhalten zu trainieren, können Sie auch an Ihrem Hochzeitstag das Festessen viel mehr und vor allem mit all Ihren Sinnen genießen. Stellen Sie sich nur vor, Sie sitzen an der wunderschön gedeckten Hochzeitstafel in Ihrem Traumkleid mit dem liebsten Menschen auf der Welt neben Ihnen, umgeben von Familie, Freunden und Bekannten und genießen die unglaublich leckere Hochzeitssuppe! Was für ein toller, unvergesslicher Moment!

Tasten Sie sich langsam heran

Sind Sie auch eine Schlemmerin, so wie ich? Dann wissen Sie sicherlich, wie schwer es

fällt, auf Essen zu verzichten. Das müssen Sie auch gar nicht, im Gegenteil! Sie werden künftig vielleicht kleinere Mengen verspeisen. Aber indem Sie jeden Bissen bewusst genießen, wird das Vergnügen, das Sie aus Ihren Mahlzeiten schöpfen, noch viel größer werden als bisher. Denn je aufmerksamer Sie sich Ihrer Nahrung widmen, umso weniger essen Sie nebenbei und umso weniger unnötige Kalorien nehmen Sie zu sich. Versuchen Sie es zunächst einmal mit Ihrem Lieblingsobst, und probieren Sie dann mit anderen Lebensmitteln weiter.

So geht achtsames Essen: Schalten Sie TV oder Radio aus, schieben Sie Smartphone und Tablet-PC beiseite und legen Sie auch die Zeitung/den Prospekt und vor allem die

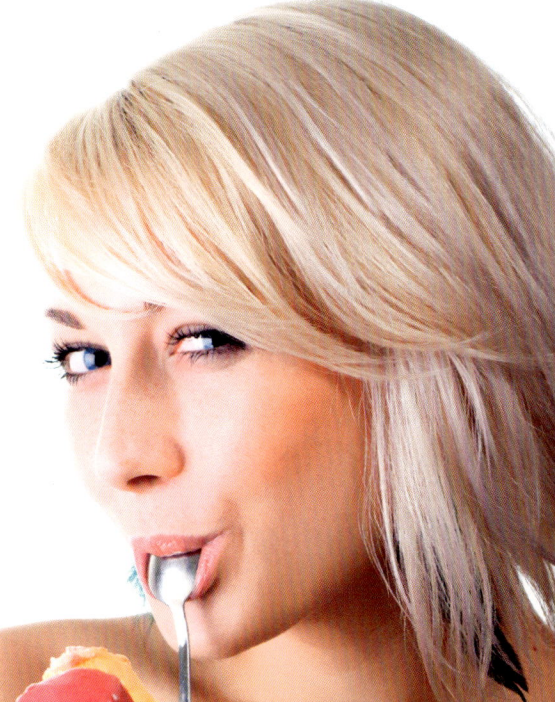

Abnehmen mit Genuss

Arbeit weg. Konzentrieren Sie sich vollkommen aufs Essen. Schauen Sie sich das Obst auf Ihrem Teller an, zum Beispiel eine Banane oder eine Erdbeere: Welche Farben sehen Sie? Wie könnte das schmecken? Riechen Sie daran. Dann nehmen Sie einen ersten Bissen und lassen ihn sich langsam auf der Zunge zergehen. Mmmh. Überlegen Sie sich: Was mag ich besonders an dieser Frucht, ist es der Geschmack oder die Konsistenz? Wie fühlt sich das an im Mund? Kauen Sie einige Male und spüren Sie dabei ganz bewusst die Süße, Frische und Saftigkeit, die Ihre Geschmacksknospen wahrnehmen und die sich langsam im Mundraum ausbreitet. Kosten Sie dieses Erlebnis in vollen Zügen aus …

Läuft Ihnen beim Lesen auch schon das Wasser im Mund zusammen? Das Hauptvergnügen beim Essen sind die Momente, in denen es uns über die Lippen kommt und während des Kauens. Darum wächst unser Genussempfinden, je länger wir jeden Happen des köstlichen Schmauses dort verweilen lassen. Wer sich hingegen einen Bissen nach dem anderen in den Mund schiebt, nur kurz kaut und dann mechanisch schluckt, hat kaum etwas von seiner Mahlzeit, selbst wenn er einen Berg davon vertilgt. Sie sehen schon: Es geht um Qualität, nicht Quantität. Sind Sie bisher noch Schnelllesserin, testen Sie mal das Kauen in Zeitlupe, um ein Gefühl dafür zu entwickeln, dass es auch langsamer geht. Auch freiwilliger Verzicht für einige Wochen kann unsere Genussfähigkeit wachkitzeln. Jedes Jahr nutze ich die Fastenzeit, um auf meine Lieblingsschokolade zu verzichten. Der erste Bissen am Ostersonntag ist für mich immer ein wahres Fest!

Bis der Magen Stopp sagt

Bewusstes Essen bringt neben gesteigerten Gaumenfreuden noch einen entscheidenden Vorteil für Ihre schlanke Linie. Sie kommen mit deutlich kleineren Portionen aus. Denn das Sättigungsgefühl setzt frühestens 20 Minuten nach einer Mahlzeit ein. Haben Sie zu diesem Zeitpunkt erst den halben Teller geleert, können Sie jetzt das Besteck aus der Hand legen und sich über die gesparten Kalorien freuen. Achten Sie genau darauf, wie viel Sie essen, wann und was. Lernen Sie, auf Ihren Körper zu hören: Wann bin ich satt? Welche Zeichen gibt mir mein Magen? Essen Sie lieber zunächst etwas weniger und beobachten Sie Ihren Körper: Reicht das schon? Wenn ja, wunderbar! Sind Sie immer noch hungrig, greifen Sie erneut zu, aber mit Genuss und nur bis zum Sattsignal. Wer auf diese Weise isst, muss nie mehr Kalorien zählen oder Diät halten.

Für alle, die gelernt haben, dass der Teller leer sein muss, bevor man aufsteht: Pfeifen Sie drauf! Im Ernst, solche anerzogenen Überzeugungen sind wahrscheinlich genau der Grund dafür, warum Sie meistens zu viel futtern. Schieben Sie das Bild von Eltern, Großeltern oder Erziehern, die Ihnen das eingebläut haben, einfach in Gedanken beiseite. Und hören Sie lieber auf Ihren Magen! Er sagt Ihnen ganz genau, wann er genug hat. Damit hilft er Ihnen beim Abnehmen. Ihr Körper ist Ihr bester Verbündeter auf dem Weg zur fitten Braut. Hier liegt der Schlüssel zu einer Ernährung, die uns langfristig von Diäten befreit. Indem wir wieder lernen, auf unser Bauchgefühl zu lauschen. Spüren Sie nach einer Mahlzeit Magendrücken oder Übelkeit und werden müde, haben Sie zu viel gegessen. Nehmen Sie beim nächsten Ma(h)l ein bisschen weniger. Nach und nach werden Sie ein Gefühl dafür entwickeln, welche Mengen an Essen Ihnen tatsächlich reichen, um satt ohne gleich übervoll zu sein.

Was brauchen Sie wirklich?

Sehen Sie Ihren Körper nicht als Feind, vertrauen Sie ihm. Er begleitet Sie schon Ihr ganzes Leben lang, ist immer für Sie da. Und er

«Nach und nach werden Sie ein Gefühl dafür entwickeln, welche Mengen an Essen Ihnen reichen, um satt ohne gleich übervoll zu sein.»

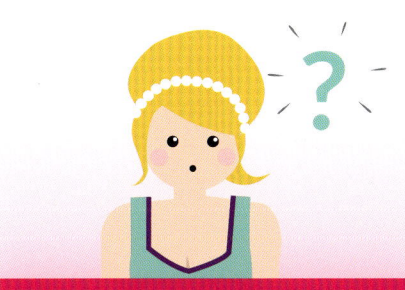

Erste Hilfe bei Heißhunger

Stress, Nervosität, Müdigkeit …
Es gibt viele Auslöser für Heiß-
hunger. Mit diesen Tipps bleiben
Sie im Notfall cool:

- ein Glas Wasser trinken
- Fenster öffnen, tief durchatmen
- 1 Minute lang Hampelmann
  machen
- spazieren oder laufen gehen
- heißes Bad nehmen
- Lieblingslied hören, laut
  mitsingen
- beste Freundin anrufen
- Kaugummi kauen
- Obst, Nüsse oder Gemüse
  knabbern

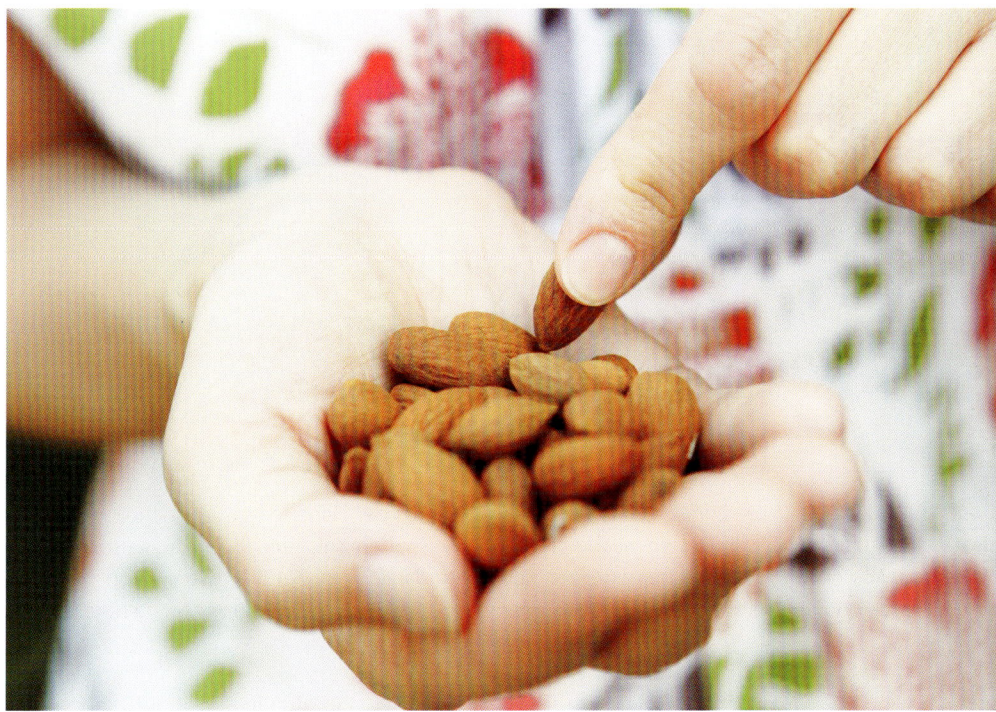

weiß, welche Nahrung Ihnen gut tut – und welche nicht. Egal, wie gesund etwas angeblich ist, wenn Ihr Körper es nicht verträgt, Sie zum Beispiel Sodbrennen, Bauchgrummeln oder Durchfall davon bekommen, essen Sie es nicht mehr oder nur noch in geringen Mengen. Jeder Körper ist unterschiedlich, deswegen sind zwar allgemeine Empfehlungen möglich, aber am Ende zählt immer, wie es dem Einzelnen damit geht. Geben Sie Ihrem Körper nicht mehr zu verdauen, als er braucht. Wenn Sie sich pappsatt fühlen und dennoch weitermampfen, ist es nicht Ihr Körper, sondern Ihre Seele, die Hunger leidet. Gefühle wie Traurigkeit, Langeweile oder Einsamkeit lassen sich lediglich kurzfristig durch (Zuviel-)Essen betäuben. Hin und wieder eine

Tafel Trostschokolade ist okay. Falls Sie jedoch regelmäßig Zucker-und-Fett-Orgien veranstalten, sollten Sie dringend nach einem geeigneteren Ventil Ausschau halten. Vielleicht bemerken Sie dann schlagartig, dass das, was Sie da gewohnheitsmäßig in sich hineinschaufeln, genauso fade ist wie das Fernsehprogramm oder der öde Routinejob, und dass Sie sich eigentlich nach mehr Abwechslung und Lebendigkeit sehnen! Fragen Sie sich direkt in der Situation: Was würde ich jetzt eigentlich gerne machen? Was brauche ich wirklich, um zufrieden zu sein?

«Fit bis zur Hochzeit» im Alltag –
Fragen und Antworten

Ich hatte einen Ausrutschertag. Was nun?

Jeder hat mal einen Durchhänger. Aber Sie können sich täglich aufs Neue entscheiden: ab heute wieder so, wie ich es mir vorgenommen habe! Und nach einmal Pizza und Pralinen werden Sie nicht gleich wieder zehn Kilo mehr auf den Rippen haben. Außer Sie dehnen den Ausrutschertag auf einen ganzen Monat aus …

Muss mein Verlobter die Fit-Ernährung mitmachen?

Wenn auch Ihr Partner ein paar Pfunde loswerden will bis zur Hochzeit, eignet sich das Fit-Programm prima für zwei. Ansonsten isst Ihr Verlobter wie gewohnt, nimmt zum Beispiel zu den Abendgerichten eine Portion Nudeln oder Reis. Vielleicht wechseln Sie sich ja abends beim Kochen ab?

Wie viele Mahlzeiten am Tag sind optimal zum Abnehmen?

Je länger Sie zwischen den Mahlzeiten nichts essen, desto besser kommt die Fettverbrennung in Schwung. Deshalb sind drei Mahlzeiten am Tag mit ca. fünfstündigen Esspausen dazwischen ideal. Als Fünf-Mahlzeiten-Typ verkleinern Sie die Portionen entsprechend. Wichtig: nach dem Mittag keine Kohlenhydrate mehr aus Mehl und weißem Zucker.

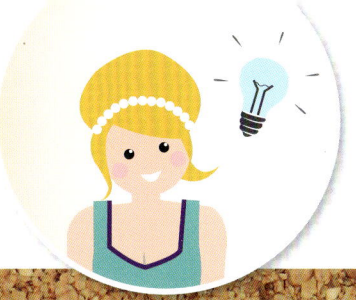

Was mache ich, wenn ich zwischendurch Hunger bekomme?

Vermeiden Sie Hunger! Er geht fast immer mit Heißhunger einher, so dass Sie viel mehr futtern, als Sie brauchen. Essen Sie proteinreich, um möglichst lange satt zu bleiben. Meldet sich der Hunger trotzdem, helfen Sie sich mit einem kleinen Snack, zum Beispiel einer Handvoll Nüsse, Obst oder Gemüse (leckere Rezepte ab Seite 56).

Geburtstage, Geschäftsessen, Grillfeiern – wie bleibe ich standhaft?

Genießen Sie das Essen, aber versuchen Sie, kluge Entscheidungen zu treffen. Wählen Sie zum Beispiel lieber das magere Fleisch oder den Salat mit Putenstreifen als das panierte Schnitzel mit Pommes. Falls Sie jemand darauf anspricht, sagen Sie einfach, dass Sie unglaubliche Lust auf Salat haben, weil der so schön frisch ist. Und als Dessert können Sie Ihre geliebte Mousse au Chocolat essen. Aber immer nach der Devise: bewusst genießen, Löffel für Löffel. Wenn Sie satt sind, lassen Sie den Rest stehen oder einpacken. Beim Kuchenbuffet nehmen Sie kleinere Stückchen oder teilen Sie mit Ihrem Zukünftigen. Davor schieben Sie eine Extraeinheit Bewegung ein oder essen unter der Woche mehr Salat.

Wie esse ich mittags in der Arbeit gesünder?

Bitten Sie in der Kantine um kleinere Portionen oder weniger Sauce und bedienen Sie sich großzügig an der Salatbar (außer beim Dressing). Oder kochen Sie zu Hause vor. Der Aufwand lohnt sich, denn Sie bestimmen die Menge und die Zutaten. Schließen Sie sich doch mit netten Kolleginnen zusammen und bringen Sie abwechselnd jeweils für alle ein Gericht mit.

Was esse ich vor und nach dem Sport am besten?

Trainieren Sie weder hungrig noch mit vollem Magen, sonst fehlt die Power. Empfehlung: ein bis zwei Stunden vorher eine Mahlzeit mit langsamen Kohlenhydraten oder unmittelbar vor dem Training eine Banane oder ein Glas Apfelschorle (1 Teil Saft, 2 Teile Wasser). Nach dem Sport regen Proteine das Muskelwachstum an.

KOCHEN SIE SICH WAS SCHÖNES

Rezepte, die schlank und satt machen

Nix da, Hunger, hier wird's lecker: Nehmen Sie «Fit bis zur Hochzeit» mit in die Küche. Alle Rezepte sind für jeweils zwei Portionen berechnet, Ihr Zukünftiger ist also herzlich eingeladen, mitzuessen oder selbst den Kochlöffel zu schwingen! Sämtliche Gerichte lassen sich flott zubereiten … und umso länger genießen. Alle, die Abwechslung lieben, freuen sich über die vielen Variationsvorschläge. Denn auf diese Weise kochen Sie immer wieder anders, egal ob mit Fleisch oder ohne. Also, blättern Sie doch gleich mal rein!

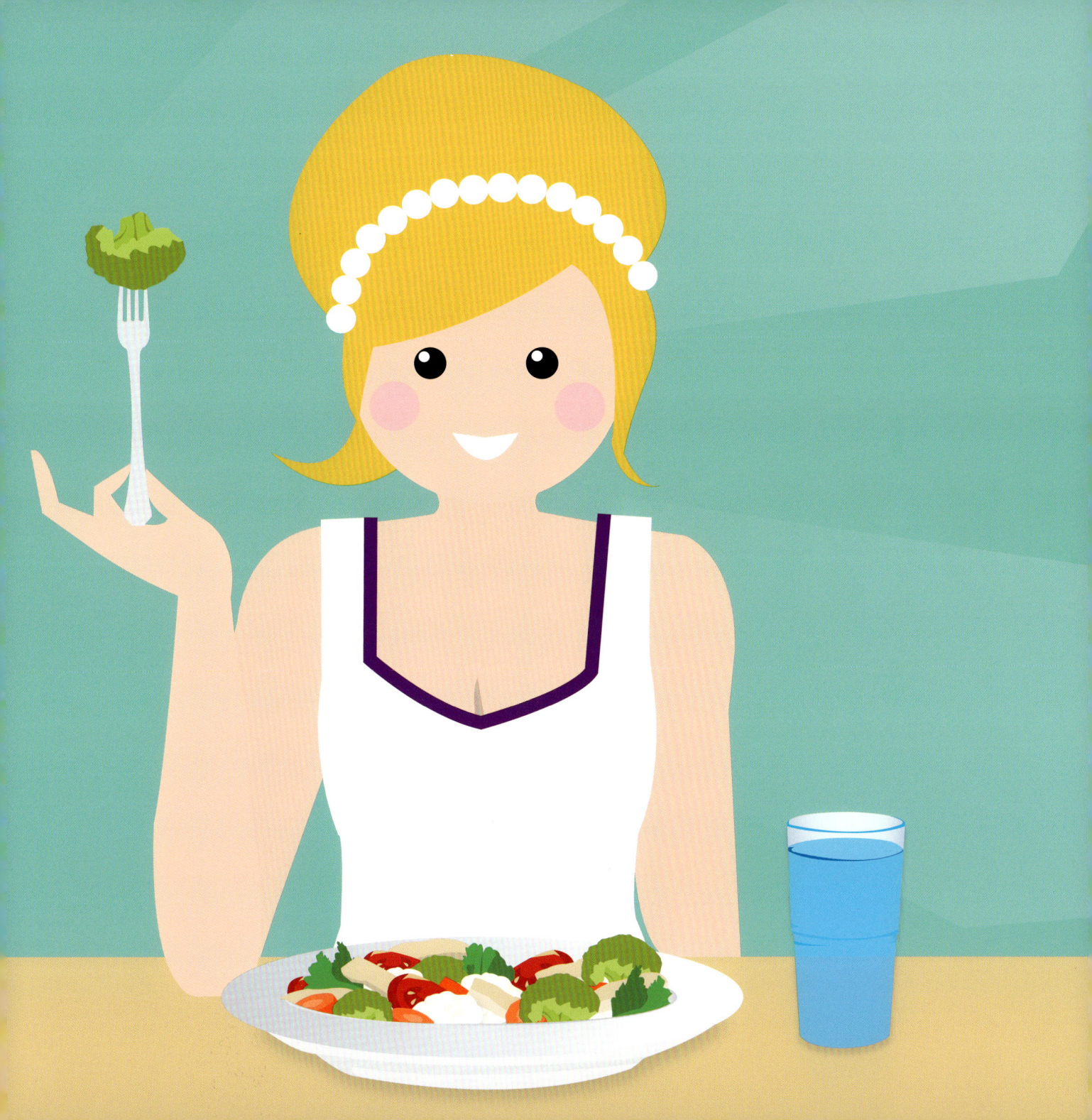

MORGENS

LACHS-FRISCHKÄSE-AUFSTRICH MIT ZUCCHINI

Zubereitungszeit: ca. 10 Minuten

Zutaten für 2 Portionen:

2 Eier Größe M

100 g Zucchini

2 Scheiben Räucherlachs (à 25 g)

200 g körniger Frischkäse 0,4 % Fett

2 EL fettarmer Joghurt

1 TL Senf mittelscharf

1 TL tiefgefrorener Dill

6 Scheiben Vollkornknäckebrot mit Roggen

Gewürze: Salz, schwarzer Pfeffer

Zubereitung:

Eier ins kochende Salzwasser geben und etwa 8 Minuten bei mittlerer bis großer Hitze hart kochen. Währenddessen Zucchini waschen, trocknen, Enden entfernen und klein würfeln. Räucherlachs in kleine Stücke schneiden und zusammen mit den Zucchinistücken vermengen. Den Frischkäse, Joghurt, Senf und Dill hinzugeben und gut miteinander vermengen. Mit Salz und Pfeffer nachschmecken. Den Frischkäse auf Knäckebrot verteilen und servieren.

Tipp 1: Vegetarier lassen den Lachs weg und nehmen stattdessen Räuchertofu oder Räucherkäse.

Tipp 2: Bei Laktoseintoleranz ersetzt man den körnigen Frischkäse durch laktosearmen Frischkäse und Joghurt.

Tipp 3: Personen mit Nussallergie oder Glutenunverträglichkeit sollten beim Knäckebrot auf die Allergenkennzeichnung auf der Zutatenliste achten. Dort müssen laut Lebensmittelgesetz die Allergene fettgedruckt oder in einer anderen Farbe aufgeführt sein. Ideal sind Reformhäuser, sie bieten Brotsorten auf Grundlage von Dinkel, Kamut, Reis und Kartoffeln an, die keine der genannten Allergene enthalten.

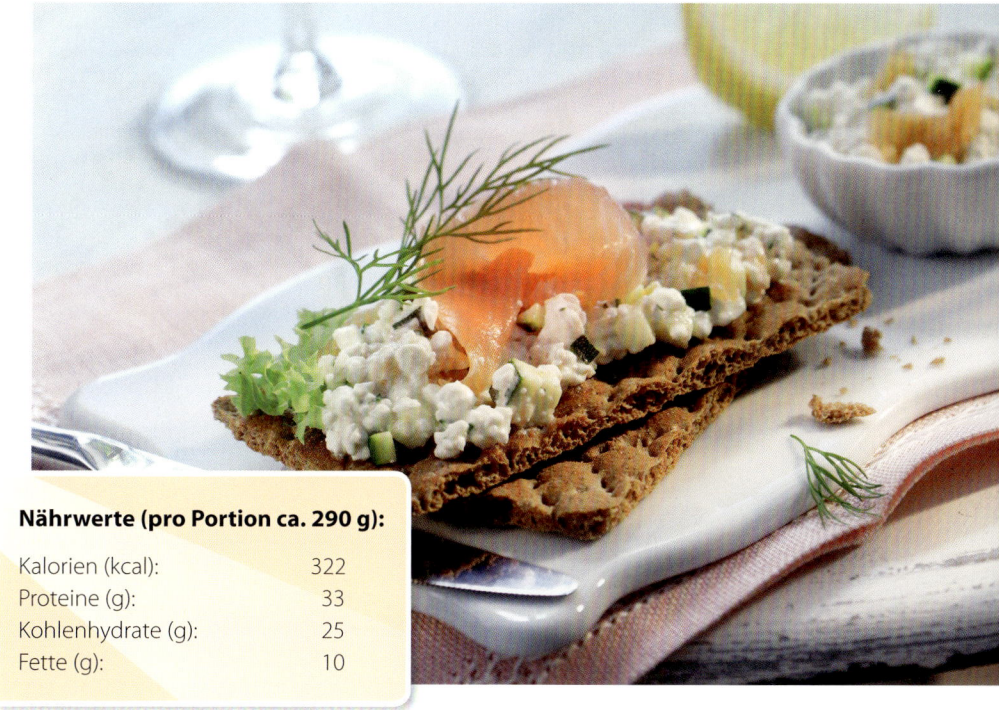

Nährwerte (pro Portion ca. 290 g):

Kalorien (kcal):	322
Proteine (g):	33
Kohlenhydrate (g):	25
Fette (g):	10

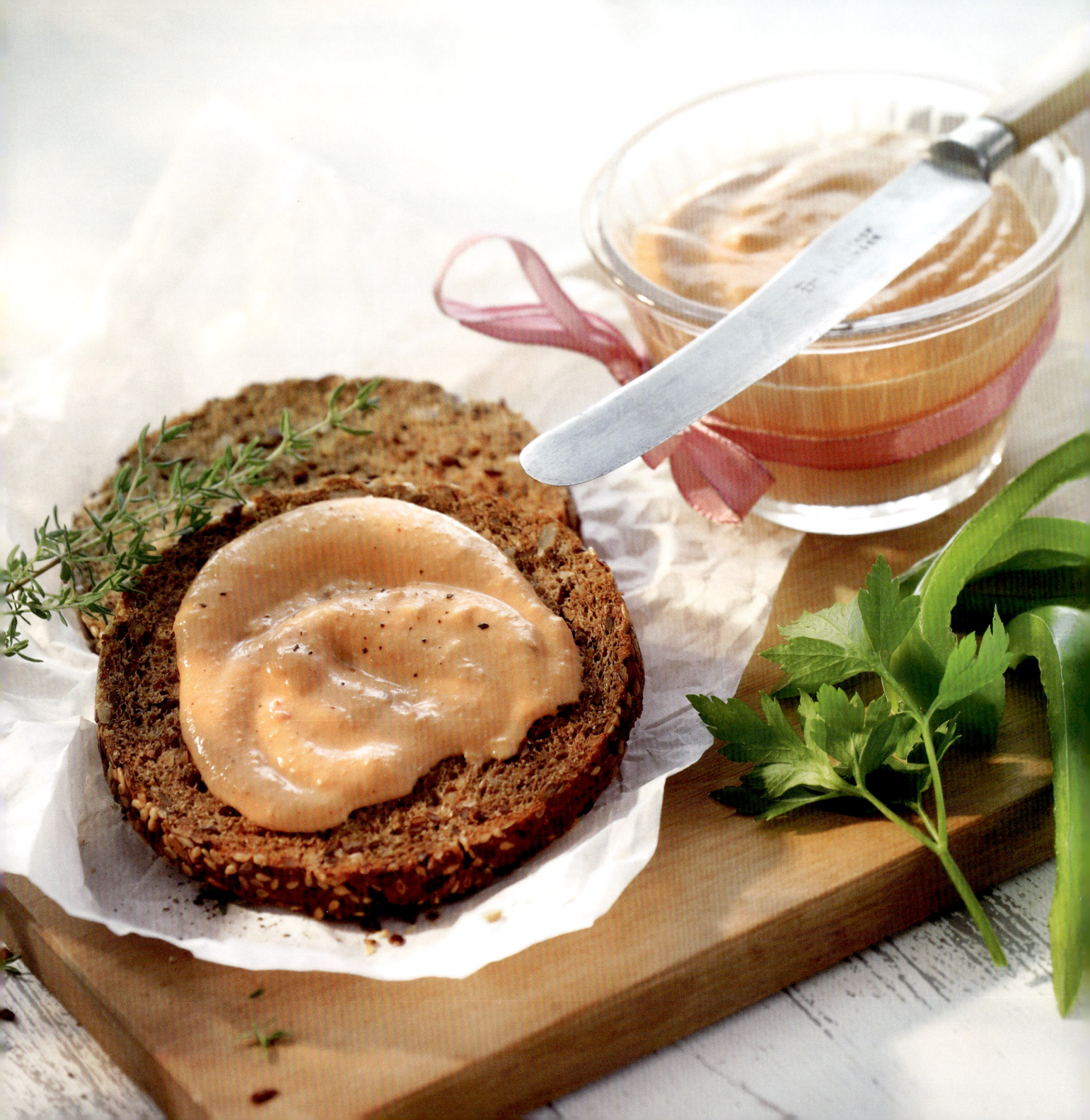

ROTE-LINSEN-AUFSTRICH MIT FETAKÄSE

Zubereitungszeit: ca. 14 Minuten

Zutaten für 2 Portionen:

100 g rote Linsen

100 g Fetakäse

2 EL Paprikamus (Ajvar)

2 grüne Paprika

2 Scheiben Eiweißbrot

Gewürze: Salz, schwarzer Pfeffer, Koriander,

Paprikapulver

Zubereitung:

Linsen auf einem Sieb kurz waschen. Dann ins kochende Wasser geben und etwa 12 Minuten bei geringer bis mittlerer Hitze weich kochen. Fetakäse grob zerbröseln. Anschließend mit den gekochten Linsen und dem Paprikamus (Ajvar) pürieren. Paprika halbieren, entkernen, waschen und in halbe Zentimeter dicke Streifen schneiden. Linsen-Aufstrich auf das Eiweißbrot streichen und zusammen mit den Paprika-Sticks servieren.

Tipp 1: Wer keine Zeit hat, die Linsen zu kochen, der kann auch fertig gekochte Linsen aus der Dose nehmen. Statt Linsen gehen auch Kichererbsen, weiße oder rote Bohnen aus der Dose.

Tipp 2: Der Fetakäse kann durch andere Käsesorten wie Edamer, Emmentaler, Maasdamer, Parmesan oder Camembert ersetzt werden. Bei einer veganen Ernährung den Käse weglassen und dafür Erdnuss-, Mandelmus oder vegetarische Pastete nehmen. Wurstliebhaber können mageren Schinken oder Geflügelwurst in Streifen schneiden und zum Schluss unter die pürierten Linsen heben.

Tipp 3: Zum Eiweißbrot können Sie auch anderes frisches Gemüse knabbern wie Gurkensticks, Rettichsticks, Staudensellerie, Tomatenscheiben oder Radieschen.

Nährwerte (pro Portion ca. 280 g):

Kalorien (kcal):	415
Proteine (g):	27
Kohlenhydrate (g):	34
Fette (g):	19

Tipp 4: Vom Aufstrich kann man 4 bis 6 Portionen auf einmal zubereiten und diese mehrere Tage im Kühlschrank aufbewahren. Dadurch sparen Sie Zeit und haben morgens keinen Aufwand für die Zubereitung.

... mmmh, lecker!

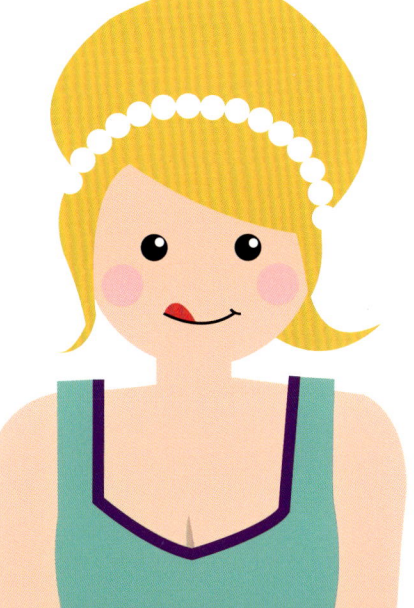

NUSSIGE APFEL-JOGHURTSPEISE MIT COUSCOUS
Zubereitungszeit: ca. 6 Minuten

Zutaten für 2 Portionen:

100 g gekochtes Couscous

150 ml heißes Wasser

1 süß-säuerlicher Apfel (Braeburn)

150 g fettarmer Naturjoghurt

150 g Magerquark

2 EL Apfelmus

60 g ungesalzene Erdnüsse

Tipp 2: Bei einer Nussallergie lassen Sie die Erdnüsse weg und nehmen dafür Aprikosen-, Sojakerne oder gehackte Mandeln. Auch geröstete Hafer- oder Kokosflocken schmecken lecker dazu.

Tipp 3: Der Apfel kann durch andere Obstsorten wie Erdbeeren, Heidelbeeren, Himbeeren, Mandarinen, Orangen und Honigmelone ausgetauscht werden.

Nährwerte (pro Portion ca. 330 g):

Kalorien (kcal):	376
Proteine (g):	23
Kohlenhydrate (g):	35
Fette (g):	16

Zubereitung:

Heißes Wasser im Teekocher für das Couscous zum Kochen bringen. Das kochende Wasser gut bedeckt darüber gießen und 5 Minuten quellen lassen. Währenddessen Apfel waschen, trocknen, entkernen und klein würfeln. Joghurt mit Quark, Apfelmus und dem Apfel gut verrühren. Zum Schluss die Erdnüsse und das Couscous unterrühren.

Tipp 1: Personen mit einer Laktoseintoleranz ersetzen den Magerquark und den Joghurt durch laktosefreien bzw. laktosearmen Frischkäse und Joghurt. Anstelle von Joghurt kann man den laktosearmen Frischkäse mit Kokosmilch verrühren.

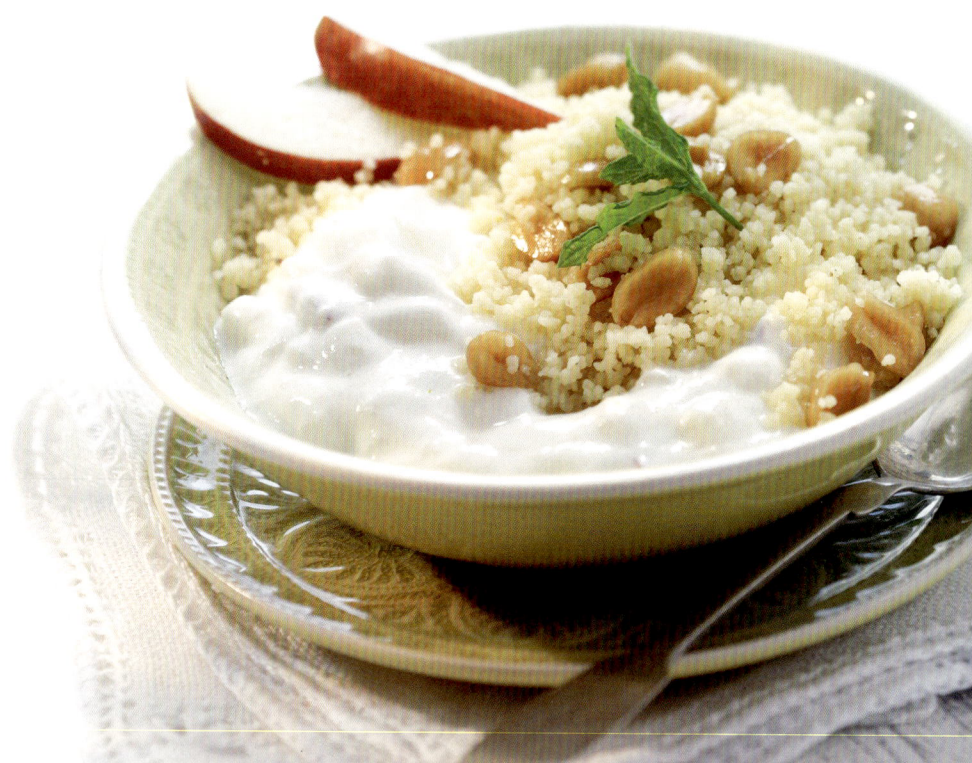

BEEREN-JOGHURT AUF SÜSSEN HAFER-RÜHREIERN

Zubereitungszeit: ca. 8 Minuten

Zutaten für 2 Portionen:

200 ml warmes Wasser

80 g zarte Haferflocken

4 Eier Größe L

2 TL flüssiger Honig

2 EL Rapsöl

250 g tiefgefrorenes Beerenobst

150 g fettarmer Naturjoghurt

Gewürze: Zimt, Koriander

Zubereitung:

Haferflocken im warmen Wasser einweichen und 5 Minuten quellen lassen. Währenddessen Beerenobst in der Mikrowelle oder einen Tag zuvor auftauen lassen. Anschließend mit dem Joghurt glattrühren und mit Zimt sowie Koriander würzen. Eier und Honig zu den eingeweichten Haferflocken geben und ½ Minute kräftig rühren. Nebenher das Öl in der Pfanne erhitzen. Die Haferflocken-Eiermasse ins heiße Öl geben und etwa 2 Minuten bei mittlerer Hitze unter ständigem Rühren festwerden lassen. Auf Tellern anrichten und den Beeren-Joghurt darübergeben.

Tipp 1: Statt Joghurt können Sie auch mit Mineralwasser angerührten Magerquark oder Dickmilch nehmen. Personen mit einer Laktoseintoleranz vertragen Vollmilch-, Rahmjoghurt oder Joghurt mit probiotischen Kulturen relativ gut. Wer sich unsicher ist, der kann laktosearmen Joghurt oder Frischkäse verwenden oder püriert die Beeren mit Kokosmilch oder Hafermilch.

Tipp 2: Die Haferflocken können durch andere Getreideflocken wie Hirse-, Reis- oder Mehrkornflocken ausgetauscht werden. Auch Nuss-Müsli oder Protein-Müslis können alternativ statt Haferflocken genommen werden.

Tipp 3: Das Beerenobst können Sie auch durch gewürfelte Ananas, Äpfel, Aprikose, Birne oder Mango ersetzen. Wer keine Zeit für die Obstschnippelei hat, der nimmt ungezuckertes oder wenig gezuckertes Obst aus der Dose.

Nährwerte (pro Portion ca. 410 g):

Kalorien (kcal):	301
Proteine (g):	15
Kohlenhydrate (g):	22
Fette (g):	17

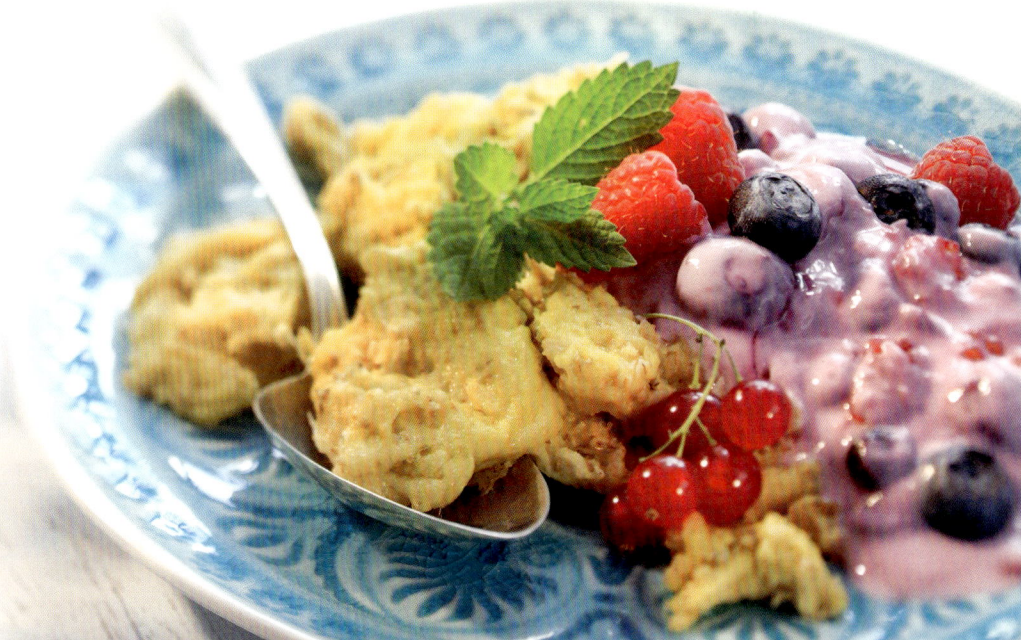

Zubereitungszeit: ca. 6 Minuten

AVOCADO-FRISCHKÄSE
MIT BRIE

Zutaten für 2 Portionen:

½ kleine Avocado

80 g Brie (60 % Fett i. Tr.)

200 g fettarmer Frischkäse (0,2 % Fett)

6 Scheiben Sesam-Knäckebrot

Gewürze: Salz, weißer Pfeffer

Zubereitung:

Avocado waschen, trocknen, schälen und entkernen. Die Hälfte mit der Gabel zerdrücken. Brie ebenso mit der Gabel zerdrücken und zusammen mit der Avocado sowie dem Frischkäse glattrühren. Mit den Gewürzen abschmecken. Den Avocado-Frischkäse auf das Knäckebrot streichen und servieren.

Nährwerte (pro Portion ca. 220 g):

Kalorien (kcal):	364
Proteine (g):	21
Kohlenhydrate (g):	25
Fette (g):	20

Tipp 1: Bei Laktoseintoleranz greifen Sie zu laktosearmem Frischkäse. Alternativ ersetzen Sie den Frischkäse durch pürierten Tofu Natur. Diesen anschließend mit der Avocado und dem Brie verrühren.

Tipp 2: Der Brie schmeckt auch lecker mit fein geriebenem Apfel oder Birne. Wer will, kann den Frischkäse-Aufstrich auch mit geriebenen Karotten und Selleriestreifen aufpeppen. Dazu frische Kräuter wie Petersilie, Schnittlauch oder Minze hinzugeben.

Tipp 3: Statt Käse können Sie mageren Schinken, Geflügelwurst, Corned Beef, Roastbeef oder Bratenaufschnitt nehmen. Auch Thunfisch aus der Dose, Räucherlachs, Shrimps aus dem Glas oder Surimifleisch (Krebsfleisch) schmecken lecker dazu.

Meine Alternative zur Butter!

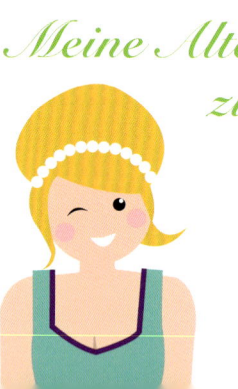

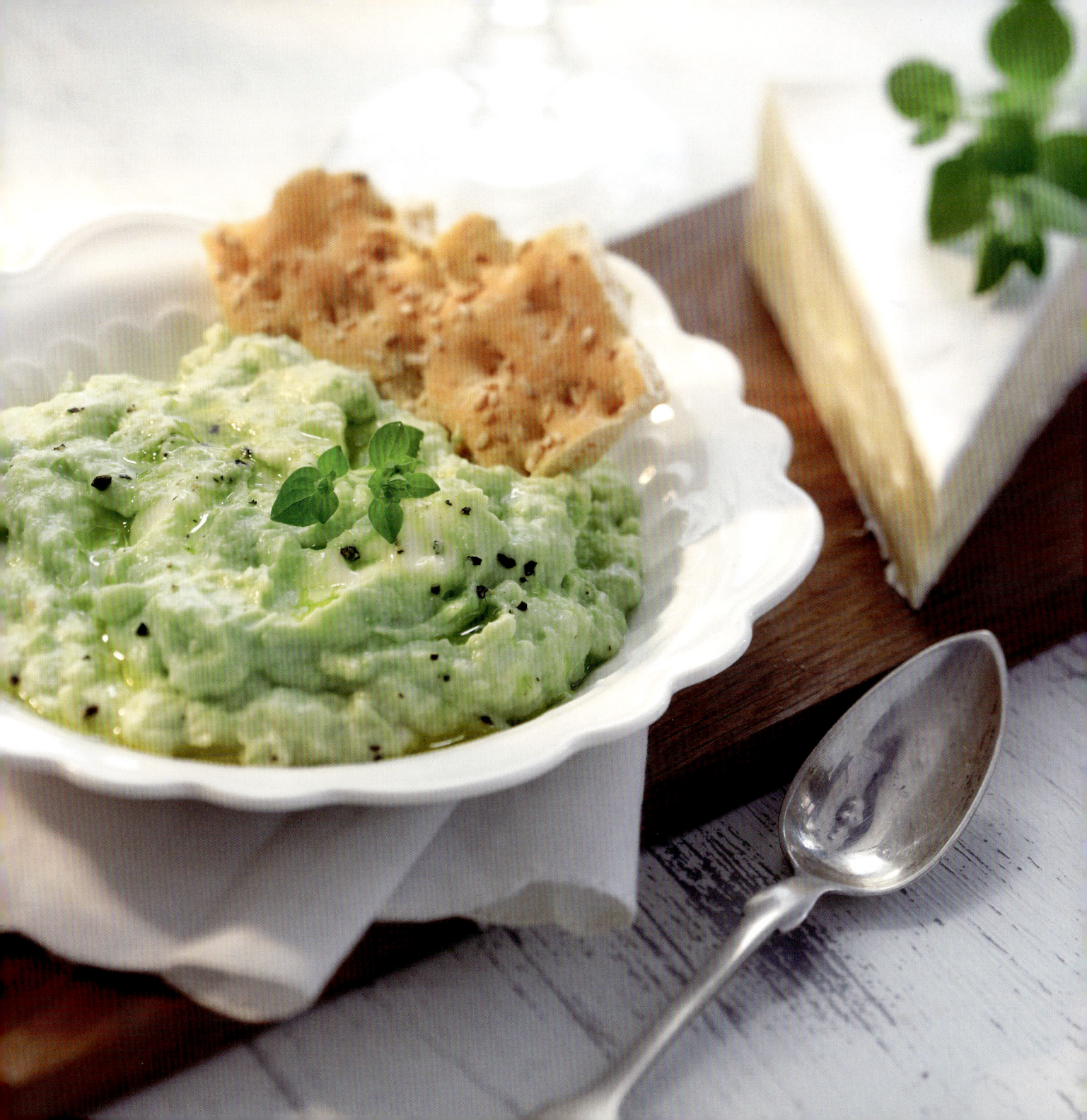

MITTAGS

GORGONZOLA-KOHLRABIGEMÜSE
MIT KÜRBISKERNEN

Zutaten für 2 Portionen:

1 Kopf Broccoli

2 mittelgroße Kohlrabi

150 ml heißes Wasser

2 TL Gemüsebrühe (Pulver)

100 ml Sojadrink Natur

100 g Gorgonzola

40 g geröstete Sojakerne

Gewürze: Salz, weißer Pfeffer, Muskat, Ingwer

Tipp 1: Der Gorgonzola liefert auf 100 g nicht mehr als 1 g Laktose und eignet sich somit bei einer Laktoseintoleranz. Da Fett und Ballaststoffe die Verdauung im Magen verzögern, wird die geringe Menge Laktose sogar sehr langsam verdaut und ist somit viel verträglicher. Der Gorgonzola lässt sich auch durch anderen Blauschimmelkäse (z. B. Bavaria Blu, Castello Blue) oder Schafskäse ersetzen.

Zubereitungszeit: ca. 15 Minuten

Tipp 2: Statt Kohlrabi können Sie auch Steckrübe, Pastinake, Blumenkohl, Broccoli oder Romanesco verwenden.

Tipp 3: Statt Sojakerne nehmen Sie Pinienkerne, Kürbiskerne, Mandeln oder angebratene Sojaschnetzel.

Nährwerte (pro Portion ca. 500 g):

Kalorien (kcal):	390
Proteine (g):	32
Kohlenhydrate (g):	16
Fette (g):	22

Zubereitung:

Broccoli-Röschen vom Strunk abschneiden und kurz unter fließendem lauwarmem Wasser waschen. Kohlrabi schälen, waschen, trocknen und klein würfeln. Heißes Wasser und die Brühe in einen Topf geben. Zum Kochen bringen und den Kohlrabi mit geschlossenem Deckel etwa 3 Minuten bei größerer Hitze kochen. Danach die Broccoli-Röschen hinzugeben und weitere 2 Minuten mitkochen lassen. Gorgonzola in grobe Stücke schneiden und gemeinsam mit dem Sojadrink unter das Kohlgemüse rühren. Mit Gewürzen abschmecken und weitere 2 Minuten bei mittlerer Hitze kochen. Sojakerne über das Gorgonzola-Kohlgemüse geben und servieren.

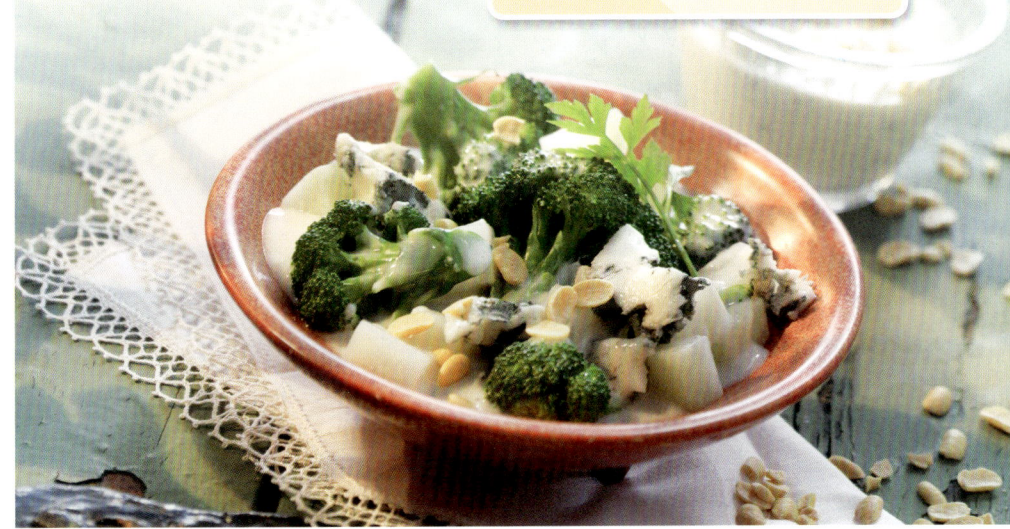

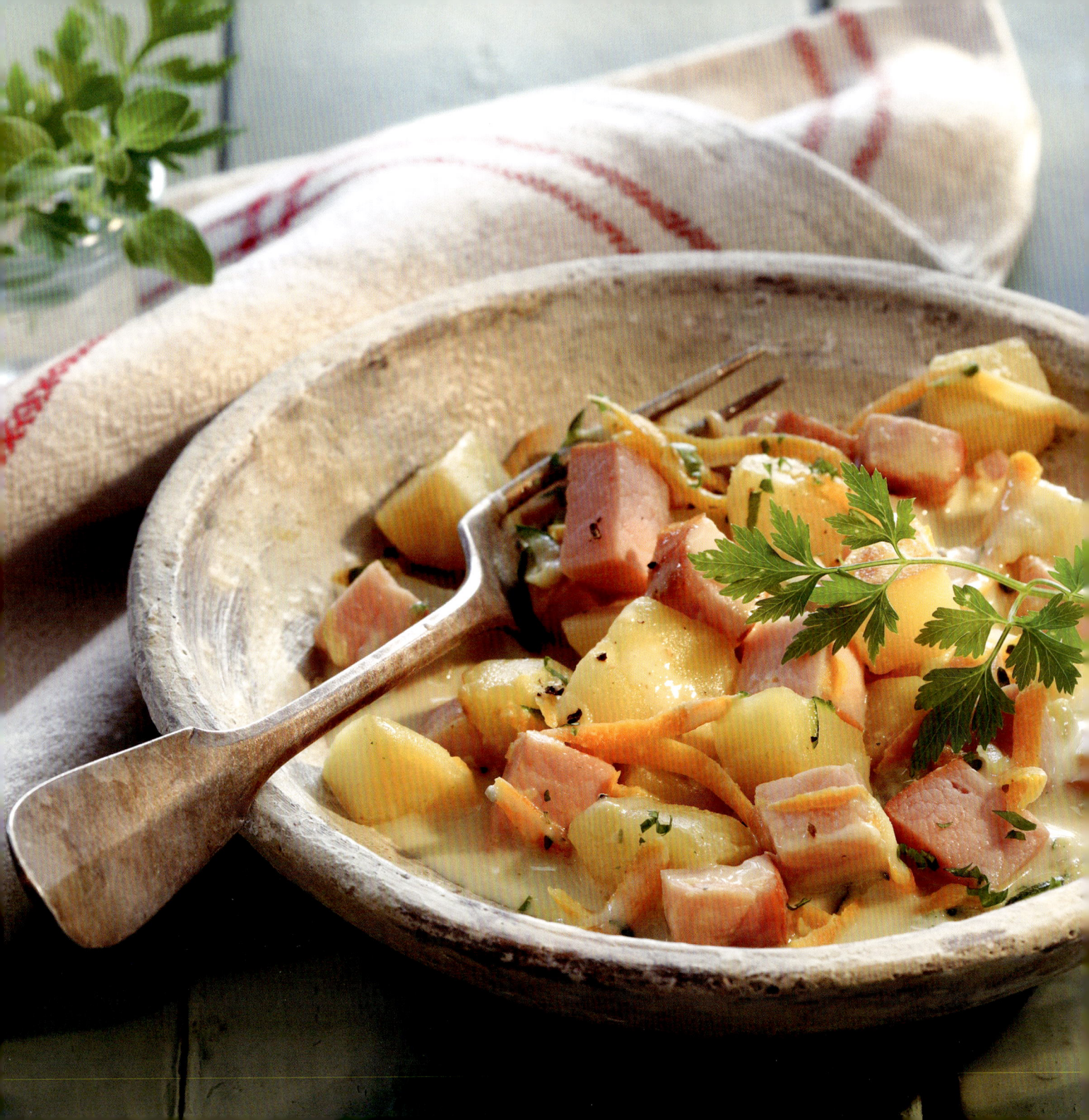

KARTOFFEL-ZUCCHINI-PFANNE MIT KASSELER

Zubereitungszeit: ca. 17 Minuten

Zutaten für 2 Portionen:

4 mittelgroße Kartoffeln

1 Zucchini

2 große Karotten

1 Zwiebel

4 Kasseler-Minutensteaks (à 75 g)

1 EL Rapsöl

200 ml heißes Wasser (Wasserkocher)

1 TL Gemüsebrühe (Pulver)

2 EL Schmelzkäse Rahmstufe

Gewürze: schwarzer Pfeffer, Majoran, (Kreuz-) Kümmel, Currypulver

Zubereitung:

Kartoffeln schälen und mit der Zucchini sowie den Karotten waschen und trocknen. Kartoffeln klein würfeln. Zucchini und Karotten auf einer Küchenreibe raspeln. Zwiebel schälen und zusammen mit den Kasseler-Minutensteaks in kleine Würfel schneiden. Öl in der Pfanne erhitzen. Den Kasseler und die Zwiebel etwa 1 ½ Minuten bei mittlerer Hitze von allen Seiten braten. Danach die Kartoffeln und Karotten hinzugeben und weitere 2 Minuten braten. Mit heißem Wasser und Brühe auffüllen. Das Ganze bei größerer Hitze mit geschlossenem Deckel etwa 6 Minuten kochen lassen. Zucchini hinzugeben und etwa 2 Minuten kochen lassen. Mit Gewürzen abschmecken und zum Schluss den Schmelzkäse unterrühren.

Tipp 1: Zucchini und Karotten können Sie durch bunte Paprika ersetzen. Statt Schmelzkäse können Sie Tomatenmark oder passierte Tomaten verwenden. Eine andere Alternative wäre, Sie lassen das gekochte Gemüse im Kühlschrank auskühlen und machen es später mit einer Joghurt-Salatsauce an. Dafür lassen Sie den Schmelzkäse weg.

Tipp 2: Vegetarier ersetzen die Kasseler-Minutensteaks durch vegetarische Burger, Sojawürstchen oder vegetarische Bolognese. Eine andere Alternative wäre gewürfelter Kuhmilchweißkäse oder Fetakäse.

Nährwerte (pro Portion ca. 470 g):	
Kalorien (kcal):	476
Proteine (g):	45
Kohlenhydrate (g):	29
Fette (g):	20

Tipp 3: Die Kasseler-Minutensteaks können auch durch mageres Hackfleisch aus Rind, Pute oder Kalb ersetzt werden. Auch Hackfleischbällchen passen optisch sehr gut zur Kartoffel-Pfanne. Wer mag, der kann auch das Fleisch weglassen und bestreut die Kartoffelpfanne mit geriebenem Käse. Danach im Backofen auf der mittleren Schiene etwa 15 Minuten backen.

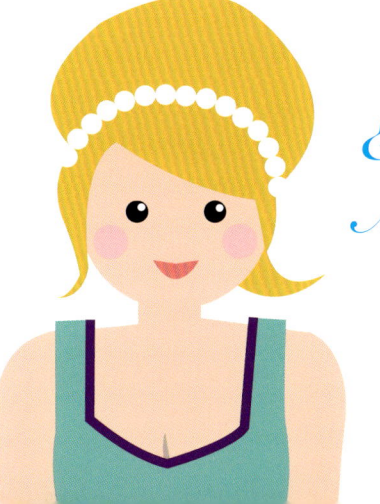

Ein lecker-leichter Mittagsschmaus ...

RÄUCHERFORELLE
AN CHICORÉE-ORANGEN-ROHKOST

Zubereitungszeit: ca. 10 Minuten

Zutaten für 2 Portionen:

4 Stauden Chicorée

1 große Orange

4 EL Dickmilch 3,5 % Fett

2 TL Sahne-Meerrettich

2 TL tiefgefrorener Dill

4 Räucherforellenfilets (à 60 g)

2 Scheiben Roggenbrot (à 45 g)

Gewürze: Salz, weißer Pfeffer

Zubereitung:

Wurzelansatz am Chicorée entfernen, längs halbieren und in halbe Zentimeter dicke Scheiben schneiden. Anschließend im kalten Wasser gründlich waschen. Etwa 3 Minuten darin liegen lassen, um die Bitterstoffe zu reduzieren. Orange waschen, trocknen, schälen und in dünne Filets schneiden. Chicorée mit Orangenfilets, Dickmilch, Meerrettich und Dill vermengen. Mit Gewürzen kräftig abschmecken. Jeweils 2 Forellenfilets auf eine Scheibe Brot legen und dazu den Chicorée-Salat servieren.

Tipp 1: Die Orange kann durch 2 Mandarinen ausgetauscht werden. Ist keine Saison, verwenden Sie Apfel, Aprikosen, Birne, Mango, Pfirsiche, Galiamelone oder greifen alternativ auf Dosenobst (z. B. Mandarine, Pfirsiche, Ananas) zurück.

Tipp 2: Vegetarier servieren statt den Forellenfilets Räuchertofu, eingelegten Tofu (z. B. in Bärlauch) oder legen aufs Brot gebratene Sojabratlinge. Auch gebratene Tofu-Würstchen schmecken lecker dazu.

Tipp 3: Wer eine starke Laktoseintoleranz hat, der ersetzt die Dickmilch durch laktosearmen Frischkäse, Joghurt oder alternativ verwenden Sie 2 Esslöffel Obstessig mit 2 Teelöffeln Rapsöl.

Tipp 4: Wer weniger Kohlenhydrate zuführen möchte, der nimmt statt Roggenbrot Eiweißbrot.

Nährwerte (pro Portion ca. 520 g):

Kalorien (kcal):	349
Proteine (g):	32
Kohlenhydrate (g):	35
Fette (g):	9

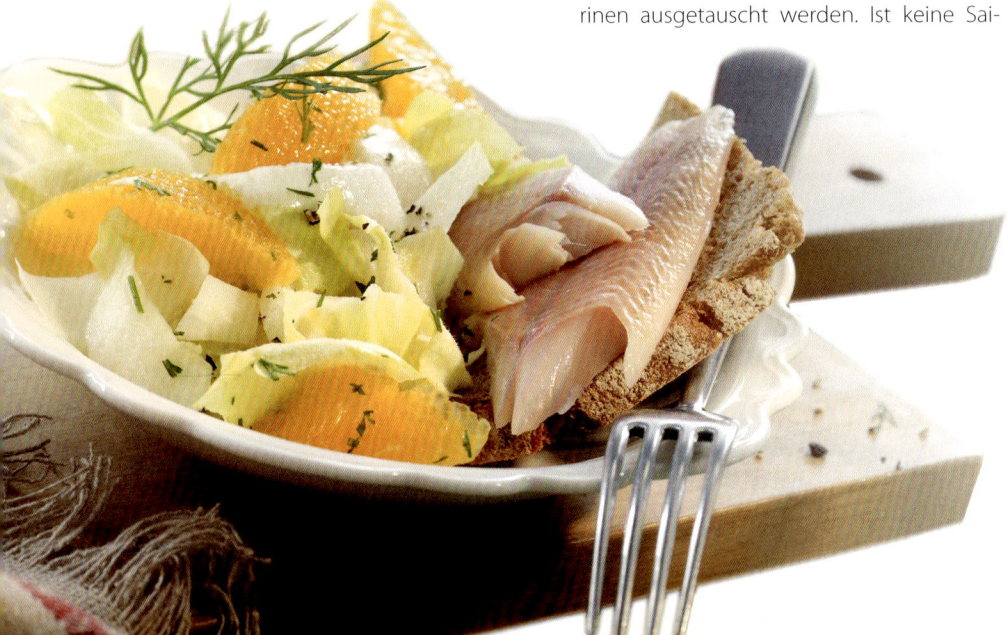

SOJASCHNETZEL
MIT ROTEM CHILI-BOHNENGEMÜSE

Zubereitungszeit: ca. 12 Minuten

Zutaten für 2 Portionen:

150 g Sojaschnetzel

200 ml heißes Wasser

1 TL Gemüsebrühe

1 Dose Kidneybohnen (ca. 250 g)

4 große Tomaten

1 kleine Zwiebel

1 EL Rapsöl

300 ml passierte Tomaten

½ TL Cayennepfeffer

½ TL Currypulver

1 TL Paprika rosenscharf

100 g Low-Carb-Nudeln

Gewürze: Salz, schwarzer Pfeffer, Majoran

Zubereitung:

Kochendes Wasser über die Sojaschnetzel gießen und die Gemüsebrühe unterrühren. Das Ganze 5 Minuten quellen lassen. Salzwasser für die Nudeln aufsetzen und im kochenden Wasser etwa 8 Minuten weich kochen. Währenddessen Kidneybohnen auf ein Sieb zum Abtropfen geben. Tomaten waschen, grünen Stielansatz entfernen und grob würfeln. Zwiebel schälen und klein würfeln. Öl in der Pfanne erhitzen. Tomaten und Zwiebeln etwa 1 Minute braten. Mit Cayennepfeffer, Curry- und Paprikapulver bestreuen und etwa 1 Minute braten. Danach mit passierten Tomaten und den Sojaschnetzeln auffüllen und etwa 4 Minuten bei mittlerer Hitze kochen lassen. Mit Salz, Pfeffer und Majoran kräftig abschmecken. Gekochte Nudeln auf Teller geben und die Sojaschnetzel mit dem scharfen Bohnengemüse darüber geben.

Tipp 1: Statt roter Bohnen können Sie auch Linsen, Kichererbsen, grüne Bohnen und weiße Bohnen verwenden. Die Tomaten können durch rote Paprika oder auch durch Kürbis ersetzt werden.

Tipp 2: Veganer, die keinen Soja mögen, können alternativ auf gehackte Nüsse oder geröstete Kürbis- oder Sojakerne zurückgreifen.

Tipp 3: Wer Fleisch mag, der nimmt statt Sojaschnetzeln mageres Rind- oder Putenhackfleisch. Auch gewürfelte Geflügelfleischwurst oder Kabanossi schmecken sehr lecker zu den Bohnen.

Nährwerte (pro Portion ca. 530 g):

Kalorien (kcal):	528
Proteine (g):	65
Kohlenhydrate (g):	40
Fette (g):	12

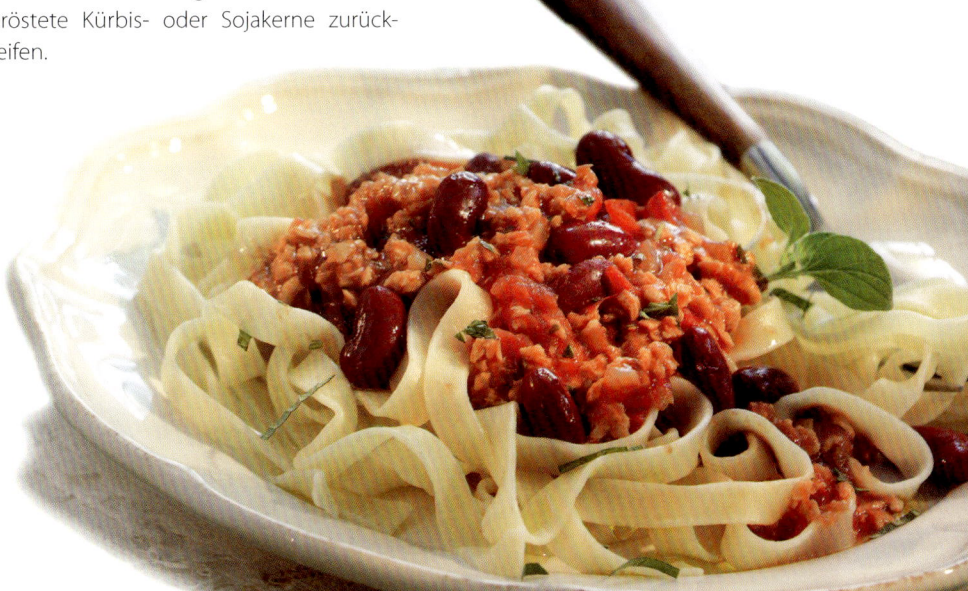

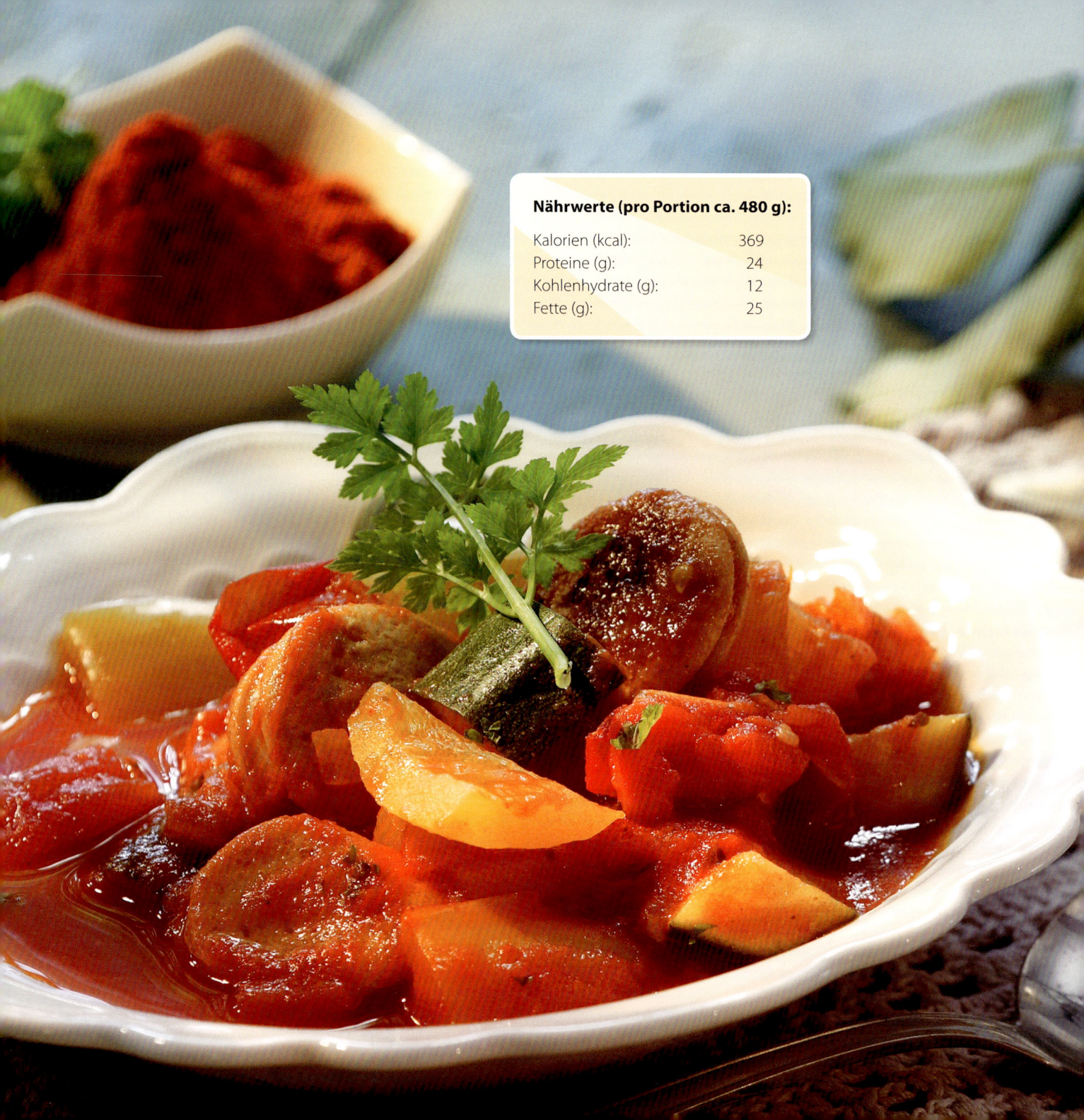

Nährwerte (pro Portion ca. 480 g):

Kalorien (kcal):	369
Proteine (g):	24
Kohlenhydrate (g):	12
Fette (g):	25

GEFLÜGELWURST-GULASCH
MIT FRUCHTGEMÜSE

Zutaten für 2 Portionen:

3 Geflügelbratwürste (à 85 g)

1 Zwiebel

1 gelbe Paprika

1 mittelgroße Zucchini

4 große Tomaten

2 El Olivenöl

1 TL Paprikapulver rosenscharf

½ TL Currypulver

1 TL Majorangewürz

2 TL Tomatenmark

200 ml heißes Wasser

2 TL Gemüsebrühe

Gewürze: Salz, schwarzer Pfeffer, Ingwer, Kreuzkümmel

Zubereitung:

Geflügelbratwürste in dünne Scheiben schneiden. Zwiebel schälen und klein würfeln. Paprika, Zucchini, Tomaten waschen und trocknen. Paprika halbieren, entkernen und in grobe Würfel schneiden. Enden an den Zucchini sparsam abschneiden. Grünen Stielansatz an den Tomaten entfernen und mit den Zucchini grob würfeln. Olivenöl in der Pfanne erhitzen. Die Bratwürste mit den Paprika etwa 1 Minute bei größerer Hitze braten. Das restliche Gemüse sowie die Zwiebel dazugeben und eine weitere Minute braten. Danach Paprika-, Currypulver, Majorangewürz und das Tomatenmark unterrühren und 1 Minute bei mittlerer Hitze braten. Zum Schluss das Wasser mit der Gemüsebrühe hinzugeben und etwa 5 Minuten kochen lassen. Mit den restlichen Gewürzen kräftig abschmecken.

Tipp 1: Das Geflügelwurst-Gulasch schmeckt auch lecker mit Aubergine, Kürbis, Steckrübe, Broccoli, Karotten oder Champignons.

Tipp 2: Vegetarier ersetzen die Geflügelbratwürste durch gebratene Tofu-Würstchen oder streuen über das Gemüse geriebenen Edamer, Emmentaler oder Parmesan. Auch Erdnüsse, Walnüsse, Kürbis-, Cashewkerne oder Pistazien passen gut dazu. Wer mag, der kann das Gemüse als Auflauf zubereiten. Dafür das rohe Gemüse mit 2 Eiern sowie 100 g geriebenem Käse untermischen und im Backofen etwa 40 Minuten bei 170 Grad Celsius Umluft überbacken.

Tipp 3: Für wen die Bratwurst oder das Gericht zu fettreich ist, der tauscht die Geflügelbratwurst durch Hähnchen- oder Putenbrust aus. Das Gulasch muss dann aber 10 Minuten länger kochen.

Das sollten Sie mal probieren!

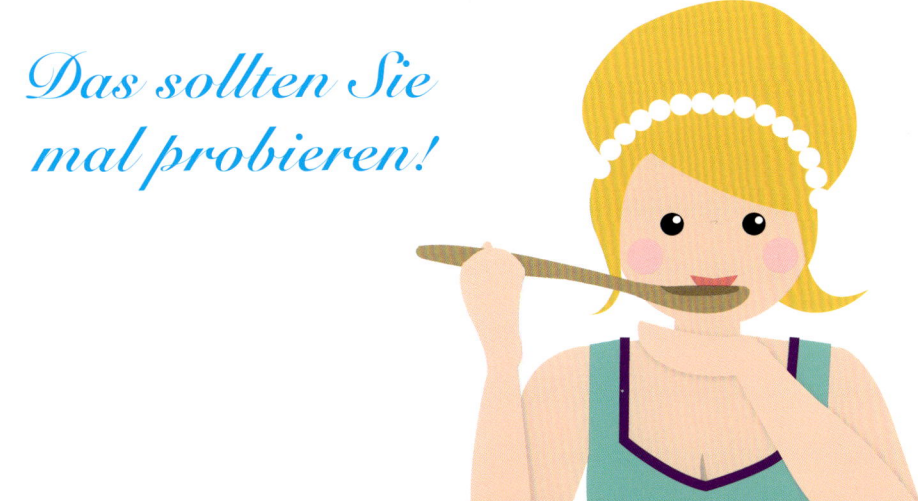

Zubereitungszeit: ca. 15 Minuten

SNACKS

MANGOSPALTEN IM SERRANOWICKEL

Zutaten für 2 Portionen:

1 Mango

6 Scheiben Serranoschinken à 15 g

Nährwerte (pro Portion ca. 180 g):	
Kalorien (kcal):	174
Proteine (g):	14
Kohlenhydrate (g):	16
Fette (g):	6

Zubereitung:

Mango waschen, trocknen, schälen und das Fruchtfleisch vom Stein entfernen. Das Fruchtfleisch in 6 dicke Spalten schneiden. Mangospalten auf den Serranoschinken legen und aufrollen.

Tipp 1: Vegetarier ersetzen den Serranoschinken durch veganen Schinken oder anderen Wurstaufschnitt, der sich aus Soja, Weizen, Seitan, Pflanzenstärke, Pflanzenöl und diversen Gewürzen zusammensetzt. Wer das nicht mag, nimmt Käsewürfel oder gebratenes Gemüse als Alternative.

Tipp 2: Die Mango können Sie durch Ananas, Aprikosen, Pfirsiche, Honig-, Galia- und Cantaloupe-Melone ersetzen. Statt Obst schmecken auch Paprika, Staudensellerie, Gurken und Kohlrabi lecker umwickelt dazu.

Zubereitungszeit: ca. 5 Minuten

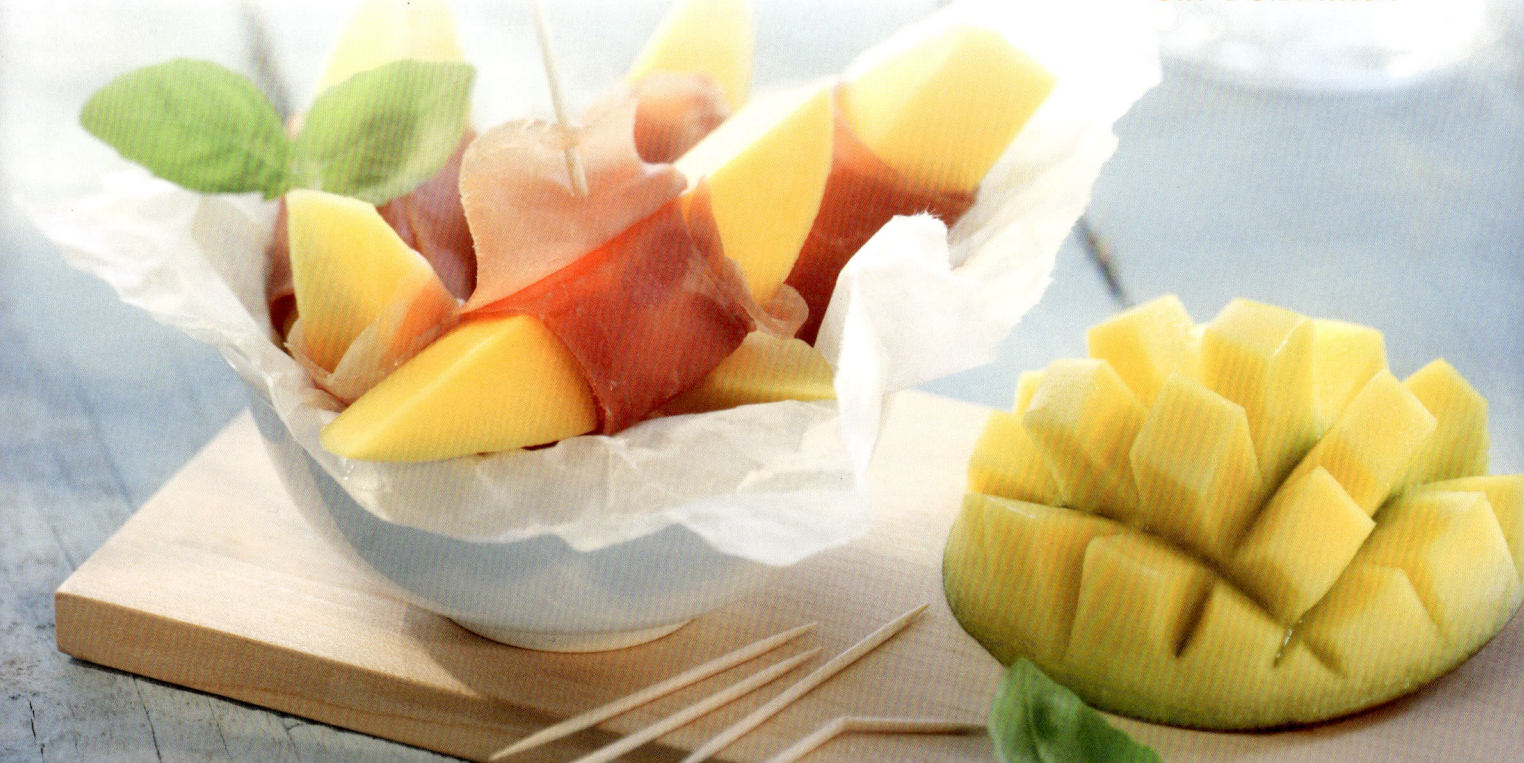

SOJA-PUDDING MIT STRACCIATELLA-KIRSCH

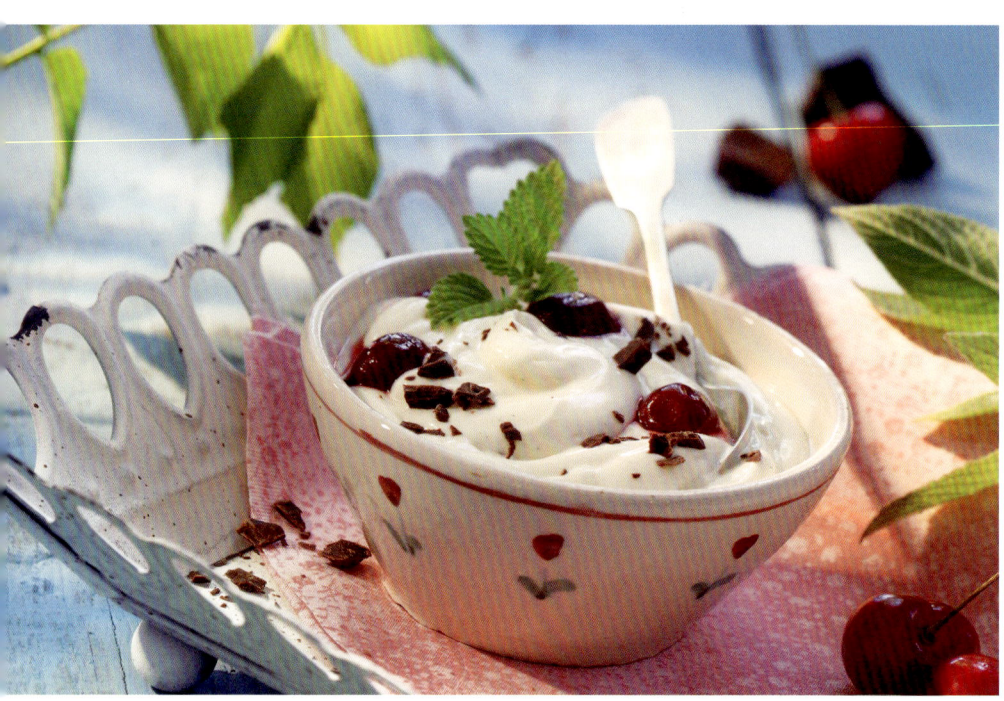

tenmorellen und Schokolade unter die Quark-Puddingmasse rühren und servieren.

Tipp 1: Von der Süßspeise kann man 4 bis 6 Portionen vorkochen und diese bis zu 5 Tage im Kühlschrank für den Süßhunger aufbewahren. Die Schokolade aber erst kurz vor dem Servieren unterrühren.

Tipp 2: Schmeckt auch prima als Auflauf. Dafür zusätzlich 2 Eier glattrühren und unter die Puddingmasse heben. Im Backofen bei 170 Grad Celsius etwa 1 Stunde backen.

Tipp 3: Personen mit einer Laktoseintoleranz nehmen statt Magerquark laktosearmen Frischkäse, Joghurt oder heben pürierten Tofu darunter.

Zubereitungszeit:
ca. 10 Minuten

Zutaten für 2 Portionen:

200 ml Wasser

300 ml fettarme Sojamilch

1 Pckg. Vanille-Puddingpulver

200 g Magerquark

150 g Schattenmorellen aus dem Glas ohne Zucker

20 g Zartbitterschokolade

Zubereitung:

Wasser zum Kochen bringen. Währenddessen Schattenmorellen auf ein Sieb schütten und die Schokolade mit einem Messer kleinhacken. Für den Pudding die Sojamilch mit dem Puddingpulver glattrühren und ins kochende Wasser einrühren. Das Ganze etwa 1 Minute unter ständigem Rühren kochen lassen. Danach den Pudding vom Kochherd nehmen und den Quark unterrühren. Schat-

Nährwerte (pro Portion ca. 430 g):	
Kalorien (kcal):	258
Proteine (g):	18
Kohlenhydrate (g):	33
Fette (g):	6

GRILLPAPRIKA GESPIESST
AUF HACKFLEISCHBÄLLCHEN

Nährwerte (pro Portion ca. 190 g):	
Kalorien (kcal):	313
Proteine (g):	15
Kohlenhydrate (g):	16
Fette (g):	21

Zutaten für 2 Portionen:

12 kleine Mini-Frikadellen à 15 g

4 große Stücke gegrillte Paprika im Glas

6 EL Paprikamus scharf (Ajvar)

Zubereitung:

Frikadellen in der Mikrowelle erwärmen. Gegrillte Paprika aus dem Glas nehmen und auf Küchenpapier trockenlegen. Danach eine Paprikaschote in 3 Stücke schneiden und jeweils 1 Stück auf einer warmen Frikadelle aufspießen. Die Frikadellen-Paprika-Spieße mit Paprikamus servieren.

Tipp 1: Statt der Grillpaprika können Sie auch Senf-, Gewürzgurken aus dem Glas oder frische Oliven aus der Frischetheke nehmen.

Tipp 2: Vegetarier und Veganer ersetzen die Mini-Frikadellen durch Gemüse- oder Soja-Bratlinge. Sollten diese nicht im Mini-Format erhältlich sein, schneiden Sie die Bratlinge in 4 kleine Stücke.

Tipp 3: Paprikamus können Sie auch durch Senf, Mayonnaise, Pesto-Saucen, Gemüse-Relish oder Meerrettich austauschen.

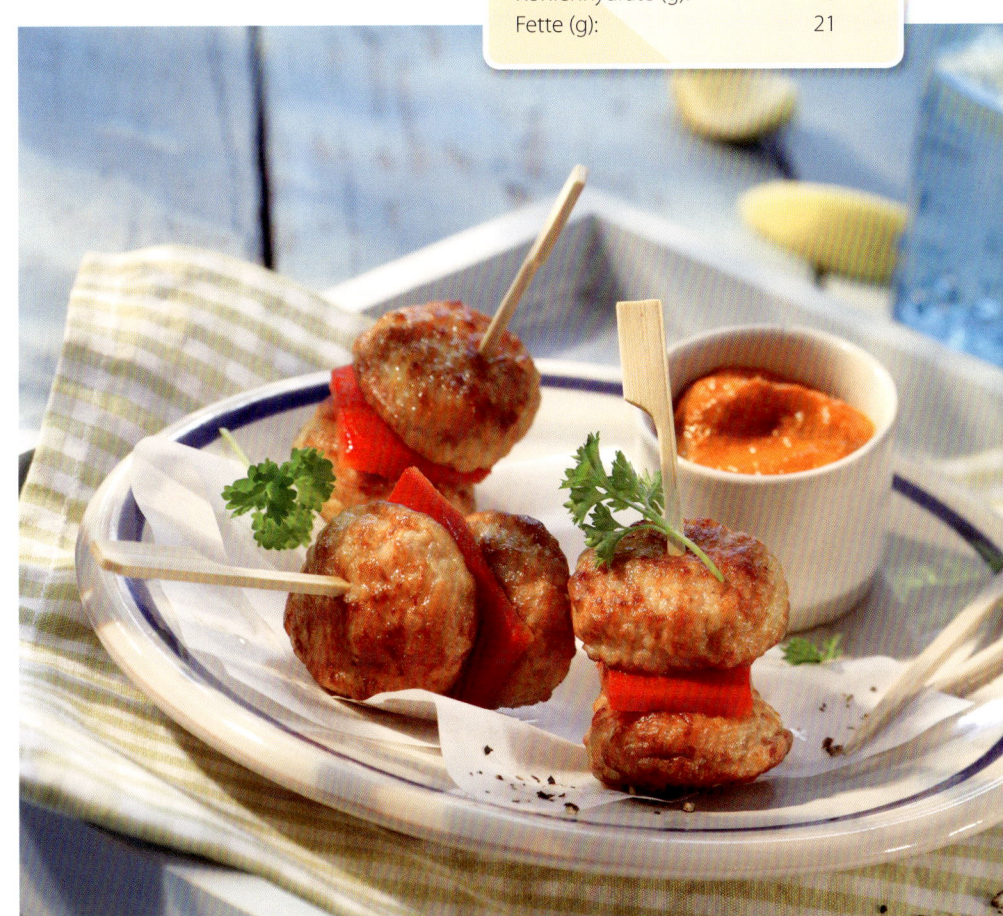

Zubereitungszeit: ca. 5 Minuten

59

EISGEKÜHLTE VANILLE-HIMBEEREN
MIT VOLLKORNKEKSEN

Zubereitungszeit:
ca. 8 Minuten

Zutaten für 2 Portionen:

250 g tiefgefrorene Himbeeren

400 ml fettarme Milch

60 g Proteinpulver Vanillegeschmack

4 Vollkornkekse à 7 g

Gewürze: Zimt, Koriander

Nährwerte (pro Portion ca. 360 g):

Kalorien (kcal):	321
Proteine (g):	33
Kohlenhydrate (g):	27
Fette (g):	9

Zubereitung:

Himbeeren 5 Minuten bei Zimmertemperatur leicht antauen lassen. Danach mit einem Pürierstab grob zerkleinern.
Milch und Proteinpulver in einen Hand-Shaker geben und ½ Minute kräftig schütteln. Kekse mit den Händen grob zerbröseln und mit den Himbeeren in eine Schale geben. Vanille-Shake darüber geben, würzen, verrühren und kalt servieren.

Tipp 1: Die Vollkornkekse können durch Haferkekse, Schokokekse und Cookies ausgetauscht werden. Wer es weniger süß mag, der nimmt 2 zerbröselte Reis-, Dinkelwaffeln, Zwieback oder Knäckebrot.

Tipp 2: Bei einer Laktoseintoleranz greifen Sie auf laktosefreie Milch zurück. Sie können aber auch Kefir, Soja-, Hafer- oder Reisdrink verwenden.

Tipp 3: Wer keine Zeit zum Auftauen der Himbeeren hat, kann den Shake so trinken und dazu frisches zuckerarmes Obst wie Apfel, Kiwi, Erdbeeren, Heidelbeeren, Honigmelone knabbern. Eine weitere Möglichkeit wären eine Handvoll (ca. 30 bis 40 g) Nüsse (z. B. Walnuss, Paranuss, Pekannuss, Macadamia) oder Kerne (z. B. von Sonnenblume, Kürbis, Soja).

Tipp 4: Proteinpulver erhalten Sie zum Beispiel in der Drogerie oder im Supermarkt. Ein Protein-Shake direkt nach dem Sport unterstützt den Muskelaufbau.

Erfrischt an heißen
Sommertagen!

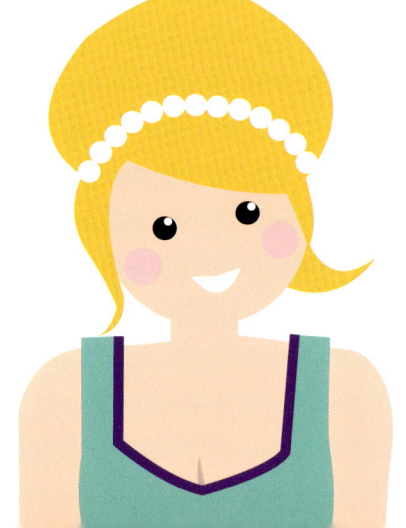

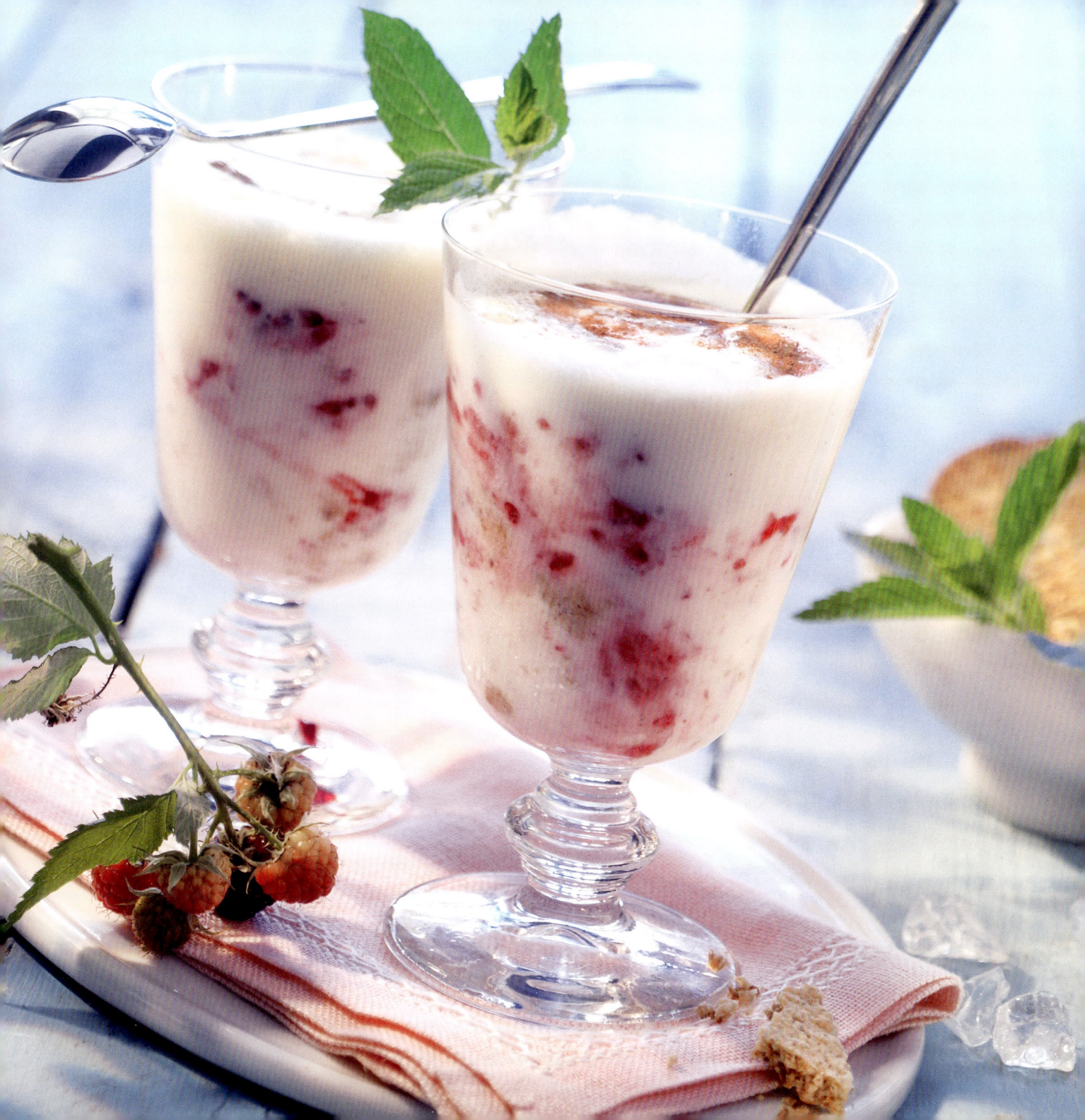

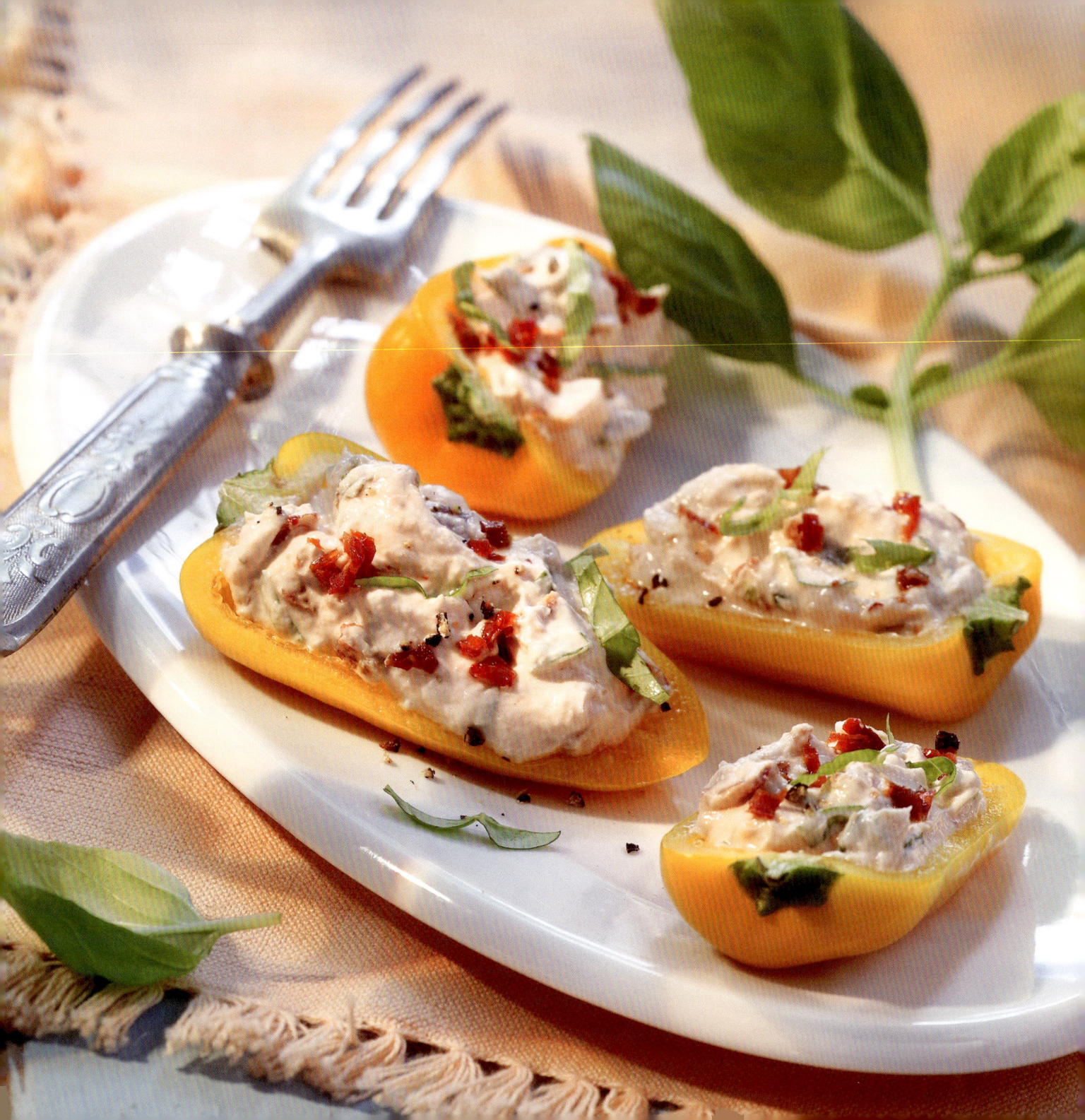

SPITZPAPRIKA MIT BASILIKUM-TOMATEN-DIP

Zutaten für 2 Portionen:

6 grüne Spitzpaprika

2 eingelegte getrocknete Tomaten

2 TL frischer oder tiefgefrorener Basilikum

200 g fettarmer Frischkäse 0,4 % Fett

1 EL Tomatenmark

4 EL warmes Wasser

Gewürze: Salz, bunter Pfeffer, Paprikapulver rosenscharf

Zubereitung:

Paprika halbieren, entkernen, waschen und trocknen. Getrocknete Tomaten aus dem Öl nehmen und auf Küchenpapier entfetten. Danach in feine Würfel schneiden. Basilikumblätter vom Stiel abtrennen, waschen und kleinhacken. Frischkäse mit Tomatenmark, Wasser, Basilikum und Tomaten glattrühren. Mit den Gewürzen abschmecken und die Paprika damit servieren.

Tipp 1: Anstatt der Spitzpaprika können Sie auch grüne Paprika, Gurke, Kohlrabi, Chicorée nehmen, oder genießen Sie den Dip zu gegrillten Zucchini oder Aubergine.

Tipp 2: Bei einer Laktoseintoleranz greifen Sie auf laktosearmen Frischkäse zurück. Sie können den Frischkäse aber auch ganz durch Paprikamus (Ajvar) ersetzen.

Zubereitungszeit:
ca. 10 Minuten

Tipp 3: Veganer tauschen den Frischkäse durch püriertes Gemüse wie Kichererbsen, Tofu, Blumenkohl oder Steckrübe aus. Dieses sollte aber zunächst nach dem Pürieren im Kühlschrank kaltgestellt werden.

Nährwerte (pro Portion ca. 360 g):

Kalorien (kcal):	187
Proteine (g):	15
Kohlenhydrate (g):	16
Fette (g):	7

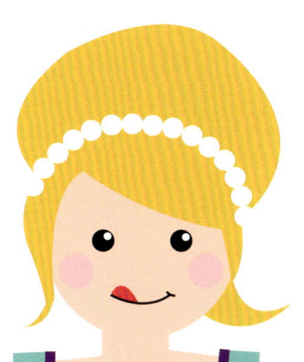

Echt lecker und schnell zubereitet!

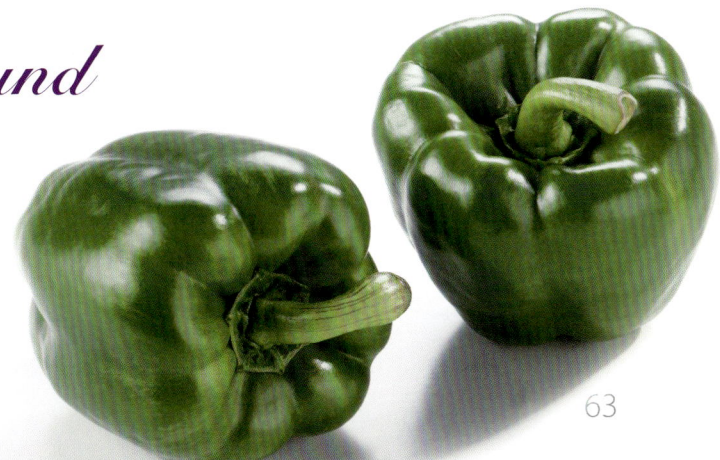

ABENDS

ÜBERBACKENES PUTENSTEAK «HAWAII»
MIT ZUCCHINI-MANDELGEMÜSE

Zutaten für 2 Portionen:

2 Putensteaks à 125 g

2 EL Olivenöl

4 Scheiben Ananas aus der Dose

2 Scheiben Emmentaler (à 30 g)

1 große Zucchini

1 kleine Zwiebel

2 TL gehackte Mandeln

1 EL Kräuterfrischkäse

150 ml heißes Wasser

2 TL Gemüsebrühe (Pulver)

Gewürze: Salz, weißer Pfeffer, Muskat, Kreuz-kümmel

Zubereitung:

Einen Esslöffel Öl in die Pfanne geben und erhitzen. Die Putensteaks von einer Seite etwa 1 Minute bei großer Hitze anbraten und danach wenden. Ananas auf Küchenpapier abtropfen, anschließend versetzt auf die gebratenen Steaks legen. Käsescheiben darüberlegen und das Ofenblech mit den Steaks auf der mittleren Schiene im vorgeheizten Backofen bei 170 Grad Celsius Umluft etwa 8 Minuten backen. Zucchini waschen, trocknen, Enden entfernen, vierteln und in dünne Scheiben schneiden. Zwiebel schälen und klein würfeln. Restliches Öl in der Pfanne erhitzen und die Zucchini etwa 2 Minuten bei größerer Hitze braten. Gelegentlich umrühren. Mandeln dazugeben und eine weitere Minute braten. Frischkäse, Wasser, Gemüsebrühe hinzugeben und gut verrühren. Das Gemüse etwa 3 Minuten kochen, anschließend mit den Steaks servieren.

Nährwerte (pro Portion ca. 520 g):

Kalorien (kcal):	494
Proteine (g):	41
Kohlenhydrate (g):	15
Fette (g):	30

Zubereitungszeit ca. 15 Minuten

Tipp 1: Vegetarier nehmen statt Putenfleisch Tofu- oder Gemüsebratlinge und überbacken sie mit der Ananas und dem Käse.

Tipp 2: Den Frischkäse mit Laktose ersetzen Sie durch laktosearmen Frischkäse. Alternativ kann man auch Frischkäse und das Wasser weglassen und stattdessen 150 bis 200 ml Kokosmilch oder Haferdrink verwenden. Wer die Sauce dicker haben möchte, nimmt Pfeilwurzel oder Guarkernmehl.

Tipp 3: Personen mit Nussallergie vertragen in der Regel Mandeln. Wenn dies nicht der Fall sein sollte, können Sie auf Soja-, Pinien- und Kürbiskerne zurückgreifen.

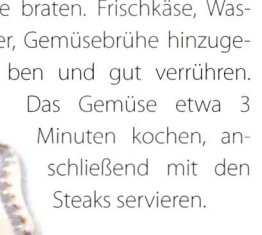

NÜRNBERGER WÜRSTCHEN IM
RADIESCHEN-PORREE-SALAT *Zubereitungszeit: ca. 12 Minuten*

Zutaten für 2 Portionen:

1 ½ Bund Radieschen

1 Stange Porree

1 süßer Apfel (z. B. Gala)

1 EL Rapsöl

8 Nürnberger Rostbratwürstchen (< 30 % weniger Fett)

2 TL Senf mittelscharf

2 EL Branntweinessig

Gewürze: Salz, bunter Pfeffer

Zubereitung:

Wurzel- und Stielansatz an den Radieschen und Porree entfernen. Porree der Länge nach halbieren und zusammen mit den Radieschen unter fließendem Wasser waschen. Porree und Radieschen in dünne Scheiben schneiden.

Apfel waschen, trocknen, halbieren, entkernen und klein würfeln. Öl in der Pfanne erhitzen. Die Würstchen in dünne Scheiben schneiden. In der Pfanne 2 Minuten bei größerer Hitze braten. Porree hinzugeben und eine weitere Minute braten. Anschließend mit den Radieschen und dem Apfel vermengen. Das Ganze mit Senf, Essig, Salz und Pfeffer kräftig würzen.

Tipp 1: Vegetarier ersetzen die Nürnberger Rostbratwürstchen durch Tofu-Würstchen oder nehmen gebratenen Grillkäse als Wurstersatz.

Nährwerte (pro Portion ca. 480 g):

Kalorien (kcal):	478
Proteine (g):	24
Kohlenhydrate (g):	19
Fette (g):	34

Tipp 2: Statt Essig und Senf kann man den Salat auch mit Paprikamus (Ajvar) oder Kräuter-Pesto verfeinern.

Tipp 3: Zu den Radieschen passen außer Porree auch Chicorée, Chinakohl oder Zucchini. Der Apfel lässt sich durch Ananas, Birne, Orange, Mandarinen oder Pfirsiche ersetzen.

Für den zünftigen Appetit!

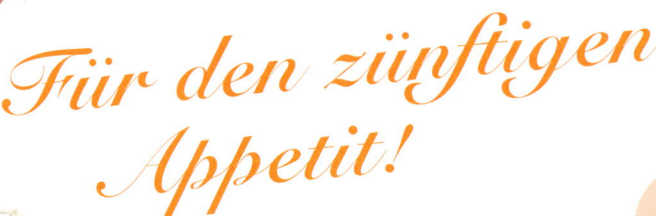

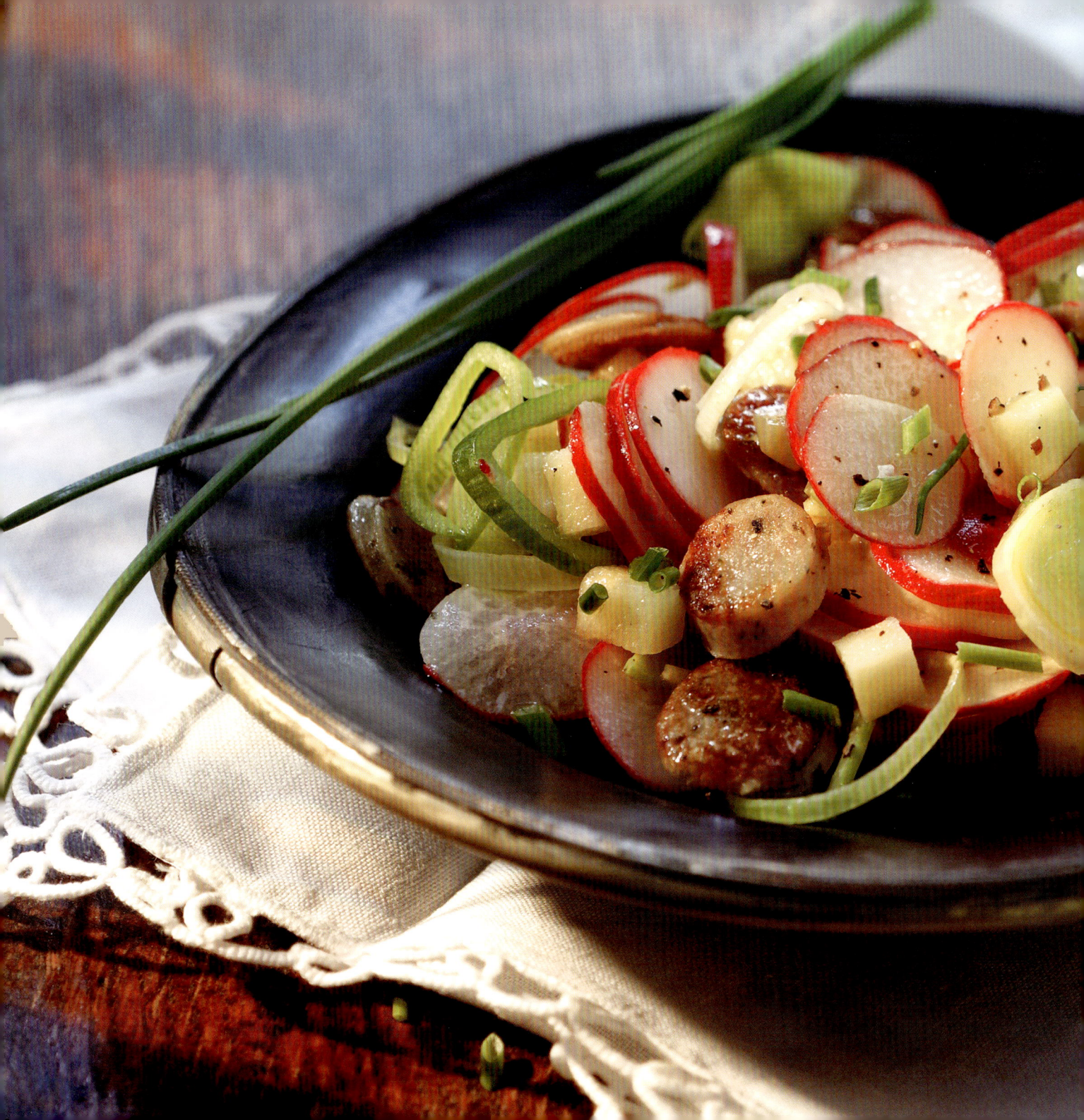

BLUMENKOHLCURRY MIT GARNELEN

Zubereitungszeit: ca. 16 Minuten

Zutaten für 2 Portionen:

½ Kopf Blumenkohl

3 große Karotten

1 kleine Zwiebel

225 g vorgekochte oder tiefgefrorene Garnelen (geschält, entdarmt)

1 EL Olivenöl

2 TL Currypulver

½ TL Kurkumapulver

100 ml Gemüsefond vom Blumenkohl

3 EL Kräuterfrischkäse

1 TL Gemüsebrühe

Gewürze: Salz, weißer Pfeffer, Muskat, Ingwer, Kreuzkümmel

Zubereitung:

Tiefkühlgarnelen eine Stunde vorher zum Auftauen herausnehmen. Kochtopf mit heißem Wasser aufsetzen. Mit Salz, Muskat und Kreuzkümmel kräftig würzen. Die Blumenkohl-Röschen vom Strunk entfernen und in mundgerechte Stücke schneiden. Röschen ins kochende Wasser geben und etwa 8 Minuten bei mittlerer Hitze mit geschlossenem Deckel kochen. Währenddessen Karotten, Zwiebel schälen und waschen. Karotten in halbe Zentimeter dicke Scheiben schneiden und 3 Minuten vor Garende der Blumenkohl-Röschen dazugeben. Zwiebel klein würfeln. Nebenher Garnelen im heißen Öl etwa 2 Minuten rundherum braten. Die Zwiebel, das Curry- und Kurkumapulver hinzugeben und eine weitere Minute braten. Danach 100 ml kochenden Blumenkohlfond von den Blumenkohl-Röschen wegnehmen und über die Garnelen gießen. Den Kräuterfrischkäse sowie die Brühe unterrühren und etwa 2 Minuten kochen lassen. Die Blumenkohl-Röschen und Karotten hinzugeben, eine weitere Minute kochen lassen und mit den Gewürzen abschmecken.

Tipp 1: Der Blumenkohl kann durch anderes Kohlgemüse wie Broccoli, Kohlrabi, Pekingkohl und Romanesco ausgetauscht werden. Eine weitere leckere Alternative zu den Garnelen wären Spinat und Mangold.

Tipp 2: Wer mag, der kann das Blumenkohlgemüse anstelle der Garnelen mit Lachs, Pangasius oder Krebsfleisch zubereiten. Bei einer Allergie gegen Fisch und Krustentiere verwenden Sie in Streifen geschnittene Puten-, Hähnchenbrust oder Schweinelachs.

Tipp 3: Fettreicher Frischkäse liefert auf einen Esslöffel weniger als 1 g Laktose und wird meistens bei einer Laktoseintoleranz gut vertragen. Daher achten Sie beim Einkauf außer auf den Laktosegehalt auch auf den Fettgehalt.

Tipp 4: Vegetarier lassen die Garnelen weg und servieren zum Blumenkohlcurry Brat- oder Grillkäse. Auch vegetarische Bratlinge bestehend aus Getreide, Hülsenfrüchten und Gemüse schmecken sehr lecker zum Blumenkohl. Weitere Alternativen wären Nüsse (Para-, Pekan-, Walnuss), Erdnüsse, Cashewkerne, Kürbiskerne oder Sojakerne. Sie können auch den Blumenkohl als Auflauf servieren, indem Sie das Kohlgemüse mit 2 geschlagenen Eiern und 120 g geriebenem Emmentaler im Backofen bei 175 Grad Celsius etwa 20 Minuten überbacken. Dafür den Blumenkohl vorher nur 3 Minuten kochen, damit dieser im Backofen nicht zu weich wird.

Nährwerte (pro Portion ca. 520 g):

Kalorien (kcal):	343
Proteine (g):	30
Kohlenhydrate (g):	13
Fette (g):	19

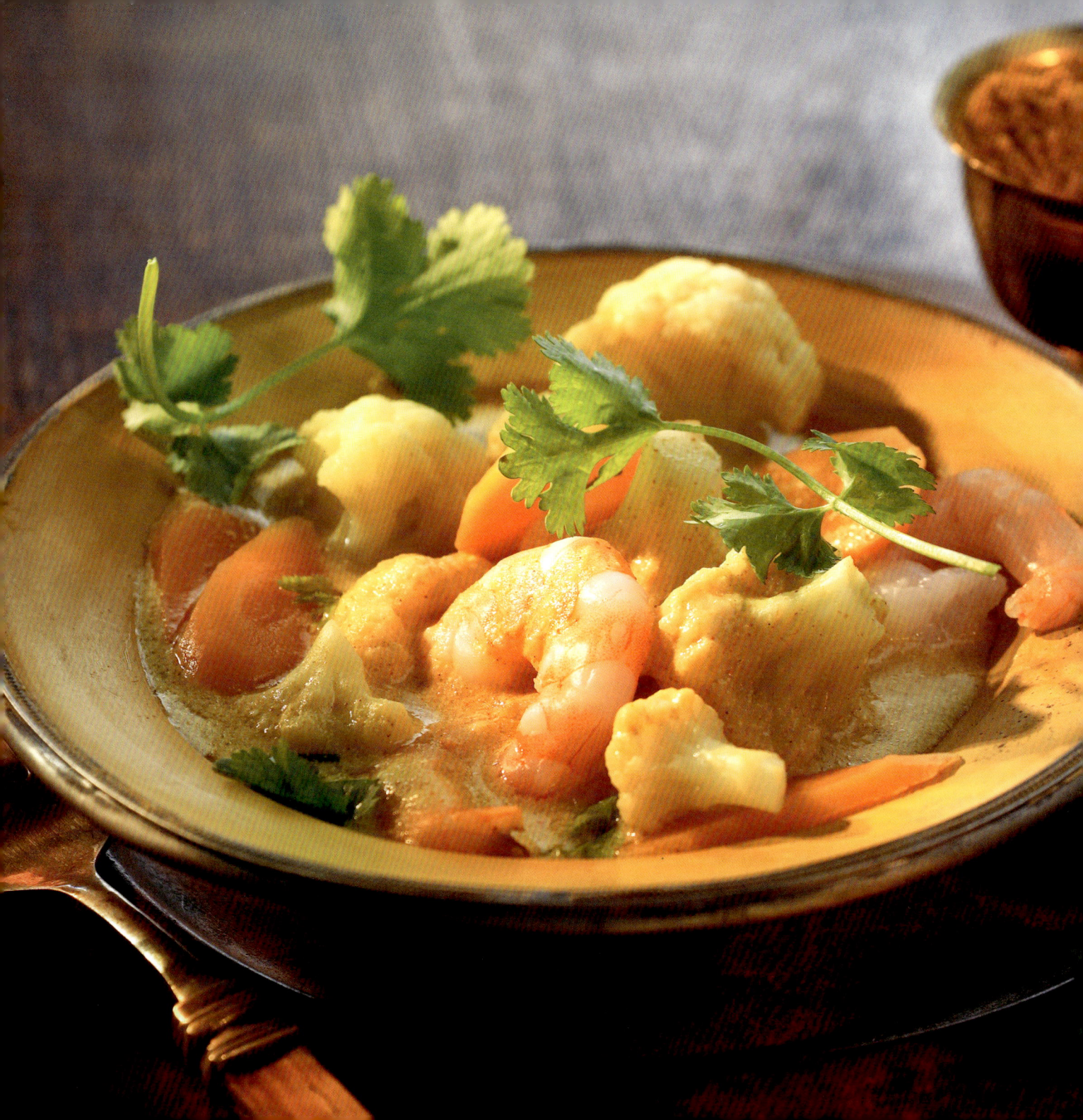

ERFRISCHENDER MELONEN-GURKENSALAT
MIT FETAKÄSE   *Zubereitungszeit: ca. 10 Minuten*

Zutaten für 2 Portionen:

½ Honigmelone

1 große Salatgurke

1 rote Paprika

100 g Fetakäse 45 % Fett i. Tr.

2 TL tiefgefrorener oder frischer Dill

2 Scheiben Eiweißbrot

2 TL Kräuterfrischkäse Doppelrahm

Gewürze: Salz, schwarzer Pfeffer

Zubereitung:

Honigmelone, Salatgurke, Paprika waschen und trocknen. Melone und Paprika halbieren. Das Kerngehäuse bei beiden entfernen. Die Melonenhälfte in dünne Schiffchen schneiden, gelbe Schale abtrennen und zusammen mit der Paprika klein würfeln. Enden der Gurke sparsam entfernen, halbieren, vierteln und in dünne Scheiben schneiden. Fetakäse mit den Händen fein zerbröseln. Alle Zutaten gut miteinander vermengen. Mit Dill und den Gewürzen abschmecken. Das Eiweißbrot mit Frischkäse bestreichen und zum Salat servieren.

Tipp 1: Statt Honigmelone nehmen Sie Galia-, Netz- oder Cantaloupe-Melone. Alternativen zur Melone wären auch Ananas, Aprikosen, Birne, Pfirsiche oder Mango.

Tipp 2: Zum fruchtigen Salat passen auch andere Käsesorten wie gewürfelter Mozzarella, Emmentaler, Edamer, Maasdamer, Brie, Camembert oder Romadur.

Tipp 3: Veganer lassen den Käse weg und nehmen dafür gehackte Nüsse wie Erdnuss, Pekannuss, Paranuss, Walnuss oder Haselnuss. Auch gebratener Tofu oder Grillkäse schmecken zum Salat.

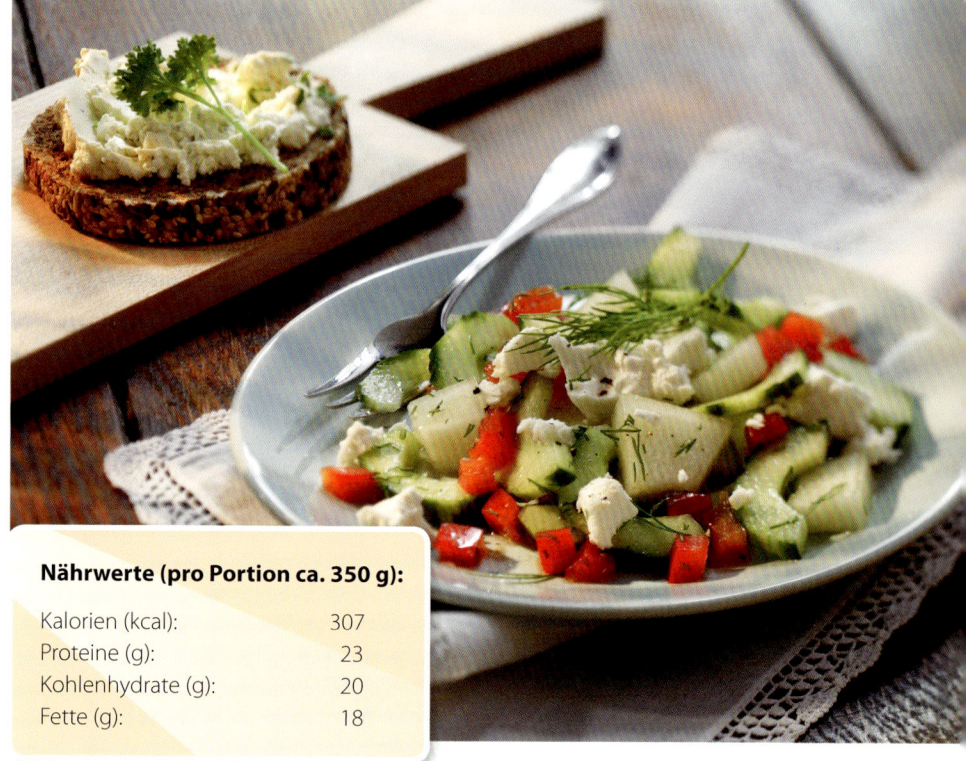

Nährwerte (pro Portion ca. 350 g):

Kalorien (kcal):	307
Proteine (g):	23
Kohlenhydrate (g):	20
Fette (g):	18

HÄHNCHENGESCHNETZELTES
MIT KICHERERBSEN-PÜREE
Zubereitungszeit: ca. 18 Minuten

Zutaten für 2 Portionen:

2 Hähnchenbrustfilets

200 g Champignons

½ Aubergine

1 kleine Zwiebel

4 EL Kräuterfrischkäse (ca. 120 g)

150 ml heißes Wasser

2 TL Gemüsebrühe (Pulver)

2 EL Rapsöl

Für das Püree:

1 Dose Kichererbsen (ca. 400 g)

100 ml heißes Wasser

2 TL tiefgefrorene Petersilie

Gewürze: Salz, schwarzer Pfeffer, Muskat

Zubereitung:

Hähnchenbrustfilet in dünne Streifen schneiden. Champignons mit einem feuchten Küchentuch säubern und vierteln. Aubergine halbieren und Wurzelansatz entfernen. Zwiebel schälen und zusammen mit der Aubergine klein würfeln. Einen Esslöffel Öl in der Pfanne erhitzen. Hähnchenbrust bei größerer Hitze etwa 2 Minuten rundherum braten. Gelegentlich umrühren. Danach aus der Pfanne nehmen.

Das Gemüse zusammen mit der Zwiebel und dem restlichen Öl in die Pfanne geben. Etwa 3 Minuten bei mittlerer bis größerer Hitze braten. Das Hähnchenfleisch, den Kräuterfrischkäse, das heiße Wasser und die Gemüsebrühe hinzugeben. Das Ganze etwa 5 Minuten mit geschlossenem Deckel kochen lassen. Ab und zu rühren. Nebenher die Kichererbsen auf einem Sieb abgießen. Anschließend mit heißem Wasser in einen Topf geben und etwa 1 Minute kochen lassen. Mit einem Pürierstab zu Püree zerkleinern und mit Gewürzen sowie Kräutern abschmecken. Kichererbsen-Püree auf Tellern anrichten. Das Hähnchengeschnetzelte würzen und dazu servieren.

Tipp 1: Statt Champignons passen auch Zucchini, Rote Bete, Kürbis, Kartoffeln oder Pastinake.

Tipp 2: Die Hähnchenbrustfilets können durch Putenbrust, Schweine-Minutensteaks oder Rinderfiletstreifen ausgetauscht werden. Auch Garnelen oder Fisch (z. B. Lachs, Rotbarsch, Kabeljau) schmecken dazu.

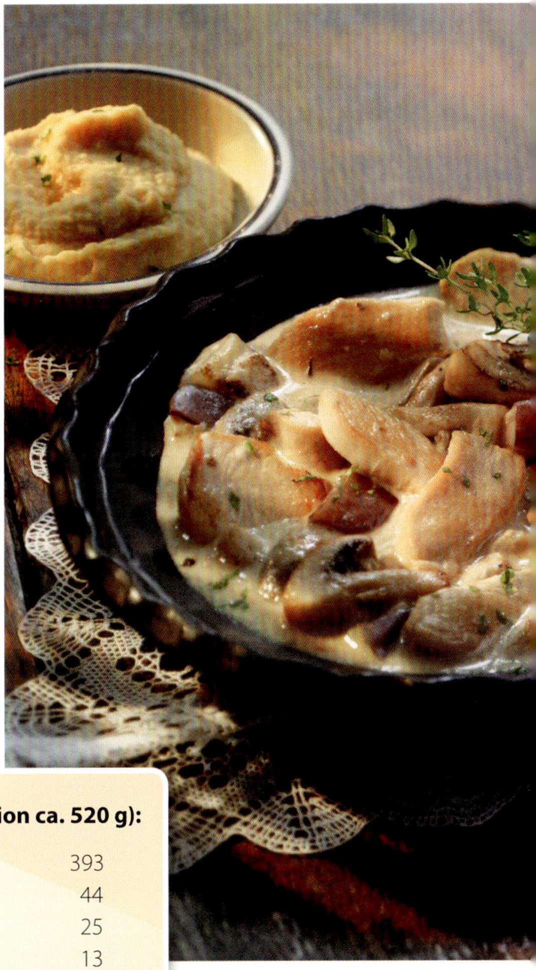

Nährwerte (pro Portion ca. 520 g):

Kalorien (kcal):	393
Proteine (g):	44
Kohlenhydrate (g):	25
Fette (g):	13

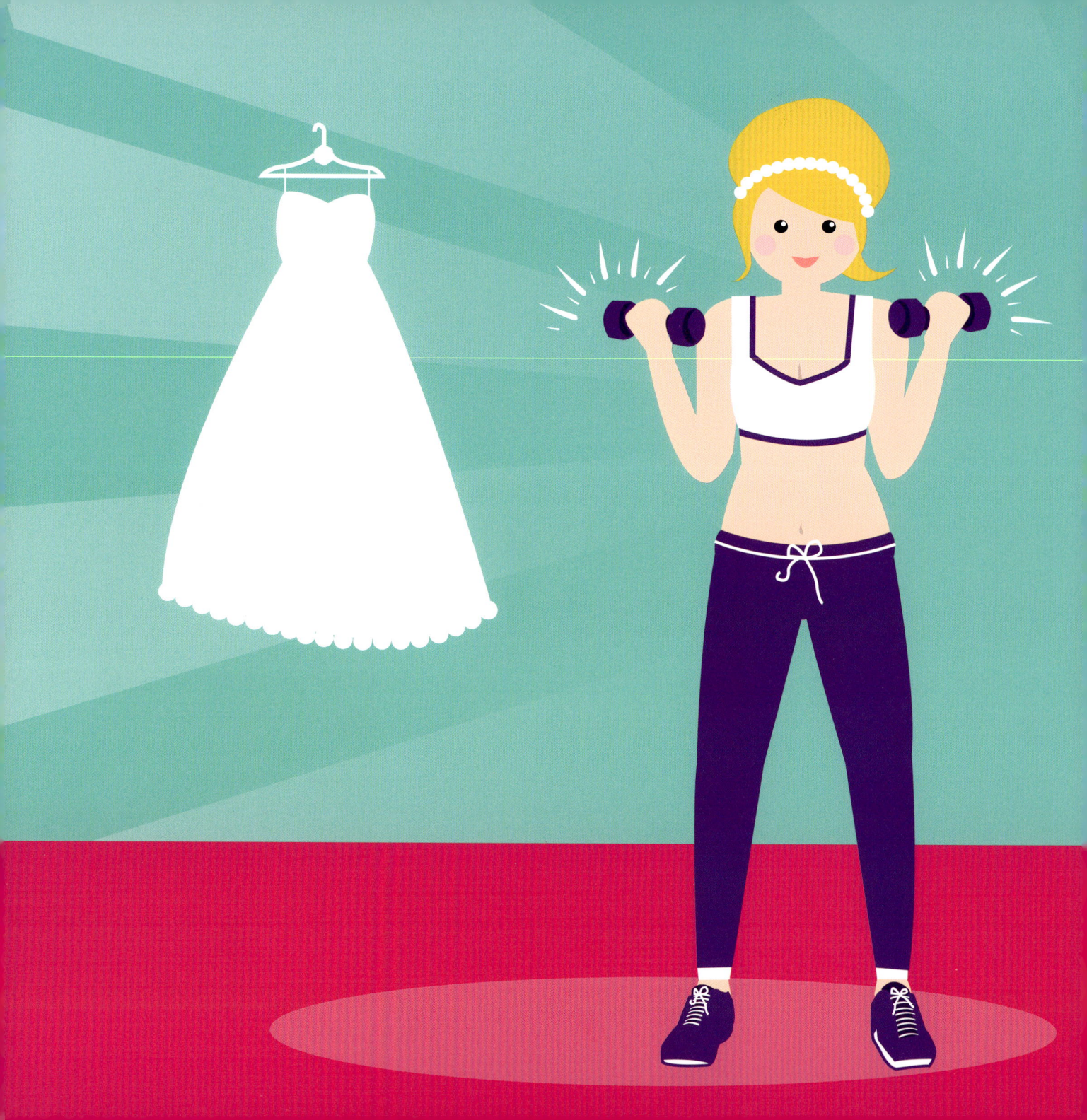

DAS FIT-PROGRAMM

Bewegen Sie sich zur Wunschfigur

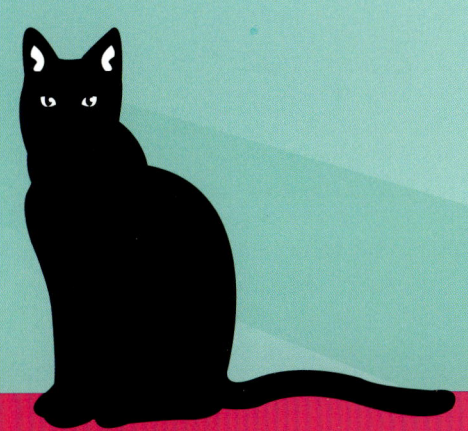

«Schwitzen ist, wenn Muskeln weinen.»

Horst Evers

Das Fit-Programm

Auf Ihrer Mission «Fit bis zur Hochzeit» gibt es neben dem Essen einen weiteren Bereich, der Sie entscheidend voranbringt: Bewegung. Wenn Sie jetzt denken: Iiih, Sport!, kann ich Sie beruhigen. Keiner verlangt von Ihnen, dass Sie einen Marathon laufen oder sich für die nächsten Olympischen Spiele qualifizieren. Aber ohne Bewegung können Sie Ihre Haut nicht straffen und auch keine Muskeln aufbauen, die Fett verbrennen.

Die gute Nachricht: Mit dem Fit-Programm in diesem Kapitel stellen Sie sich Schritt für Schritt Ihren individuellen Bewegungsplan zusammen. So fällt Ihnen die Wandlung vom Sportmuffel zur Braut im Wohlfühlkörper denkbar leicht. Und ganz nebenbei steigt Ihr Gute-Laune-Pegel! Zusätzliches Plus: Sie sind fit für Ihre Hochzeit und halten auch beim Tanzen und Feiern viel länger durch …

Wissen, warum

Um Ihr neues, sportliches Ich dauerhaft ans Tageslicht zu befördern, machen Sie den Motivations-Check. Überlegen Sie sich: Wie wichtig ist es Ihnen tatsächlich, in einem strafferen Körper mit stolzgeschwellter Brust zum Altar zu schreiten? Wenn Sie jetzt ein Kribbeln verspüren und sich am liebsten sofort auf die Übungen stürzen wollen, stimmt Ihre Motivation. Wann immer Sie in den nächsten Wochen oder Monaten zweifeln, ob Sie Ihr Ziel erreichen werden, rufen Sie sich genau dieses Yeah-Gefühl in Erinnerung! Das verleiht Ihnen den Antrieb, Ausflüchte links liegen zu lassen. Und die schönste Motivation ist ohnehin, wenn Sie anfangen zu spüren, dass es wirkt!

Muss ich jetzt viele teure Geräte anschaffen?

Nein, das müssen Sie nicht. Zwei Wasserflaschen à 0,5 l, 1 l oder 1,5 l haben Sie bestimmt zu Hause. Wenn nicht sogar ein paar leichte Kurzhanteln (0,5 kg, 1 kg und 2 kg) und vielleicht noch eine Trainingsmatte? Wenn nicht, ein Teppich tut's natürlich auch. Achten Sie darauf, dass er rutschfest ist. Kleiner Tipp: Sicherlich finden Sie unter Freunden, Bekannten oder in Ihrer Familie jemanden, der zu Hause noch ein Paar passender Hanteln herumliegen hat. Fragen Sie, ob Sie diese für die Dauer Ihrer Hochzeitsvorbereitung ausleihen können. Neben Hanteln in verschiedenen Gewichtsstufen und einer Trainingsunterlage empfehle ich Ihnen die Anschaffung einer Pulsuhr. Damit haben Sie die Kontrolle über Ihren Puls und werden beim Ausdauertraining nicht zu schnell. Ein Einsteigermodell ab ca. 25 Euro, das einfach Ihren Puls misst, ist völlig ausreichend. Wenn Sie etwas mehr investieren wollen, finden Sie auch Pulsuhren, die Ihre Ergebnisse speichern und weitere Funktionen bieten (z. B. eine USB-Schnittstelle für den PC).

Zu Hause oder im Studio

Bestmögliche Resultate bei minimalem Aufwand an Zeit und Geld – das ist der Ansatz des Fit-Programms. Deshalb finden Sie in diesem Buch nur Übungen, die Sie ohne teures Zubehör zu Hause durchführen können. Doch natürlich lässt sich das Fit-Programm auch auf jedes Fitnessstudio Ihrer Wahl übertragen. In guten Studios bekommen Sie eine ausführliche Einweisung in die entsprechenden Geräte und Ihr Trainer zeigt Ihnen gern viele weitere Geräte, an denen Sie zielgerichtet trainieren. Sehr gute Erfahrungen habe ich mit dem sogenannten Zirkeltraining gemacht. Die Geräte sind dabei kreisförmig angeordnet und beanspruchen verschiedene Muskelgruppen im Wechsel, so dass ein optimales Verhältnis zwischen Beanspruchung und Regeneration gegeben ist.

Gute Fitnessstudios bieten oft eine Schnupperwoche an. So können Sie ohne Verpflichtung ausprobieren, ob Ihnen das Studio zusagt und ob Sie sich wohl fühlen. Denn ein vielleicht günstigeres Fitnessstudio wird Sie trotzdem nicht öfter von innen sehen, wenn Sie gar keine Lust haben, sich dort aufzuhalten und zu trainieren. Falls Sie also vorhaben, Mitglied in einem Studio zu werden,

testen Sie es unbedingt vorher und sparen Sie anschließend nicht an den Kosten! Es wird insgesamt teurer für Sie, wenn Sie sich in einem billigeren Studio anmelden und dann nie hingehen.

Manche Studios bieten sogar zeitlich begrenzte Verträge an (z. B. für einen Monat, sechs oder zwölf Monate). Achten Sie außerdem darauf, dass Sie nur für Leistungen bezahlen, die Sie wirklich nutzen wollen. Bei vielen Studios gibt es individuell gestaltbare Pakete zu unterschiedlichen Preisen, zum Beispiel «Gerätetraining & Kurse» oder «Kurse & Saunanutzung». Zu guter Letzt ist auch die Erreichbarkeit Ihres Studios nicht zu unterschätzen. Wenn Sie für Ihr Training extraweite Umwege in Kauf nehmen müssen, werden Sie das sicherlich nicht lange durchhalten. Anders sieht es dagegen aus, wenn das Studio maximal zehn Minuten entfernt liegt. Dorthin können Sie sich auch bei einem mittelschweren Motivationstief noch aufraffen. Denn je weniger Hürden und Ausreden Ihr «innerer Schweinehund» findet, desto eher lässt er Sie zum Training. Suchen Sie deswegen den Platz für Ihre Kraftübungen sorgfältig aus – egal ob Sie in den eigenen vier Wänden oder auswärts aktiv werden wollen.

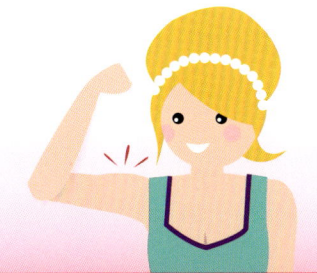

Nicht nur für Muskelprotze

Ich war sehr überrascht, als ich das erste Mal ins Fitnessstudio ging: Neben einigen wenigen muskelbepackten Bodybuildern trainierten viele Menschen unterschiedlichen Alters (ja, auch Damen und Herren zwischen 60 und 70!), die einfach etwas für Ihre Gesundheit tun wollten. Und so schlecht, wie ich anfangs dachte, machte ich mich gar nicht! Vor allem war meine Angst völlig unbegründet, dass mich alle mit Argusaugen beobachten würden, wie ich denn meine Übungen ausführte und wo ich welche Speckrolle verberge. Auch das habe ich gelernt: Wenn man gescheit trainiert, hat man keine Zeit und Lust, sich die anderen anzusehen oder sie gar zu belächeln.

«Bestmögliche Resultate bei minimalem Aufwand an Zeit und Geld – das ist der Ansatz des Fit-Programms.»

Das Fit-Programm

Kleiner Blick in den Kleiderschrank

Unter uns Frauen gesagt: Ohne einen guten BH kommen Sie nicht weit. Denn wenn Ihre Brüste beim Sport schmerzen, verlieren Sie bald die Lust an der Bewegung, und die Schwerkraft tut ihr Übriges. Also investieren Sie in einen guten Sport-BH, am besten in der höchsten Stützstufe.

Das Zweitwichtigste an Ihrem Sportoutfit sind die Schuhe. Für alle Ausdaueraktivitäten, bei denen Sie zu Fuß unterwegs sind, gilt: Sie brauchen Schuhe mit großer Stabilität, um ein mögliches Umknicken von vornherein zu vermeiden. Achten Sie beim Schuhkauf auf die richtige Passform, denn nichts ist nerviger als Blasen an den Füßen! Am besten gehen

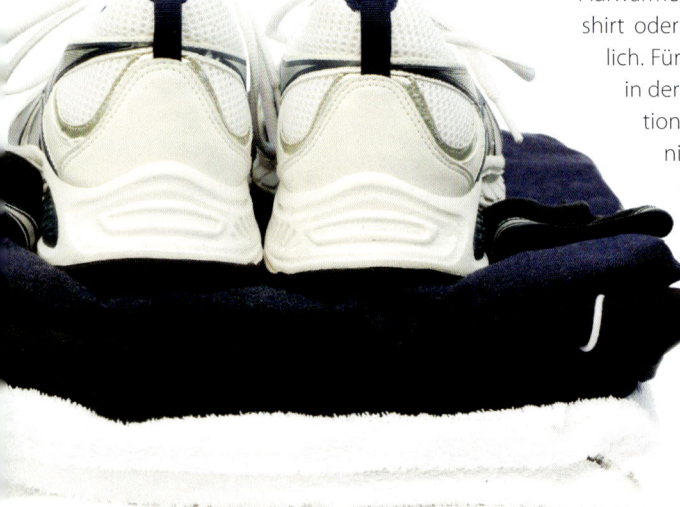

Sie in ein Fachgeschäft und lassen sich dort ausgiebig beraten, denn die Auswahl ist inzwischen riesengroß und da den Überblick zu behalten kostet Sie unnötig Zeit, die Sie besser ins Training investieren.

Ansonsten brauchen Sie zur Ausführung der Übungen zu Hause nichts weiter als eine bequeme Hose und ein Oberteil. Zum Aufwärmen an kalten Tagen ist ein Sweatshirt oder eine Trainingsjacke ganz nützlich. Für das Joggen oder Fahrradfahren in der Natur empfehle ich Ihnen Funktionskleidung, damit der Schweiß nicht in der Kleidung «hängenbleibt», sondern nach außen abtransportiert wird. Damit schützen Sie sich vor Überhitzung und anschließend vor Auskühlung. Vergessen Sie im Sommer Ihr Käppi (Sonne!) und im Winter Ihre Mütze (Kälte!) nicht.

Alles im grünen Bereich?

Bevor Sie mit dem Sportprogramm beginnen, sprechen Sie unbedingt mit Ihrem Hausarzt, um eventuelle Risiken für Ihre Gesundheit auszuschließen.

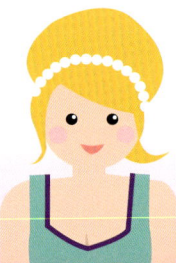

Schwitzen erlaubt

Sie würden ja gern Sport machen, aber leider schwitzt man dabei immer so? Klar, wer im Alltag nach Schweiß müffelt, dem wird schnell mangelnde Körperhygiene nachgesagt. Beim Sport ist Schwitzen jedoch keine Schande, im Gegenteil, erst wenn die Schweißperlen rinnen, bringt Ihr Training auch etwas. Dann haben Sie sich nämlich richtig angestrengt. Durch die Transpiration kühlt sich der Körper wieder herunter, gibt das Zuviel an Wärme nach außen ab. Übrigens raten Ärzte dazu, dass wir einmal täglich so richtig ins Schwitzen kommen: Das regt den Kreislauf und die Durchblutung an. Viele gute Gründe also, um sich beim Training gehörig auszupowern. Und danach dürfen Sie zur Belohnung ab unter die Dusche!

Tipps für ein «bewegtes Leben»

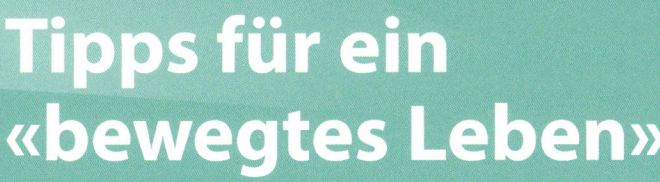

Nach dem Aufstehen:

- Gönnen Sie sich morgens ein Mini-Fitnesstraining: Wie wäre es mit einem Satz Crunches vor dem Frühstück?
- Wenn Sie etwas mehr Zeit haben: Gehen Sie eine kleine Runde Joggen/Walken oder machen Sie eine Spritztour mit dem Rad.
- Ihnen ist langweilig beim Zähneputzen? Stellen Sie sich auf die Zehenspitzen und halten Sie die Balance. Danach gehen Sie in eine leichte Kniebeuge und wiederholen diesen Bewegungsablauf, bis Ihre Zahnputzuhr abgelaufen ist.

Auf dem Weg zur Arbeit:

- Stehen Sie in Bus und Bahn, das verbrennt mehr Kalorien. Die Fahrtzeit können Sie für ein kleines Training nutzen. Keiner merkt es, wenn Sie abwechselnd Ihren Bauch und dann Ihren Po anspannen und wieder lockern (geht auch sitzend im Auto an der roten Ampel). Steigen Sie ein oder zwei Stationen vorher aus und gehen Sie zu Fuß weiter. Dabei können Sie wunderbar Ihre aufrechte Haltung für den Gang zum Altar üben. (Denken Sie vorher an bequeme Schuhe!)
- Freunden Sie sich mit Treppen an. Anfänger-Tipp: Zwei bis drei Etagen eher aus dem Fahrstuhl aussteigen.

In der Freizeit:

- Sie haben Hausarbeit zu erledigen? Sehen Sie Staubsauger oder Wischmopp als Tanzpartner, den Sie gut gelaunt über das Parkett wirbeln. Stellen Sie zum Putzen Ihre Lieblingsmusik an und bewegen Sie sich im Rhythmus dazu.
- Besuchen Sie Ihre Freundin doch mal mit dem Fahrrad oder machen Sie gleich zusammen einen Ausflug.
- Betrachten Sie das Einkaufen als Entspannungsspaziergang, den Sie auf dem Rückweg mit Muskeltraining verbinden (volle Einkaufstüten!).
- Wer sagt, dass Sie mit einer Tüte Chips vor dem Fernseher sitzen müssen? Nutzen Sie die Zeit bei Ihrer Lieblingsserie am Abend oder während eines Spielfilms für eine kleine Trainingseinheit.

Im Büro:

- Stellen Sie sich ein großes Glas Wasser auf den Schreibtisch, aber die Flasche so weit weg, dass Sie jedes Mal aufstehen müssen, um sich Wasser nachzuschenken.
- Das Gleiche gilt für den Drucker/Kopierer: Stehen Sie immer auf, um Ihre Ausdrucke zu holen. Auch Ihre Lungen danken es Ihnen (Stichwort: Feinstaub).
- Besuchen Sie Ihre Kollegin kurz, anstatt sie anzurufen.
- Nutzen Sie die Mittagspause für einen strammen Spaziergang an der frischen Luft! Vielleicht versteckt sich um die Ecke ein kleiner Park, den Sie als Parcours für weitere kurze Übungen verwenden können?!
- Nutzen Sie die Kaffee-Zeit am Nachmittag, um ein paar kleine Übungen zu machen, zum Beispiel die «Handpresse», statt etwas Süßes zu essen. Wenn Sie dazu noch das Fenster öffnen, sind Sie anschließend wieder frisch für neue Aufgaben.

Der 4-Wochen-Plan
für Ihr persönliches Training

Straffe Arme, schlanke Taille, flacher Bauch – am Tag Ihrer Trauung wollen Sie sich großartig fühlen! Damit Sie dieses Ziel erreichen, ist das Fit-bis-zur-Hochzeit-Programm genauso flexibel wie Ihr Alltag.
Egal ob Sie last minute ein paar überflüssige Pfunde loswerden oder über einen längeren Zeitraum sehr viel Übergewicht reduzieren möchten, mit dem Vier-Wochen-Plan starten Sie durch. Maximal drei Kilogramm Körperfett weniger sind in dieser Zeit möglich. Soll es danach noch weitergehen, finden Sie im Anschluss an den Trainingsplan viele wertvolle Anregungen, wie Sie das Programm erfolgreich fortführen. Damit nehmen Sie auch über drei oder sogar sechs bis neun Monate kontinuierlich ab und behalten das Wichtigste: Ihre gute Laune.

«Egal ob Sie last minute ein paar überflüssige Pfunde loswerden oder über einen längeren Zeitraum sehr viel Übergewicht reduzieren möchten – mit dem Vier-Wochen-Plan starten Sie durch.»

So funktioniert es

Das Programm ist nach dem Baukastenprinzip aufgebaut. Es gibt feste Eckpfeiler, die das Training strukturieren. Und es gibt viele flexible Bausteine, mit denen Sie sich jeden Tag aufs Neue ein herausforderndes Programm zusammenstellen können. Auf diese Weise passt Ihr Training immer genau zu Ihrem aktuellen Leistungsniveau.

Die Eckpfeiler: Kraft und Ausdauer

Im Mittelpunkt des Trainings stehen Kraft und Ausdauer. Beide müssen Sie regelmäßig trainieren, um Ihr Ziel «Fit bis zur Hochzeit» zu erreichen. Ausdauertraining ist wichtig, weil Sie währenddessen massiv Fett verbrennen. Sobald Sie die Ausdauereinheit allerdings beenden, ist der Ofen aus, das heißt, die Fettverbrennung stoppt. Hier kommt die Kraft ins Spiel. Durch kraftorientiertes Training bauen Sie Muskeln auf. Das Tolle daran: Muskeln verbrennen auch im Ruhezustand (z. B. während Sie schlafen) fleißig Fett. Die Pölsterchen schmelzen also besonders gut, wenn Sie Kraft und Ausdauer trainieren.

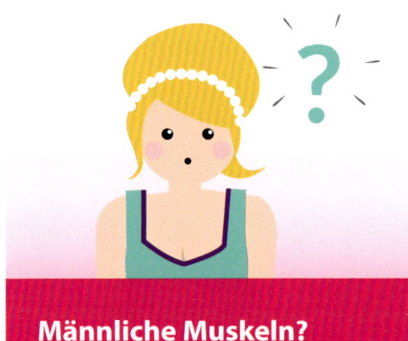

Männliche Muskeln?

Keine Sorge, auch wenn Sie jetzt viel trainieren, bis zu riesigen männlichen Bodybuildermuskeln ist es ein sehr weiter Weg, den wir mit den hier gezeigten Übungen definitiv nicht schaffen. Dafür wäre unter anderem wesentlich mehr Gewicht nötig. Also trauen Sich sich ruhig ran an die Hanteln oder Wasserflaschen!

Am besten schaffen Sie es täglich zu trainieren. Warum lege ich darauf so großen Wert? Unser Körper, aber vor allem unser Kopf tut sich schwer mit Änderungen. Alles was wir so im Alltag machen, läuft mehr oder weniger automatisch ab. Das spart Energie und Zeit, denn wir brauchen nicht jedes Mal darüber nachzudenken. Super praktisch also. Nur eben nicht, wenn wir uns neue gute Gewohnheiten zulegen wollen. Uns täglich bewegen und lecker-gesund essen zum Beispiel. Wissenschaftler haben herausgefunden, dass es durchschnittlich drei Wochen dauert, bis eine ungewohnte Tätigkeit zur Routine wird. So lange müssen wir uns immer wieder neu anschubsen, um dem Lockruf der Couch und anderen Bequemlichkeitsverführern zu widerstehen. Schaffen wir das jeden Tag, fällt das Abwägen «heute … oder vielleicht doch lieber morgen?» von vornherein flach, unser inneres Schweinehündchen wittert sehr bald, dass es hier nichts mehr zu melden hat, und trollt sich in sein Körbchen. Das erfreuliche Ergebnis: Haben wir drei Wochen durchgehalten, ist uns das tägliche Sporteln zur Gewohnheit geworden, plötzlich würde uns etwas fehlen, wenn wir darauf verzichten sollten. Diesen Punkt wollen wir erreichen.

Pausen setzen

Tägliches Training bedeutet jedoch nicht, dass Sie von nun an mehrere Stunden pro Tag bis zum Zusammenbruch Sport treiben. Im Gegenteil, die moderne Trainingsforschung belegt, dass weniger deutlich mehr ist. Nicht nur unsere Muskeln, auch Sehnen und Bindegewebe, unser ganzer Körper braucht Pausen, um sich an die ungewohnte Belastung anzupassen. Wer wie wild Gewichte stemmt und durch die Prärie hechelt, tut seiner Gesundheit daher keinen Gefallen. Gehen Sie schonend mit Ihrem Körper um, setzen Sie gezielte Trainingsreize, gönnen Sie sich dazwischen ausreichende Ruhephasen

zur Erholung. Das gelingt, indem Sie beim Krafttraining die verschiedenen Muskelgruppen im Wechsel trainieren. So sollten zwischen zwei Krafttrainingseinheiten für den Oberkörper stets zwei bis drei Tage Pause liegen. Das Gleiche gilt für den Unterkörper. Ideal ist es folglich, wenn Sie an zwei Tagen in der Woche ein Workout für den Oberkörper machen und die Ruhezeit dazwischen für ein Unterkörpertraining

nutzen. In der darauffolgenden Woche halten Sie es genau umgekehrt: Zweimal den Unterkörper mit Krafttraining stärken, die Pausenzeit investieren Sie dann in ein knackiges Oberkörper-Kraftprogramm. Dank der ständigen Variation bleibt der Bewegungsapparat gefordert, das Training ist effektiver – und bringt Sie damit Ihrem Ziel näher: schlank und wohldefiniert zum Altar zu schreiten.

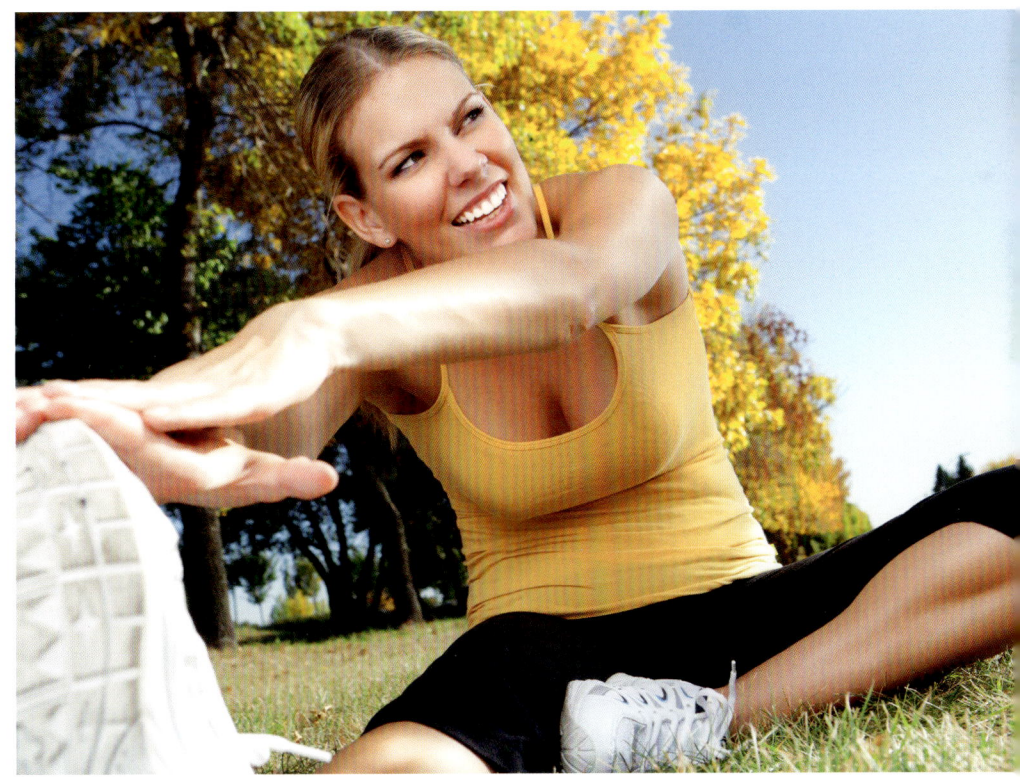

Das Fit-Programm

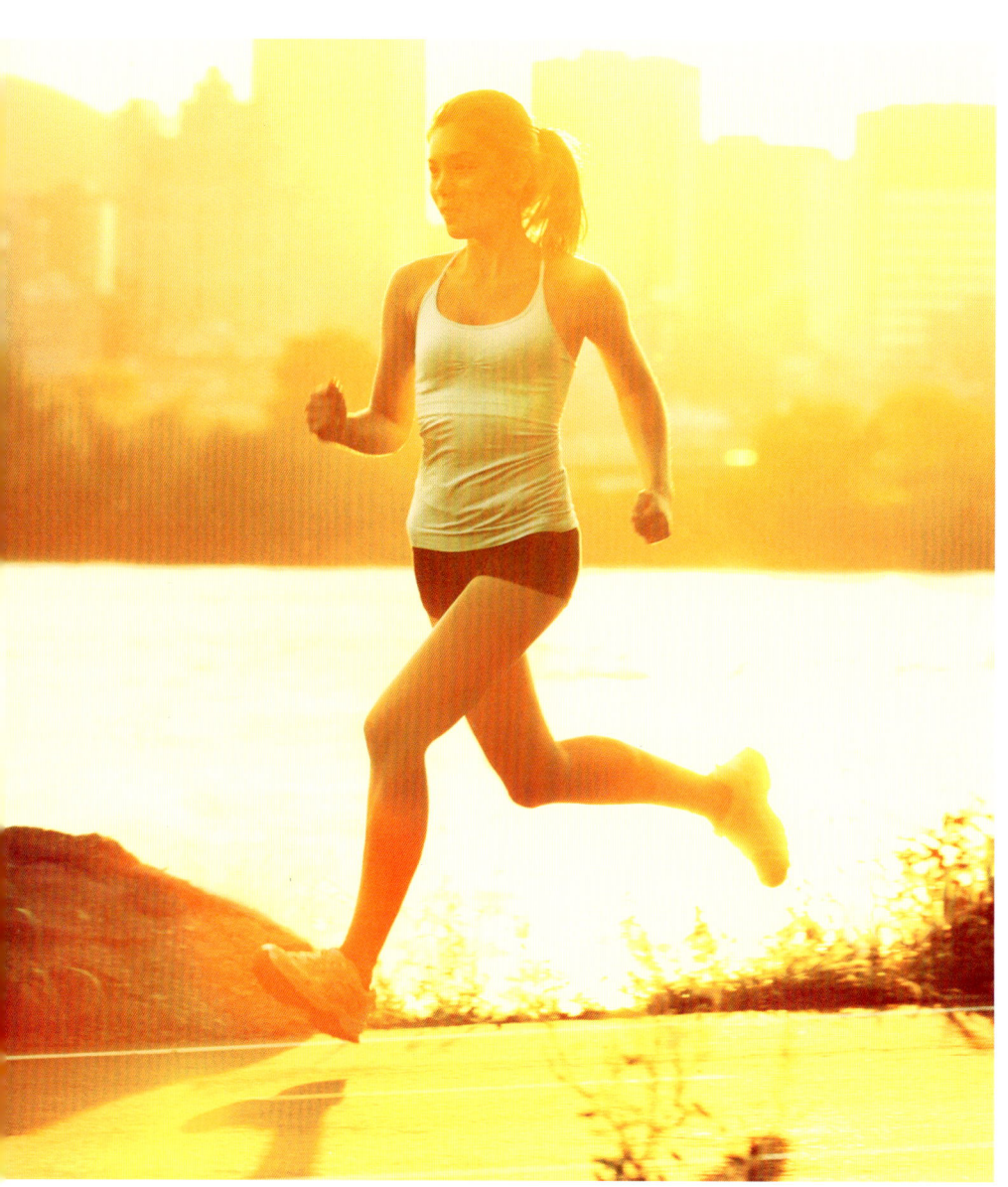

Flexibel wie die Bausteine

Ich habe es eben schon anklingen lassen: Je mehr Abwechslung Sie in Ihr Programm einbauen, desto wirkungsvoller wird es sein. Und außerdem bringt es auch deutlich mehr Spaß! Wenn Sie wie ein Roboter die ewiggleiche Routine abspulen, langweilt sich nicht nur Ihr Gehirn. Ihr Körper findet es ebenfalls zum Gähnen. Keine neuen Trainingsreize lassen uns stagnieren, die Muskeln müssen nicht weiter wachsen, das kennen sie ja schließlich alles schon. Das traurige Resultat können Sie sich denken: Sie üben emsig, doch es passiert nichts. Die Ziffern der Waage scheinen festgefroren, das Hüftgold haftet an Ihnen, als wären Sie Pechmarie. Überraschen Sie Ihren Körper mit einem bunten Mix an Übungen, die Sie immer wieder anders kombinieren. Ihre Muskeln dürfen ordentlich stöhnen angesichts der Herausforderung, denn das lässt sie stärker werden. Und Sie wissen doch: Je kräftiger Ihre Muskeln, umso mehr Kalorien verfeuern sie. Der Übungsteil ab Seite 93 stellt Ihnen mehrere Übungen pro Körperpartie zur freien Auswahl (z. B. für die Arme: Armbeugen, Armstrecken oder Trizepsdrücken). Eine Einschränkung gibt es allerdings: Für optimale Ergebnisse beim Krafttraining beanspruchen Sie stets die zusammenhängenden Muskelgruppen an einem Tag. Zum Beispiel an Tag 1 den gesamten Oberkörper mit Armen, Brust und Schultern oder Rücken. Am zweiten Tag hat das Krafttraining Pause, an Tag 3 folgt der Unterkörper in Form von

Übungen für Bauch, Beine und Po. Wegen der notwendigen Erholungszeiten ist dies für den Muskelaufbau effektiver, als wenn Sie täglich ein paar Übungen für Ober- und Unterkörper machen.

Richtig steigern

Für viel Abwechslung und möglichst intensive Wirkung finden Sie in diesem Buch zwei Arten von Krafttraining: Hantelübungen und Übungen mit dem eigenen Körpergewicht. Wählen Sie das Hantelgewicht immer so, dass Sie damit jeweils maximal drei Durchgänge («Sätze») à zwölf Wiederholungen schaffen. Das gelingt Ihnen ohne große Anstrengung? Prima, dann dürfen Sie ab dem nächsten Mal das Gewicht der Hanteln um 0,5 kg erhöhen. Sobald Sie auch dieses neue Gewicht über drei Sätze je zwölfmal sauber stemmen, ist es Zeit für weitere 0,5 kg Hantelgewicht pro Seite.

Bei den Übungen mit dem eigenen Körpergewicht zeige ich Ihnen häufig drei Varianten, eine für Einsteiger, eine für Fortgeschrittene und eine für die Powerfrau in Ihnen. Beginnen Sie stets mit der leichtesten Variante und schauen Sie, ob Sie zwei Sätze mit jeweils zwölf Wiederholungen schaffen. Wenn Sie das lässig hinbekommen, steigern Sie sich in Etappen weiter: zunächst auf drei Sätze, dann auf vier. Erst danach ist es Zeit, zur Fortgeschrittenen-Version der Übung zu wechseln. Auch hier bauen Sie Ihre Kraft wieder Schritt für

Schritt bis auf vier Sätze der angegebenen Wiederholungszahl aus, bevor Sie zur extraschweren Variante übergehen.

Ich weiß, dass die Verlockung groß ist, gleich mit schwerem Gewicht oder der schwierigsten Variante ins Training einzusteigen. Bitte halten Sie sich jedoch unbedingt an die gegebenen Anleitungen und erhöhen Sie den Trainingswiderstand langsam. Sie beugen damit Verletzungen und schmerzhaftem Muskelkater vor!

Auch bei der Ausdauer sollten Sie ein Auge darauf haben, sich mit der Zeit immer weiter zu steigern. Sonst macht Ihnen die Anpassung des Körpers einen dicken Strich durch Ihre Abnehmrechnung. Bauen Sie Ihr Ausdauertraining wie folgt auf: Starten Sie ganz moderat mit einer Dauer von 30 Minuten. Ganz gleich wie viel überschüssiges Gewicht Sie vielleicht mit sich herumtragen, Sie kriegen das hin! Der Fit-bis-zur-Hochzeit-Baukasten glänzt hier wieder durch Flexibilität. Will heißen: Sie bestimmen Ihr Tempo selbst. Wichtig ist nur, dass Sie sich eine halbe Stunde am Stück bewegen. Das kann bei mehr als 30 kg Übergewicht zunächst bloß spazieren gehen sein. Bitte überfordern Sie sich nicht. Hören Sie auf die Signale Ihres Körpers und Sie werden merken, was Ihnen gut tut. Fällt Ihnen

das Spazieren leicht, wollen Sie automatisch ein wenig schneller gehen. Tun Sie es! Wenn Sie trotz ein paar Kilo zu viel auf den Rippen ganz gut beweglich und bei Kondition sind, legen Sie sich die Messlatte gleich am Anfang etwas höher. Falls Sie Joggen möchten, beginnen Sie ebenfalls bei 30 Minuten, aber gehen und laufen Sie im Wechsel. Als Anfängerin heißt das: Sie laufen zwei Minuten, dann gehen Sie eine Minute, danach laufen Sie wieder zwei Minuten und so weiter.

Sobald Sie wahrnehmen, dass sich Ihre Ausdauer verbessert, verlängern Sie die Laufzeit um eine Minute. Nach einer Woche könnten Sie beispielsweise drei Minuten laufen und eine Minute gehen im Wechsel. Die Gesamtlaufzeit von 30 Minuten bleibt aber unverändert. So steigern Sie sich Schritt für Schritt, verbrennen kräftig Körperfett und stärken nebenbei auch Herz und Kreislauf. Übrigens: Die meisten Menschen joggen deutlich zu schnell. Es geht um Ausdauer, nicht um Rekorde für den nächsten Halbmarathon. Wählen Sie Ihr Tempo derart, dass Sie sich bequem unterhalten können, während Sie laufen. Fangen Sie an zu keuchen und Ihr Kopf läuft rot an, sind das zwei sichere Zeichen, dass Sie die Geschwindigkeit etwas herunterfahren sollten. Bei den

«Überraschen Sie Ihren Körper mit einem bunten Mix an Übungen, die Sie immer wieder anders kombinieren.»

Das Fit-Programm

Ausdauereinheiten brauchen Sie sich nicht zu verausgaben, hier ist vor allem wichtig, dass Sie regelmäßig aktiv sind. Und zum richtig Auspowern ist das Krafttraining da, dabei können Sie sich nach Herzenslust austoben.

Vielfältige Ausdauer

Wie beim Krafttraining zählt bei der Ausdauer die Abwechslung. Machen Sie sich einen Spaß daraus, immer andere Varianten auszuprobieren, die Ihren Körper fordern und Sie bei Laune halten. Wieder gilt: Je abwechslungsreicher, desto effektiver. Wenn Sie laufen oder Rad fahren, bauen Sie immer mal einen kleinen(!) Sprint zwischendurch ein, sehen Sie in der Nähe einen Hügel – nichts wie rauf! Variieren Sie das Tempo, gehen Sie zum Beispiel auch mal «in Zeitlupe», hüpfen Sie ein paar Meter weit im Kniehebelauf oder steigen Sie rückwärts eine Treppe hinunter (keine Angst, Ihr Körper schützt Sie in der ungewohnten Situation, indem er Sie automatisch langsamer werden lässt). Achten Sie mal darauf, wie sich das anfühlt.
Finden Sie Ihre Lieblings-Ausdauer-Aktivitäten und verteilen Sie diese am besten abwechselnd über die Woche. Mal angenommen, Sie mögen Schwimmen und Inlineskating, dann könnten Sie dreimal pro Woche, jeweils im Anschluss an das Krafttraining, eine halbe Stunde Inlineskaten. Und an den übrigen drei Trainingstagen gehen Sie ins Schwimmbad und ziehen 30 Minuten lang Ihre Runden. Vielleicht ist

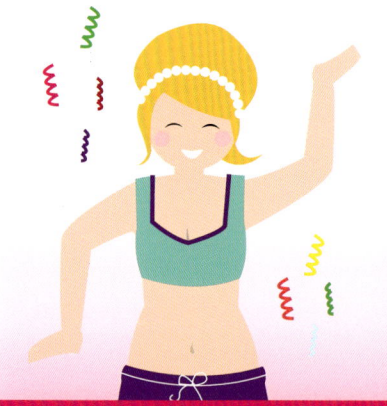

Joker-Tag

Aus eigener Erfahrung weiß ich, dass es manchmal ganz schön anstrengend sein kann, das Fit-bis-zur-Hochzeit-Programm mit den Hochzeitsvorbereitungen und sämtlichen anderen Anforderungen wie Beruf und Haushalt in Einklang zu bringen. Und Ihr Verlobter möchte ja schließlich auch noch etwas von Ihnen haben … Deshalb gibt es in meinem Vier-Wochen-Plan immer einen Pausentag pro Woche. Je nachdem, wann Sie beginnen, kann das zum Beispiel der Samstag oder Sonntag sein. Ich verzichte bewusst auf eine Unterteilung in Montag, Dienstag und so weiter, weil jede Frau ihren individuellen Alltag hat. Wenn Sie beispielsweise den Sonntag für einen gemeinsamen Radausflug mit Ihrem Schatz nutzen wollen, prima, dann haben Sie die Ausdauereinheit für diesen Tag sogar gemeinsam geschafft! Dafür erwartet Sie erfahrungsgemäß am Montag im Büro immer ein übervolles Postfach? Kein Problem, legen Sie Ihren persönlichen Pausentag einfach auf diesen Tag. Ordnen Sie die Bausteine des Programms ganz nach Ihren Bedürfnissen.

Falls übrigens hin und wieder ein dringender Termin unter der Woche ansteht, ist es auch absolut ok, wenn Sie zusätzlich einen weiteren sportfreien Tag einlegen. Trainieren Sie am nächsten Tag ganz normal weiter. Solange das Auslassen nicht zur Regel wird, leidet Ihr Trainingserfolg nicht darunter. Im Gegenteil, zu wissen, dass der Vier-Wochen-Plan für Sie arbeitet und nicht gegen Sie, erhöht letztendlich die Wahrscheinlichkeit, dass Sie durchhalten und bis zum großen Tag tatsächlich viele lästige Kilos über Bord werfen. Nicht weil Sie es müssen, sondern weil es Ihr erklärtes Ziel ist, sich rundum wohlzufühlen in Ihrer Haut.

das auch zu aufwendig, dann schwimmen Sie nur zweimal, und machen als dritte Ausdauereinheit ein Lauftraining. Oder falls Ihnen das alles viel zu viel erscheint, keine Sorge, selbst wenn Sie für die Ausdauer bloß eine halbe Stunde täglich spazieren gehen oder mit dem Rad zur Arbeit fahren, wird das seine Wirkung nicht verfehlen. Jede Art von Bewegung ist gut und verbraucht Kalorien! Hinterher sind Sie extrem stolz auf sich, weil Sie es geschafft haben, und eigentlich ist es doch auch gar nicht so schwierig, wenn man erst mal angefangen hat.

Lassen Sie es mich nochmals betonen: Sie dürfen sich Ihr Fit-Programm genau nach Ihren Wünschen und Bedürfnissen einrichten. Ich selbst habe bereits genug Diäten hinter mir, darum weiß ich genau: Nur wenn es Spaß macht, halten Sie durch! Und entkommen dem gefürchteten Jo-Jo-Effekt, weil die Bewegung zu einem freudigen Teil Ihres Alltags geworden ist, den Sie nicht mehr missen wollen. Das können Sie sich im Moment nur schwer vorstellen? Versuchen Sie es. «Fit bis zur Hochzeit» ist zwar als Countdown angelegt, aber nach der Hochzeit muss keineswegs Schluss sein. Wäre doch nett, wenn Ihre Diät-Geschichte anlässlich des schönsten Tages in Ihrem Leben ein Ende fände …

Vorspiel und Abkühlung

Um noch mehr Schlank-Wirkung aus dem Vier-Wochen-Plan herauszukitzeln, nehmen Sie sich die Zeit für Warm-up und Cooldown. Die Aufwärmübung sollte immer vor einer Krafteinheit ausgeführt werden. Das senkt das Verletzungsrisiko erheblich und bereitet die Muskeln optimal auf das Training vor. Fünf Minuten Warm-up genügen. Und auch hier können Sie wieder frei Ihre Favoriten wählen. Auf Seite 92 empfehle ich Ihnen ein paar kinderleichte Übungen. Machen Sie eine davon und gut. Oder noch besser: Wechseln Sie die Übung jeden Tag.

Während vor dem Kraftprogramm das Aufheizen entscheidend ist, schließen Sie Ihr Ausdauertraining idealerweise an drei Tagen in der Woche mit einem Cool-down ab. Die Übungen dafür finden Sie ab Seite 116. Gönnen Sie sich das wohlige Erlebnis einer zehnminütigen Stretching-Einheit. Ich weiß, viele betrachten das Dehnen als Luxus. Wenn Sie sich diesen Luxus allerdings regelmäßig gönnen, werden Sie mit größerer Beweglichkeit belohnt. Das macht Sie geschmeidig wie eine Katze, was sicher auch Ihrem Liebsten gefällt …

«Um noch mehr Schlank-Wirkung aus dem Vier-Wochen-Plan herauszukitzeln, nehmen Sie sich die Zeit für Warm-up und Cool-down.»

Der Ablauf im Überblick

Woche A

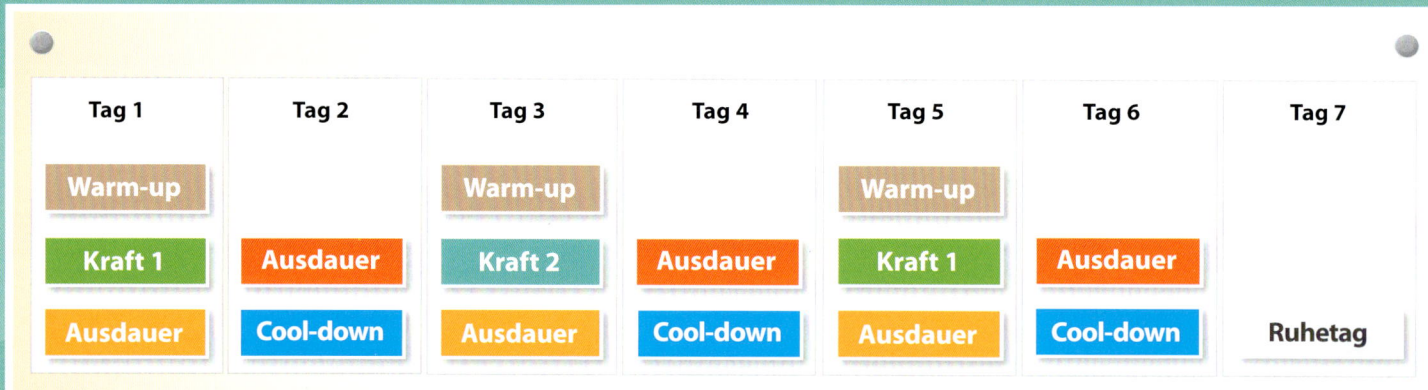

Tag 1	Tag 2	Tag 3	Tag 4	Tag 5	Tag 6	Tag 7
Warm-up		Warm-up		Warm-up		
Kraft 1	Ausdauer	Kraft 2	Ausdauer	Kraft 1	Ausdauer	
Ausdauer	Cool-down	Ausdauer	Cool-down	Ausdauer	Cool-down	Ruhetag

Woche B

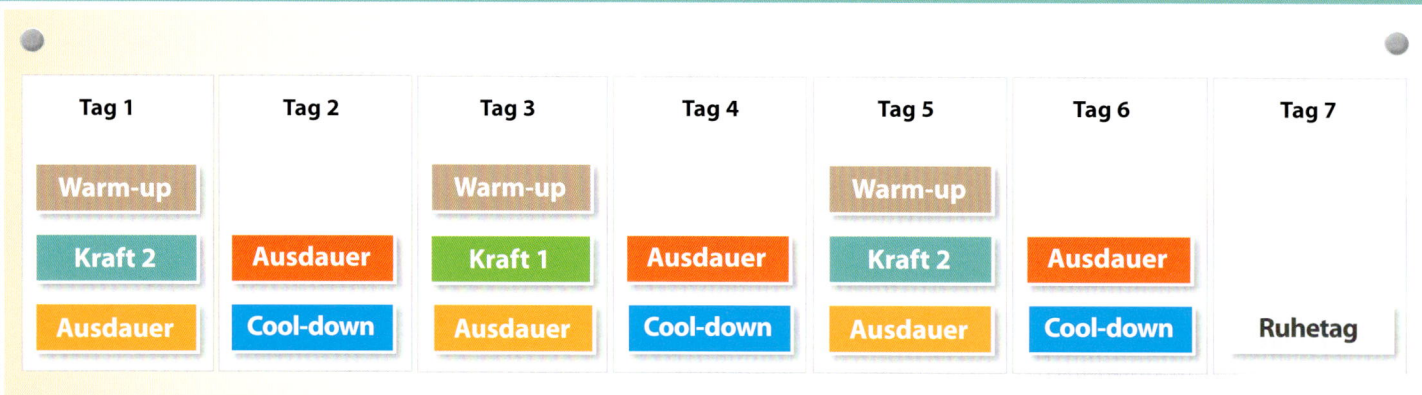

Tag 1	Tag 2	Tag 3	Tag 4	Tag 5	Tag 6	Tag 7
Warm-up		Warm-up		Warm-up		
Kraft 2	Ausdauer	Kraft 1	Ausdauer	Kraft 2	Ausdauer	
Ausdauer	Cool-down	Ausdauer	Cool-down	Ausdauer	Cool-down	Ruhetag

Das bedeuten die Bausteine

Warm-up

Kraft

Dauer: 5 Min.

Eine Auswahl an Übungen zum Aufwärmen finden Sie auf Seite 92. Pro Trainingseinheit genügt eine Übung.

Ausdauer-Einheit als Warm-up?

Das Warm-up sollte keine komplette Trainingseinheit sein, sondern ein kurzes «Aufwärmen». Nur dann sind die Muskeln vor dem Krafttraining noch frisch und können ihre volle Leistung bringen. Legen Sie daher die Ausdauer-Einheit auf eine andere Tageszeit oder führen sie im Anschluss an das Krafttraining durch.

«Das Warm-up stimmt Ihre Muskeln optimal auf das Training ein und beugt Verletzungen vor.»

- Pro Kraft-Tag machen Sie drei Übungen: entweder für den Oberkörper (Arme, Brust, Schultern/Rücken) oder für den Unterkörper (Bauch, Po, Beine).

- Suchen Sie sich aus dem Übungsteil ab Seite 93 je eine Übung für jeden Körperbereich aus. Je öfter Sie zwischen den Übungen wechseln, desto effektiver trainieren Sie: Wählen Sie als Bauchübung zum Beispiel an Tag 1 Crunches und an Tag 5 Seitstütze.

- Ändern Sie auch die Abfolge der Übungen immer wieder (z. B. 1. Arme, 2. Brust, 3. Schultern/Rücken → 1. Brust, 2. Schultern/Rücken, 3. Arme).

- Für maximale Wirkung führen Sie alle Kraftübungen langsam und sehr bewusst aus. Konzentrieren Sie sich auf den korrekten Bewegungsablauf und spannen Sie die entsprechenden Muskeln an. Die Wiederholungen einfach nur halbherzig «herunterzureißen», bringt wenig.

- Zwischen den einzelnen Sätzen sowie zwischen den Übungen machen Sie jeweils eine Minute Pause, damit sich die Muskeln kurz ausruhen können.

Waren Sie heute in Topform?

Notieren Sie sich jeden Tag die Zahl der geschafften Sätze und Wiederholungen. Das Aufschreiben dient erstens als Gedächtnisstütze fürs nächste Training, und zweitens können Sie daran prima Ihre Fortschritte ablesen. So motivieren Sie sich auch an Durchhängertagen zum Dranbleiben. Holen Sie sich das Trainingsposter zum Vier-Wochen-Plan als Gratis-Download auf:

www.fit-hochzeit.de

Das Fit-Programm

Vier-Wochen-Plan

Kraft 1

Arme	1 Übung	2–3 Sätze à 8–12 Wh. (mit Hanteln)	
Brust	1 Übung	2–3 Sätze à 8–12 Wh. (mit Hanteln) ODER: 2–4 Sätze à 8–12 Wh. (mit Körpergewicht)	Je 1 Minute Pause zwischen den Sätzen und Übungen
Schultern oder Rücken	1 Übung	2–3 Sätze à 8–12 Wh. (mit Hanteln) ODER: 2–4 Sätze à 8–12 Wh. (mit Körpergewicht)	

Vier-Wochen-Plan

Kraft 2

Bauch	1 Übung	2–4 Sätze à 8–12 Wh.	Je 1 Minute Pause zwischen den Sätzen und Übungen
Po	1 Übung	2–4 Sätze à 8–12 Wh.	
Beine	1 Übung	2–4 Sätze à 8–12 Wh.	

Seitenwechsel bei Körpergewichtsübungen:
nach jedem Satz; pro Seite zwei bis vier Sätze

Schritt für Schritt zu mehr Kraft

Bei den **Hantelübungen** stets mit dem niedrigsten Gewicht (0,5 kg) anfangen. Wer bisher gar nicht trainiert hat, lässt die Hanteln zu Beginn ganz weg, um Muskelkater zu vermeiden. Das richtige Gewicht haben Ihre Hanteln dann, wenn Sie damit höchstens drei Sätze mit je zwölf Wiederholungen schaffen. Sobald Sie damit unterfordert sind, erhöhen Sie das Hantelgewicht auf jeder Seite um 0,5 kg, und versuchen erneut, auf die maximale Zahl an Sätzen und Wiederholungen zu kommen. Dann steigern Sie das Hantelgewicht wieder um 0,5 kg und so weiter.

Für die **Übungen mit dem eigenen Körpergewicht** gilt ebenfalls: Starten Sie mit der Einsteiger-Variante. Bekommen Sie zwei Sätze à zwölf Wiederholungen spielend leicht hin, setzen Sie sich drei Sätze als nächstes Ziel, anschließend vier Sätze. Erst danach wechseln Sie zur Fortgeschrittenen-Variante. Wenn Sie auch dabei zwölf Wiederholungen in je vier Sätzen schaffen, ist es Zeit für die extraschwere «Powerfrau»-Variante der Übung. Diese können Sie wiederum bis auf vier Sätze ausdehnen.

Wählen Sie aus der Übersicht auf Seite 115 diejenigen Ausdauer-Aktivitäten, an denen Sie Spaß haben. Machen Sie diese am besten im Wechsel, zum Beispiel an Tag 1, 3 und 5 Radfahren (helles Orange), an Tag 2, 4 und 6 Laufen oder Spazierengehen (dunkles Orange). Probieren Sie auch immer mal wieder etwas Neues aus, je abwechslungsreicher, umso besser!

3 Tipps, die Ihre Mundwinkel nach oben zeigen lassen

1. Grundgeschwindigkeit für alle Arten von Ausdauer: LANGSAM! Der ideale Trainingspuls liegt bei maximal 130 Schlägen pro Minute (immer mal mit der Pulsuhr überprüfen). Ausdauer soll nicht anstrengen.

2. Öfter Tempowechsel einbauen: die langsame Grundgeschwindigkeit variieren, zum Beispiel durch halbe Geschwindigkeit («wie in Zeitlupe») oder einige Meter sprinten

3. Hindernisse auf dem Weg als Trainingsgelegenheit nutzen: Treppen, Hügel, Berge erklimmen, Treppen auch mal rückwärts heruntergehen (langsam), auf Baumstämmen oder Bordsteinkanten balancieren (Vorsicht, nicht an der Straße!)

Ausdauer

Vier-Wochen-Plan

Laufen

Anfängerin (größeres Übergewicht)		
Dauer	30 Min.	**Steigerung:** wie Anfängerin (leichtes Übergewicht)
Tempo	langsam gehen (spazieren)	
Anfängerin (leichtes Übergewicht)		
Dauer	30 Min.	**Steigerung:** 3 Min. laufen, 1 Min. gehen im Wechsel → 4 Min. laufen, 1 Min. gehen im Wechsel usw. (mit wachsender Kondition jeweils 1 Min. länger laufen → max. 30 Min. am Stück laufen)
Tempo	2 Min. laufen, 1 Min. gehen im Wechsel	
Fortgeschrittene (läuft bereits regelmäßig, leichtes Übergewicht)		
Dauer	30 Min.	**Steigerung:** mit wachsender Kondition 40, 45, 60 Min. laufen
Tempo	frei (Puls max. 130/Min.)	

Andere Ausdauersportarten

Dauer	30 Min.	**Steigerung:** mit wachsender Kondition 40, 45, 60 Min. trainieren
Tempo	frei (Puls max. 130/Min.)	

Das Fit-Programm

Pölsterchen regelmäßig verheizen

Fürs Abnehmen kommt es nicht so sehr darauf an, dass Sie sich schnellstmöglich steigern und in kürzester Zeit immer größere Strecken zurücklegen. Ihr Ziel «Fit bis zur Hochzeit» erreichen Sie bei der Ausdauer vor allem dadurch, dass Sie regelmäßig Fett verbrennen. Also statt einmal pro Woche zwei Stunden lang Gas zu geben, tun Sie lieber täglich eine halbe Stunde entspannt etwas für Ihre Ausdauer (schon Spazierengehen ist hilfreich – und das kann wirklich jeder). In Verbindung mit Krafttraining und eiweißreicher Ernährung erhalten Sie so ein sehr wirksames Fett-weg-Programm!

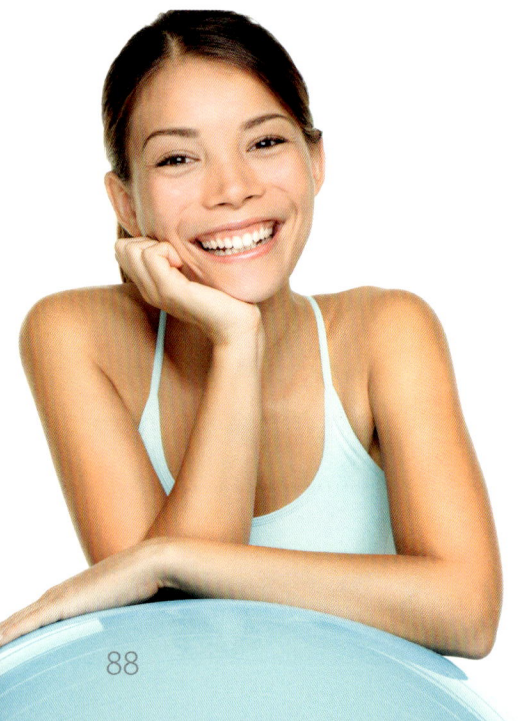

Cool-down

Dauer: 10 Min.
→ *Die Übungen für das Dehnen zum Cool-down finden Sie ab Seite 116.*

Abnehmen – je schneller, desto besser?

Klar, dass Sie bis zur Hochzeit möglichst viele lästige Kilos loswerden möchten, das war bei mir nicht anders. Dennoch warne ich Sie ausdrücklich vor exzessivem Übertraining. Wenn Sie von nun an in jeder freien Minute nur noch Sport treiben, statt 12 Wiederholungen gleich 50 oder 100 machen oder sich zu zwei Stunden Ausdauertraining am Stück verpflichten, erreichen Sie damit vor allem eins: völlige Erschöpfung. Ihr Körper braucht genügend Erholungszeiten, um sich auf die veränderte Lebensweise einzustellen. Hier hat jede Frau Ihren eigenen Rhythmus. Vergleichen Sie sich nicht mit Ihrer Freundin, Ihrer Mut-

«Ihr Körper braucht genügend Erholungszeiten, um sich auf die neue Lebensweise einzustellen.»

Ruhetag

An einem Tag in der Woche haben Sie Sport-frei. Ruhen Sie sich aus und genießen Sie die Zeit!

ter oder Ihrer Kollegin. Vielleicht nimmt sie ja etwas schneller ab als Sie oder schafft auf Anhieb mehr Wiederholungen beim Training. Na und? Freuen Sie sich für sie, aber fangen Sie nicht an zu wetteifern. Ihr eigener Körper ist das Maß, nur wenn Sie auf ihn hören und auf seine Bedürfnisse Rücksicht nehmen, werden Sie dauerhaft Ihr Gewicht reduzieren. Ansonsten führt der unfreundliche Umgang mit sich selbst sehr rasch dazu, dass Sie sich aus Frust mehr Kilos anfuttern als zuvor.

Übrigens ist eine radikale Hungerkur auch deswegen alles andere als ratsam, weil sich unsere Haut nur langsam anpassen kann. Wer in kurzer Zeit sehr viel Gewicht abbaut, hat je nach Veranlagung hinterher häufig mit hängender, loser Haut zu kämpfen. Um das zu vermeiden, bleiben Sie geduldig. Steigern Sie bei den Kraftübungen das Hantelgewicht oder die Schwierigkeit wie vorgegeben und erhöhen Sie bei der Ausdauer schrittweise die Trainingszeit. Finden Sie Ihr persönliches Tempo. Die Belohnung: Ihre Pfunde schmelzen auf diese Weise langsam, aber sicher … und dauerhaft.

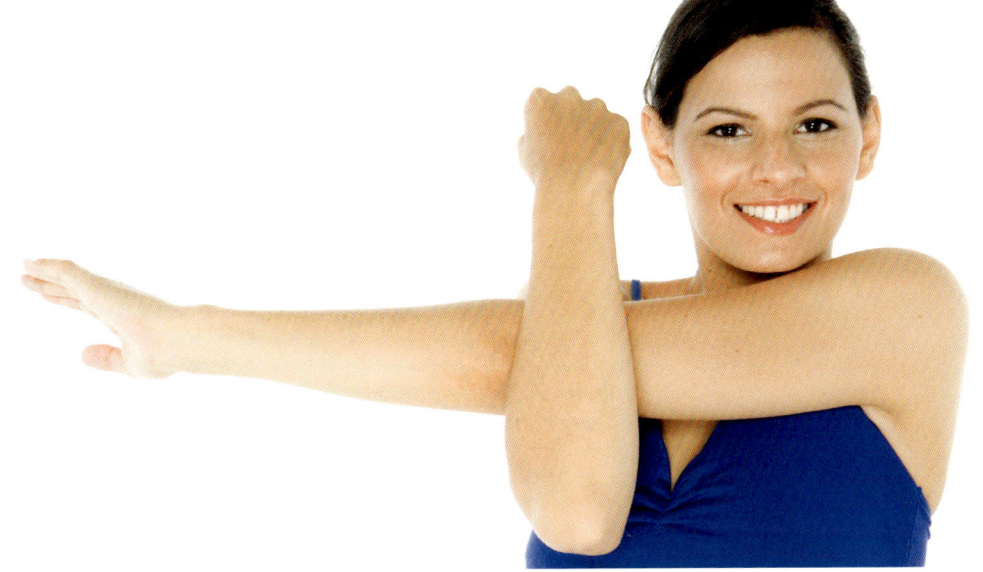

15 Kilo weg in zehn Tagen?

Auch wenn Sie es eilig haben – 15 Kilo abnehmen in zehn Tagen ist definitiv nicht möglich. Pülverchen oder Crashdiäten, die Ihnen etwas Derartiges versprechen, sind keine Wundermittel, sondern schlichtweg unseriös!

Für Ihre Hochzeit möchten Sie besonders gut aussehen, doch glauben Sie im Ernst, Ihr Verlobter würde mit Ihnen den Bund der Ehe schließen wollen, wenn er Sie nicht bereits jetzt ungemein attraktiv fände? Tatsächlich sind es häufig wir Frauen selbst, die überall an uns Problemzonen entdecken, während der Liebste oft nur ahnungslos die Schultern zuckt: «Cellulite? Was war das noch mal? – Schatz, deine Beine sind wunderschön!» Auch wenn es Ihnen schwerfällt, glauben Sie dem Mann an Ihrer Seite und betrachten Sie sich öfter mal mit seinem liebevollen Blick. Dann werden Ihnen die vermeintlichen Krater und Hügel Ihrer Körperlandschaften weniger krass erscheinen und Sie können die verbleibende Zeit bis zum großen Tag nutzen, um sich mit etwas Feintuning in (noch entzückendere) Form zu bringen.

Muskelkater – Das müssen Sie beachten

Bis jetzt waren Sie eher Couchkartoffel als Laufheldin? Gerade zu Beginn des Fit-Programms werden Sie dann womöglich den einen oder anderen Muskelkater bekommen. Solange Sie sich an die Übungsvorgaben zu Gewicht, Schwierigkeit und Wiederholungen halten, spüren Sie jedoch höchstens ein leichtes Ziehen. Das ist völlig normal und nichts Schlimmes, Ihr Körper reagiert damit einfach auf die ungewohnten Bewegungen. Trainieren Sie ganz normal weiter. Gefährlich wird es nur, wenn Sie es mit dem Ehrgeiz übertreiben und tags darauf vor Schmerzen wie gelähmt sind. Ein starkes Brennen oder Stechen in der Muskulatur heißt unbedingt Sport-Stopp für die nächsten drei bis vier Tage! Wenn Sie jetzt weitertrainieren, riskieren Sie einen Muskelfaserriss. Klingt der Schmerz nicht innerhalb von zehn Tagen deutlich ab, suchen Sie sicherheitshalber Ihren Arzt auf.

Wachsen Muskeln schneller durch Muskelkater? Diese Annahme ist weit verbreitet, doch nach neuesten Erkenntnissen der Sportwissenschaft ein Mythos. Muskelwachstum erreichen Sie mit oder ohne Muskelkater – durch regelmäßiges Training mit steigendem Schwierigkeitsgrad. Und Muskelkater vermeiden Sie, indem Sie alle Übungen langsam und sauber ausführen und sich nicht zu viel vornehmen. Achten Sie außerdem auf eine eiweißreiche Ernährung. Die Proteine dienen dem Körper als Baustoffe, um das Muskelgewebe zu erhalten und aufzubauen.

Ist das Ziehen oder Stechen einmal da, hilft vor allem Wärme. Die Entzündungen im Muskelgewebe, die dem Muskelkater zugrundeliegen, heilen dadurch zwar nicht schneller. Aber immerhin lindern ein Saunagang oder ein warmes Bad die Schmerzen und sorgen für Entspannung. Gehen Sie anschließend früh ins Bett, damit sich Ihre Muskeln in Ruhe erholen können.

Fettkiller de luxe
Kraftübungen für den ganzen Körper

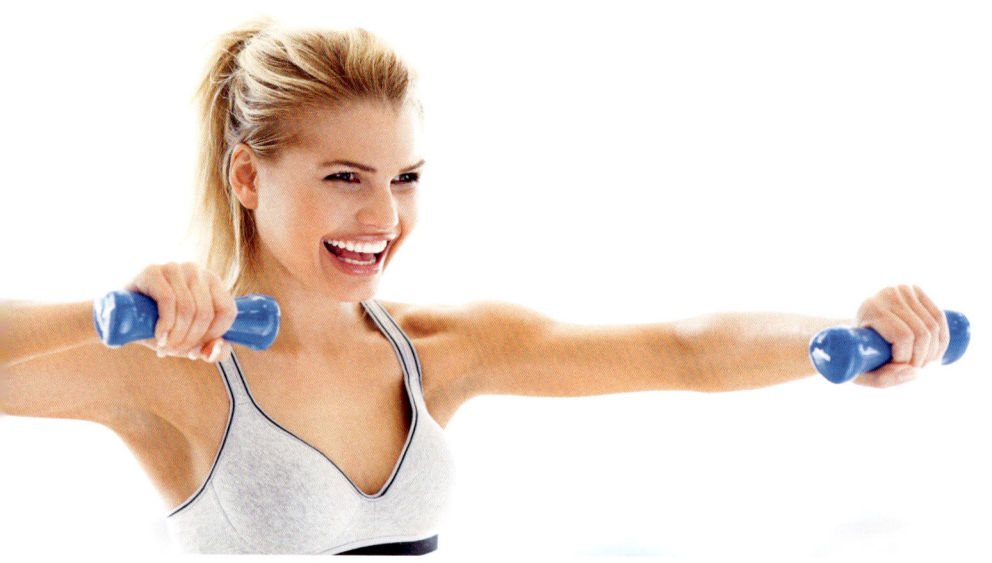

Geben Sie sich zwei Sekunden

Führen Sie alle Übungen langsam aus. Das Training wirkt dann umso intensiver und Sie vermeiden Verletzungen. Was heißt langsam? Zur Orientierung: Geben Sie sich für jede Wiederholung zwei Sekunden lang Zeit. Eine Sekunde für die Hin- und eine Sekunde für die Rückbewegung. Das klingt erst mal nach wenig, aber probieren Sie es und schauen Sie dabei auf eine Uhr mit Sekundenanzeige. Sie werden merken, dass zwei Sekunden ganz schön lang sein können.

Eine spannende Sache

Vielleicht wundern Sie sich beim Blick in den Übungsteil: Warum sollen Sie den ganzen Körper trainieren? Unter dem Kleid sieht man doch ohnehin bloß Schultern, Dekolleté und Bauch. Ist das nicht Zeitverschwendung? Natürlich enthält der Übungsteil zahlreiche Übungen, die gezielt Ihre Problemzonen straffen. Doch bedenken Sie, dass Ihr Körper Fett nicht nur an einer Stelle abbaut. Sie brauchen also etwas Geduld – und den Blick fürs Ganze. Ich habe es schon mehrmals erwähnt, je trainierter Ihre Muskeln sind, desto mehr

Auf den folgenden Seiten finden Sie jede Menge Übungen, die Ihre Kraft stärken. Stellen Sie sich Ihr persönliches Workout daraus zusammen. Im Vier-Wochen-Plan haben Sie erfahren, wie es geht. Jetzt ist die Zeit loszulegen!

Bloß nicht die Luft anhalten

Am Anfang brauchen Sie Ihre Konzentration, um sich auf die ungewohnten Bewegungs-

abläufe zu konzentrieren. Sobald Sie etwas sicherer geworden sind, achten Sie ganz bewusst auf Ihre Atmung. Beim Anspannen atmen Sie ein, beim Entspannen aus. Soll eine Position gehalten werden (z. B. beim Unterarmstütz), lassen Sie Ihren Atem fließen. Also nicht Luft holen und dann gepresst ausatmen, sondern harmonisch im Wechsel den Atem ein- und ausströmen lassen. Fällt Ihnen das gleichmäßige Atmen während der Übungen schwer, wechseln Sie zur leichteren Variante oder senken das Hantelgewicht.

Wie fit sind Sie?

Bevor Sie sich ins Sportvergnügen stürzen, machen Sie den Fitness-Check-up. Auf der Website zum Buch können Sie sich in fünf Kernbereichen testen: Koordination, Kraft, Schnelligkeit, Ausdauer und Beweglichkeit. Die kleinen Übungen, die überraschend schwierig sein können, zeigen Ihnen, wie fit Sie aktuell sind (oder auch nicht). Egal wie Sie dabei abschneiden, lassen Sie sich nicht entmutigen. Je weniger Punkte Sie erreichen, desto motivierter sollten Sie ab heute Ihr tägliches Training angehen. Schließlich haben Sie ein grandioses Ziel: fit bis zur Hochzeit werden und einfach klasse aussehen! Schreiben Sie sich Ihre Testergebnisse von heute auf, und halten Sie sich genau an den Vier-Wochen-Plan. Nach 14 Tagen wiederholen Sie den Fitnesstest, und ich wette mit Ihnen, dass Sie dann einen Riesensprung nach vorn gemacht haben werden!

Hier geht's zum Gratis-Fitnesstest:

www.fit-hochzeit.de

Extra-Tipp: Spannen Sie bei jeder Übung auch Bauch, Po und Beine an, selbst wenn Sie gerade eine Arm- oder Rückenübung ausführen. Das lässt Ihr Training hocheffektiv werden.

Kalorien verheizen Sie den ganzen Tag über. Und desto flotter verschwinden die Fettpölsterchen. Ganz gleich, ob Sie gerade Sport treiben oder schlafen. Investieren Sie deshalb auch in die Muskulatur an Stellen, die im Brautkleid unsichtbar bleiben. Sie gewinnen dadurch viele leistungsfähige Kalorienbrennöfen hinzu, die Ihre Abnehmbemühungen mit Feuer und Flamme unterstützen. Statt 100 Crunches für den Bauch machen Sie also lieber dreimal zwölf und anschließend noch drei Sätze vorgebeugtes Rudern für den Rücken. Dies hat außerdem den Vorteil, dass Sie ausgeglichen Muskeln aufbauen, und nicht nur an einer Stelle, während der Rest schwach bleibt. Sie werden es an Ihrer verbesserten Körperhaltung spüren. Die trainierte Muskulatur stützt Sie bei allen Bewegungen wie ein Korsett und Sie fühlen sich viel kraftvoller im Alltag.

Das Fit-Programm

Warm-up
Vorglühen mal anders

Nicht vergessen: Wärmen Sie sich vor dem Krafttraining immer schön auf, um Verletzungen vorzubeugen! Außerdem stimmen Sie sich so ideal auf die Übungen ein. Also los geht's, machen Sie sich heiß und bringen Sie Ihren Puls auf Touren. Hier kommen ein paar Vorschläge, mit denen Sie für Abwechslung sorgen:

• Legen Sie Ihr peppigstes Lieblingslied auf und tanzen Sie einfach für fünf Minuten drauf los! Das bringt Ihren Kreislauf in Schwung und hebt die Laune.

• Hüpfen Sie zwei Minuten wie ein Hampelmann (für bessere Koordination und Ausdauer).

• Drehen Sie mit dem Fahrrad eine kurze Runde durchs Viertel.

• Gehen oder laufen Sie fünf Minuten auf der Stelle. Zu langweilig? Sie können Ihre Wanderung auch durch das Zimmer oder die ganze Wohnung fortsetzen.

• Machen Sie einen flotten Spaziergang an der frischen Luft.

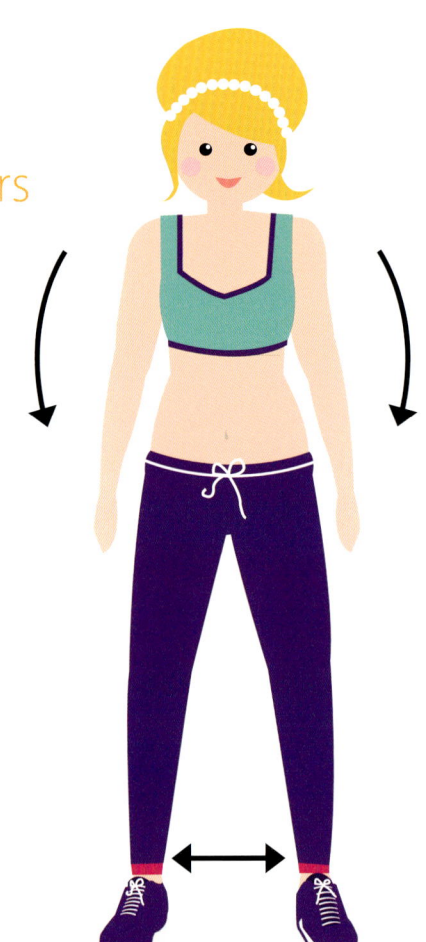

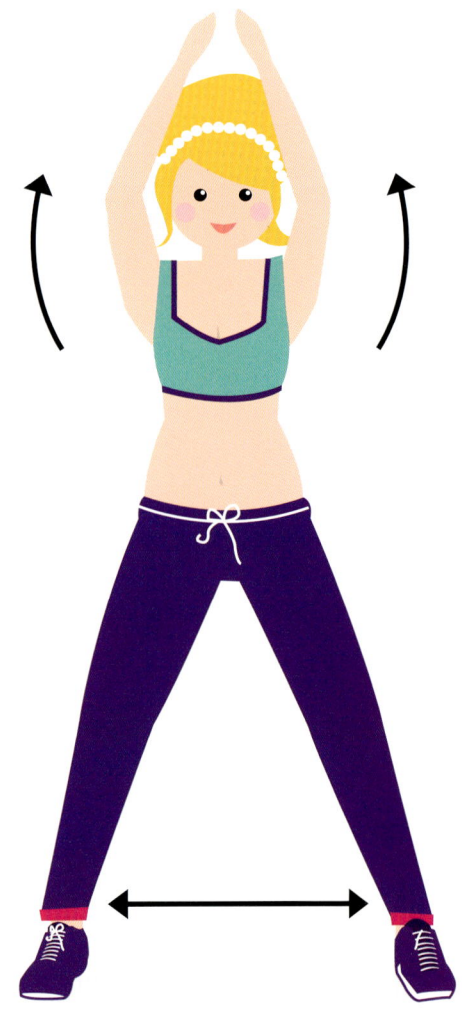

• Springen Sie auf der Stelle (oder mit einem Seil), bis Sie merken bzw. anhand Ihrer Pulsuhr sehen, dass sich Ihr Puls erhöht (auf 110–130 Schläge/Min.).

• Sie haben einen Heim- oder Crosstrainer zu Hause stehen? Super, treten Sie für fünf bis zehn Minuten kräftig in die Pedale.

OBERKÖRPER

Diese Übungen bringen Sie kräftig ins Schwitzen.
Doch es lohnt sich: für straffe Ballerina-Arme, schlanke
Schultern und ein wohlgeformtes Dekolleté!

1. Armbeugen (Bizeps)

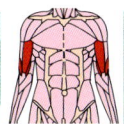

Strafft die Oberarme

- Füße hüftbreit auseinander, Knie leicht beugen
- Hanteln in beide Hände nehmen, Handrücken zeigen nach unten
- Unterarme in Richtung Oberarme führen
- wieder absenken

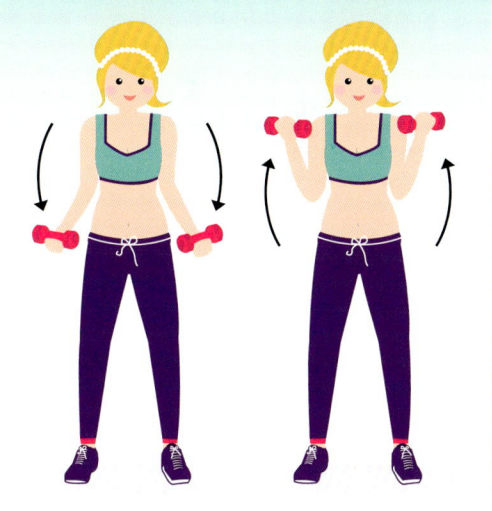

ARME

Das Fit-Programm

2. Armstrecken (Trizeps)

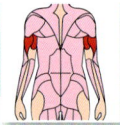
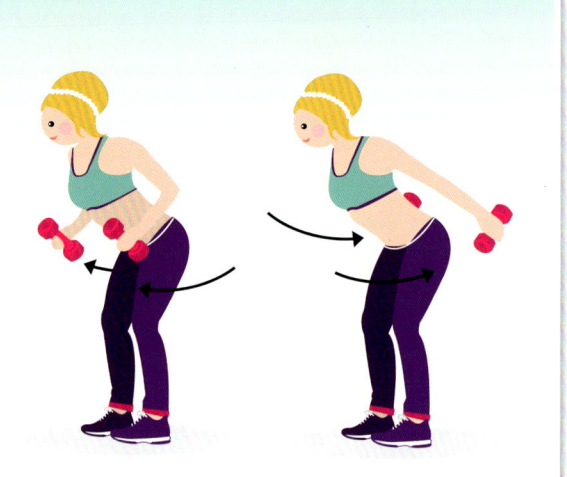

Sagen Sie: Tschüss, Winkearm!

- Füße hüftbreit auseinander, Knie leicht beugen
- gestreckten Oberkörper im 45-Grad-Winkel nach vorne beugen
- Hanteln in beide Hände nehmen, Handrücken zeigen nach außen
- Arme anspannen und im 90-Grad-Winkel neben dem Körper anwinkeln
- beide Arme nach hinten ausstrecken
- wieder zurückführen in den 90-Grad-Winkel

ARME

3. Trizepsdrücken (Trizeps)

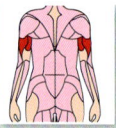
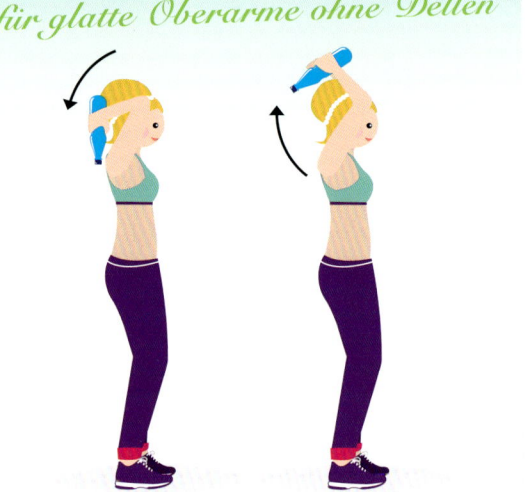

Sorgt für glatte Oberarme ohne Dellen

- Füße hüftbreit auseinander, Knie leicht beugen
- eine Hantel in beide Hände nehmen, hoch über dem Kopf positionieren, Arme dabei nicht ganz durchstrecken
- Handrücken zeigen zur Decke
- Unterarme nach hinten absenken, Oberarme bleiben dabei ruhig und angespannt
- Unterarme wieder anheben

Wichtig: Für diese Übung brauchen Sie nur eine Hantel oder Wasserflasche – jedoch mit doppeltem Gewicht: Wenn Sie z. B. mit 0,5 kg je Seite beginnen, wählen Sie für diese Übung 1 kg.

ARME

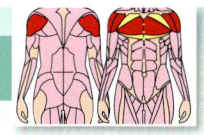

1. Butterfly (Brustmuskel, Deltamuskel)

Zaubert ein traumhaftes Dekolleté

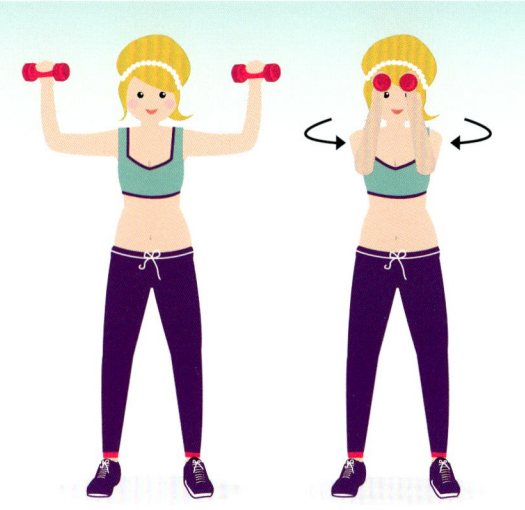

- Füße hüftbreit auseinander, Knie leicht beugen
- Hanteln in beide Hände nehmen
- Arme seitlich auf Schulterhöhe heben, im 90-Grad-Winkel beugen
- vor dem Körper zusammenführen, Oberarme dabei nicht absenken
- Arme wieder auseinanderbewegen

Wichtig: Schultern während der Übung unten lassen, nicht nach vorn oder oben ziehen

BRUST

2. Handpresse (Brustmuskel, Trizeps, Deltamuskel)

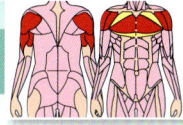

- Füße hüftbreit auseinander, Knie leicht beugen
- Hände in «Gebetshaltung» vor der Brust zusammenführen, Arme währenddessen vom Körper weghalten
- Ellenbogen zeigen zur Seite
- beide Hände mit aller Kraft gegeneinanderdrücken
- 15 s halten und wieder lösen

Modelliert die weiblichen Rundungen

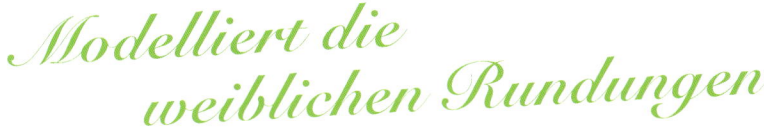

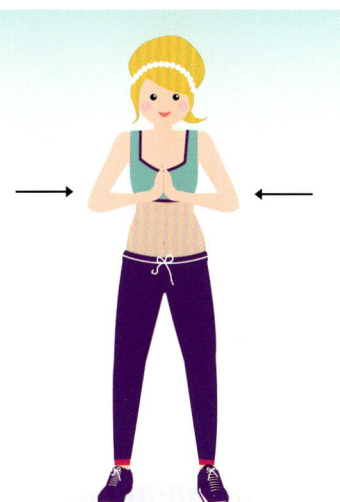

BRUST

3. Liegestütz (Brustmuskel, Deltamuskel, Trizeps)

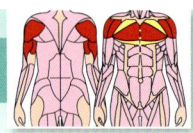

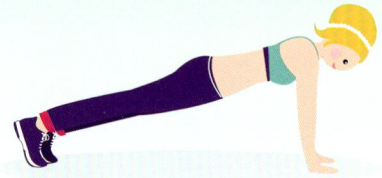

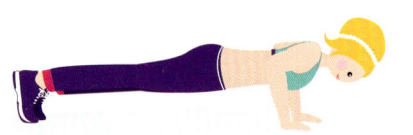

Spricht besonders viele Muskelgruppen an

- auf Knien und Händen abstützen
- Hände schulterbreit auseinander, Handgelenke unter den Schultern aufsetzen
- auf die Fußspitzen stellen, nach oben drücken
- Kopf, Oberkörper und Beine bilden eine Ebene
- Arme beugen und den Oberkörper so tief wie möglich absenken
- wieder zurück nach oben drücken

Wichtig: weder Hohlkreuz noch Buckel machen, stattdessen Bauch anspannen. Arme nie ganz durchstrecken, immer leicht gebeugt halten

Für den Einstieg:
- Knie auf Boden oder Matte aufsetzen
- Unterschenkel an den Fußgelenken überkreuzen

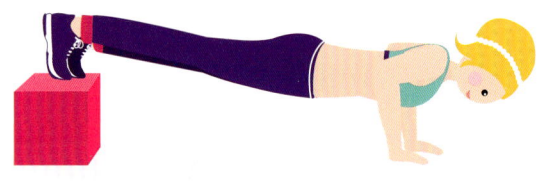

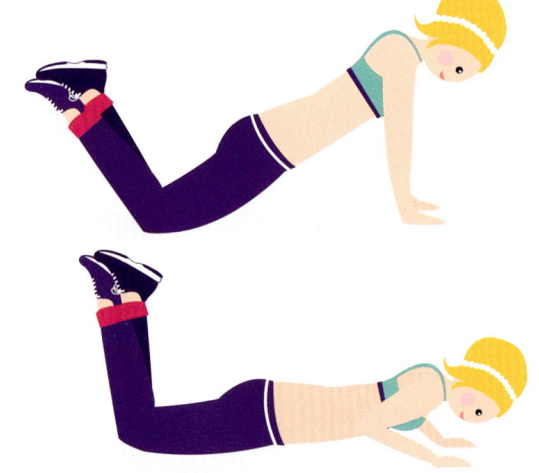

Extra schwer:
- Füße leicht erhöhen, z. B. auf Treppe, Kiste oder kleinem Gymnastikball abstützen

BRUST

4. Hanteldrücken (Bizeps, Brustmuskel, Deltamuskel)

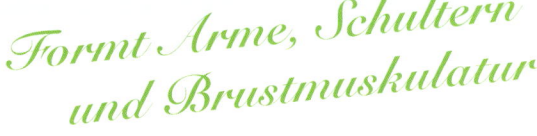

- mit dem Rücken auf einen Gymnastikball oder eine Bank legen,
- Beine im 90-Grad-Winkel auf den Boden stellen
- Hanteln in beide Hände nehmen, seitlich auf Brusthöhe halten
- senkrecht nach oben strecken und vor der Brust zusammenführen
- wieder absenken bis auf Brusthöhe

Formt Arme, Schultern und Brustmuskulatur

Wichtig: Kopf immer auf einer Linie mit dem Körper halten

Tipp: *Falls Sie keinen Gymnastikball haben, führen Sie die Übung auf einer Matte liegend aus. Bei dieser Variante stellen Sie die Beine im 45-Grad-Winkel auf und senken die Arme nicht ganz so weit ab.*

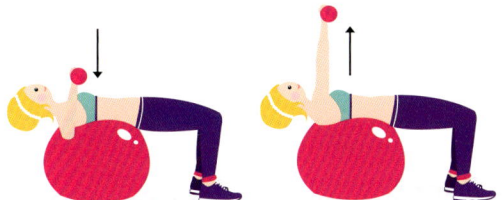

BRUST

1. Seitheben (Deltamuskel)

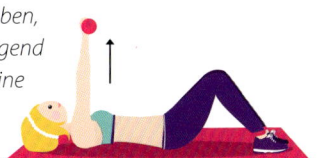

Macht schöne Schultern und definierte Oberarme

- Füße hüftbreit auseinander, Knie leicht beugen
- Hanteln in beide Hände nehmen, Handrücken zeigen seitlich vom Körper weg
- beide Arme seitlich bis auf Schulterhöhe anheben
- wieder absenken

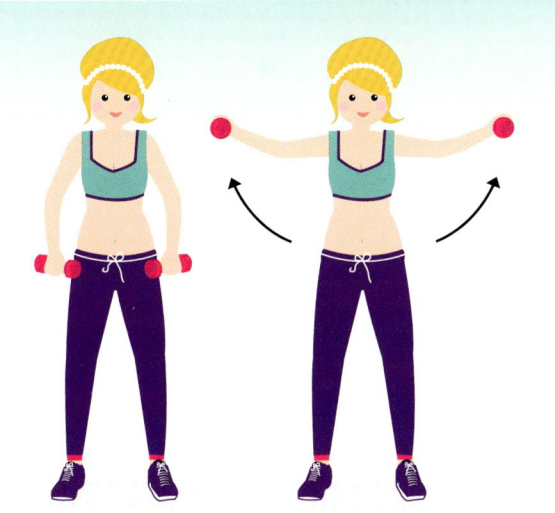

SCHULTERN

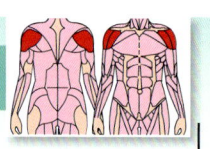

2. Schulterdrücken (Deltamuskel)

SCHULTERN

- Füße hüftbreit auseinander, Knie leicht beugen
- Hanteln in beide Hände nehmen
- Arme seitlich auf Schulterhöhe heben, im 90-Grad-Winkel beugen
- nach oben strecken, Arme dabei nicht ganz durchdrücken
- wieder absenken auf Schulterhöhe

Wichtig: Schultern während der Übung unten lassen, nicht nach vorn ziehen

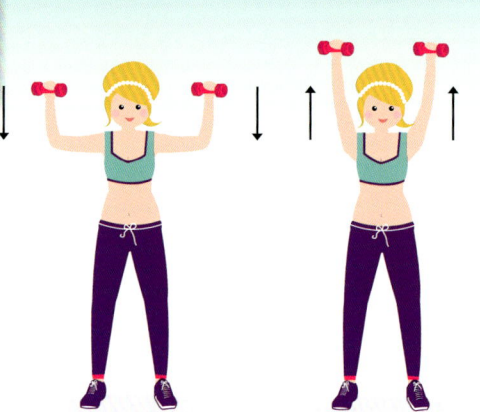

Verbessert die Haltung

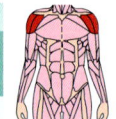

3. Frontheben (vorderer Deltamuskel)

SCHULTERN

- Füße hüftbreit auseinander, Knie leicht beugen
- Hanteln in beide Hände nehmen, Arme hängen nicht ganz durchgestreckt neben dem Körper
- im Wechsel einen Arm leicht gebeugt nach vorn anheben, bis auf Schulterhöhe
- wieder absenken in die Ausgangsposition

Wichtig: Übung langsam ausführen, ohne Schwung aus der Hüfte oder aus der Schulter zu holen. Hochreißen der Gewichte zeigt an, dass die gewählten Hanteln zu schwer sind.

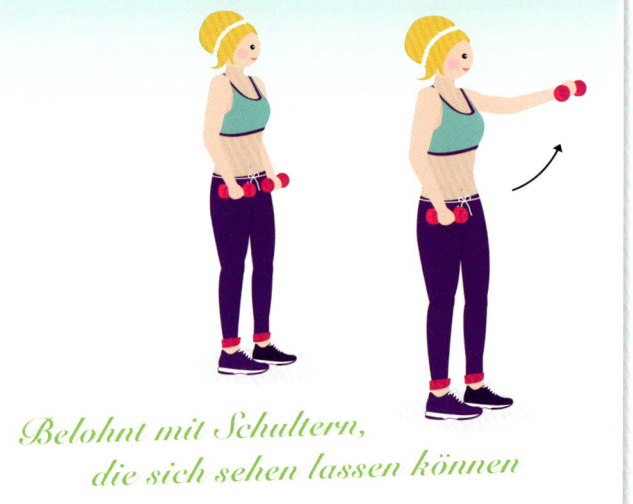

Belohnt mit Schultern, die sich sehen lassen können

1. Rudern mit vorgebeugtem Oberkörper (breiter Rückenmuskel, hinterer Deltamuskel, Trapezmuskel)

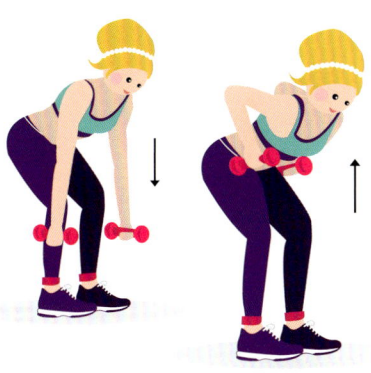

Weckt die oberen Rückenmuskeln aus dem Dornröschenschlaf

- Hanteln in beide Hände nehmen
- Füße hüftbreit auseinander, Knie leicht anwinkeln
- Oberkörper nach vorn beugen, Bauch anspannen, Brust und Po herausstrecken
- Arme hängen locker herunter, Handgelenke zeigen nach außen
- Kopf bildet eine Linie mit dem Oberkörper
- Ellbogen anwinkeln und Hanteln auf Brusthöhe anheben, Schulterblätter zusammenziehen
- kurz halten
- Arme langsam in die Ausgangsposition zurückbewegen

Wichtig: beim Anheben der Hanteln Rücken durchgedrückt halten (kein Rundrücken), Kopf bleibt in Verlängerung des Oberkörpers (nicht vorstrecken)

RÜCKEN

2. Tischrudern (breiter Rückenmuskel, hinterer Deltamuskel, Trapezmuskel, Bizeps)

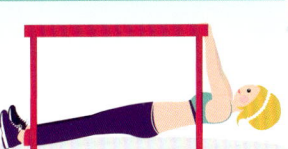

- unter einen Tisch legen, Rücken auf den Boden
- mit den Händen an der Tischkante festhalten, Arme schulterbreit auseinander
- gesamten Körper anspannen (eine Linie von Kopf bis Fuß)
- Arme anwinkeln und Körper bis zur Tischplatte nach oben ziehen, nur die Fersen berühren noch den Boden
- langsam absenken, ohne den Körper abzulegen, erneut hochziehen

Extra schwer:
- Füße auf einen Stuhl legen oder klassische Klimmzüge machen

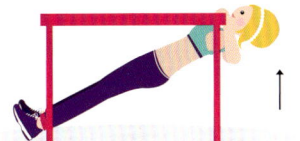

RÜCKEN

UNTERKÖRPER

Mit diesen Übungen sagen Sie Ihren Problemzonen an Bauch, Po und Beinen den Kampf an. Denn Sie wissen ja: Je trainierter Ihre Muskeln am ganzen Körper sind, desto mehr Kalorien verheizt er und desto größer ist Ihr Abnehmererfolg!

1. Seitstütz (unterer gerader Bauchmuskel, schräge Bauchmuskeln)

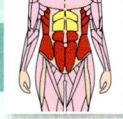

- auf die Seite legen, beide Beine sind gestreckt
- Bauch, Beine und Po anspannen
- Oberkörper auf den unteren Arm aufstützen, Ellbogen senkrecht unterhalb des Schultergelenks
- den oberen Arm ausgestreckt auf der Hüfte ablegen
- Becken anheben, bis der Körper eine gerade Linie bildet
- Becken absenken, knapp über der Matte stoppen, und wieder anheben, Position 10 s halten
- Becken absenken und ablegen

Für den Einstieg:
- Seitstütz mit angewinkelten Knien ausführen

Extra schwer:
- Becken 30 Sekunden lang in der Luft halten
- zusätzlich oberes Bein und oberen Arm anheben und gestreckt halten

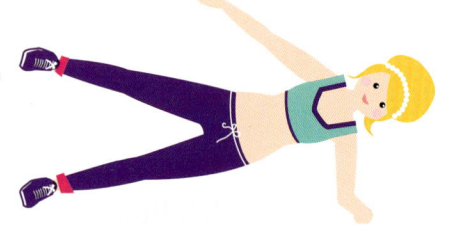

BAUCH

100

2. Seitliches Beinheben (schräge Bauchmuskeln)

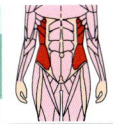

Setzt ordentlich Bauchkraft voraus

- auf die Seite legen, beide Beine sind gestreckt
- Bauch, Beine und Po anspannen
- Kopf auf dem unteren Arm ablegen
- mit der freien Hand vor dem Körper abstützen
- beide Beine anheben und wieder senken

Wichtig: das Becken nicht nach hinten kippen lassen, Körperspannung durch Anspannen des Bauches halten

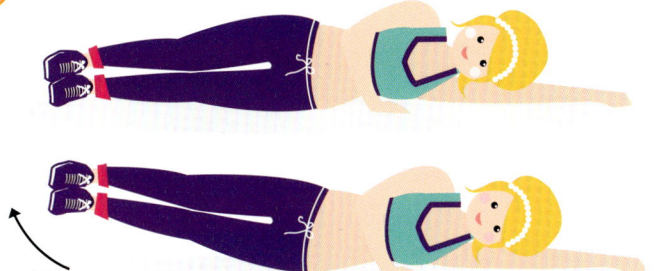

BAUCH

3. Hüftheben (unterer gerader Bauchmuskel)

Erfüllt den Traum vom flachen Bauch

- auf den Rücken legen
- Beine anheben, Knie leicht angewinkelt lassen
- Arme liegen eng neben dem Körper
- durch Anspannen der Bauchmuskeln die Hüfte leicht anheben (ca. 2 cm), Position kurz halten
- wieder absenken

Wichtig: Hüfte ganz ohne Schwung anheben. Bei richtiger Ausführung der Übung spüren Sie die unteren Bauchmuskeln sehr deutlich.

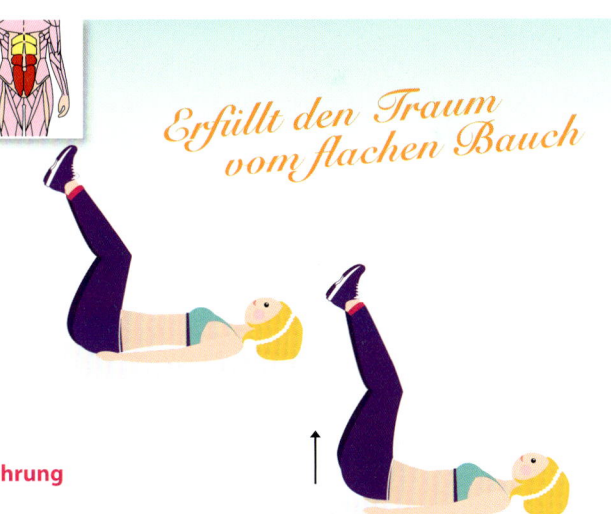

BAUCH

4. Beinheben im Liegen (unterer gerader Bauchmuskel)

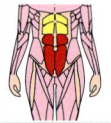

Reduziert auch ein hartnäckiges Bäuchlein

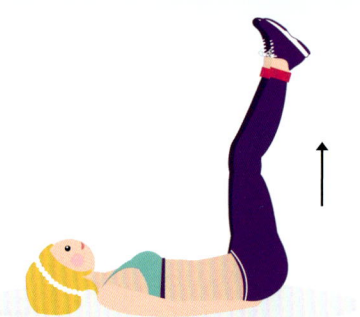

- auf den Rücken legen, Hände unter den Po (Handflächen nach unten)
- Knie leicht beugen, Fußspitzen zeigen vom Körper weg
- Bauch anspannen und Beine langsam ohne Schwung anheben, bis Oberschenkel und Rumpf einen 90-Grad-Winkel bilden
- Nacken und Kopf bleiben dabei entspannt liegen
- Beine sehr langsam wieder absenken bis kurz über den Boden **(nur so weit es geht, ohne dass der untere Rücken vom Boden abhebt!)**
- Position kurz halten, dann Beine wieder anheben

Für den Einstieg:
- Beine anwinkeln und weniger tief absenken

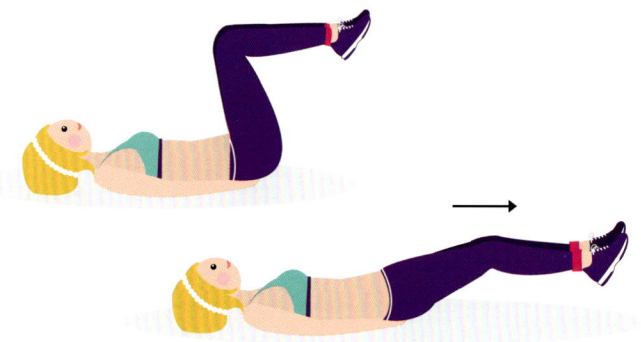

Extra schwer:
- Beine zusätzlich spreizen (V-Stellung), Knie dabei leicht gebeugt lassen

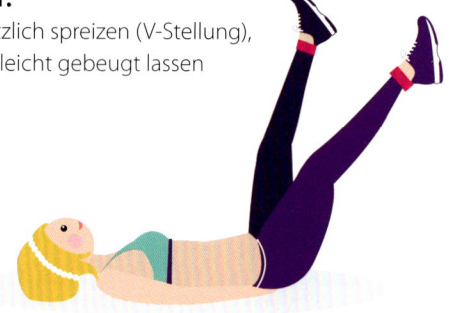

BAUCH

5. Crunch (gerader Bauchmuskel)

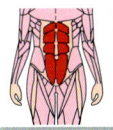

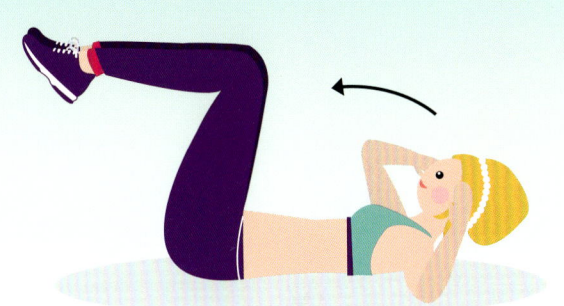

- auf den Rücken legen
- Hände seitlich an die Schläfen
- Beine anheben und im 90-Grad-Winkel halten
- Oberkörper durch Anspannen der Bauchmuskeln leicht aufrichten, nur so weit, dass der untere Rücken auf der Matte bleibt und Sie die Bauchspannung spüren
- Oberkörper wieder absenken, aber nicht ganz auflegen, erst am Ende des Durchgangs

Wichtig: mindestens eine Faust breit Abstand zwischen Kopf und Brust lassen

Kennt jeder: der Klassiker unter den Bauchübungen

Extra schwer:
- Beine angewinkelt auf den Boden stellen
- Arme über Kopf ausstrecken, die Handflächen zeigen nach oben
- Bauch anspannen und Oberkörper anheben
- Arme zwischen den Knien durchstrecken, Handflächen nach unten drehen
- mit ausgestreckten Armen langsam in die Ausgangsposition zurückbewegen

Für den Einstieg:
- Beine angewinkelt auf den Boden stellen (Fersen ganz aufsetzen)

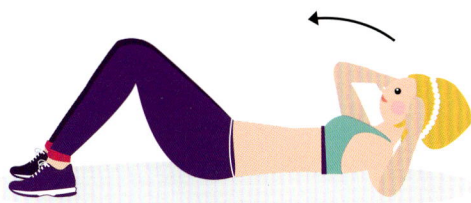

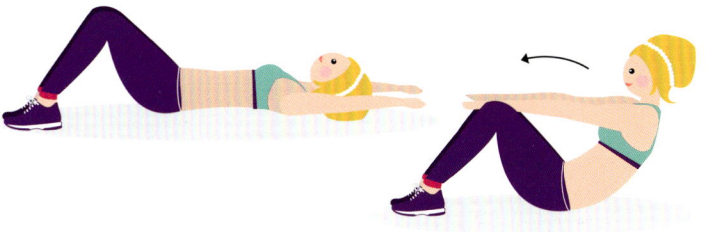

BAUCH

6. Diagonalcrunch (schräge Bauchmuskeln)

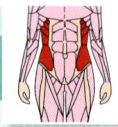

- auf den Rücken legen
- rechtes Bein angewinkelt aufstellen und mit dem Knie den Knöchel des linken Beins abstützen, so dass ein Dreieck entsteht
- Kopf leicht anheben, Hände an den Hinterkopf
- Oberkörper durch Anspannen der Bauchmuskeln anheben, rechten Ellbogen in Richtung Knie drehen
- rechte Schulter und Oberkörper absenken in die Ausgangsposition

Für den Einstieg:
- beide Beine im 90-Grad-Winkel aufstellen, Fersen auf den Boden
- linke Hand an den Hinterkopf legen
- Oberkörper durch Anspannen der Bauchmuskeln anheben, rechte Schulter leicht nach links drehen
- rechten Arm ausstrecken und am linken Knie vorbeiführen
- Arm zurückziehen und Oberkörper absenken

Variiert den Crunch für eine schlanke Taille

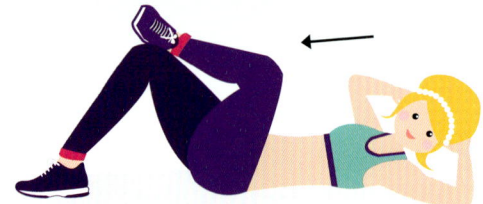

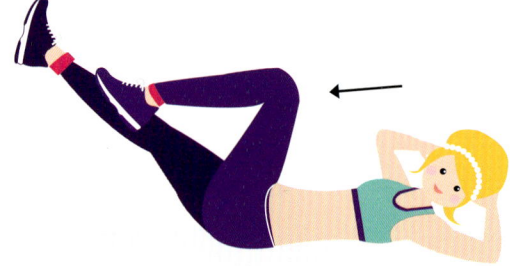

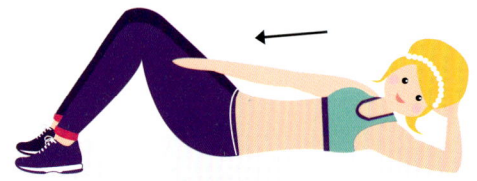

Wichtig: unteren Rücken nicht mit anheben, auf faustbreiten Abstand zwischen Kopf und Brust achten

Extra schwer:
- beide Beine anheben (Knie nicht ganz durchdrücken)
- Oberkörper anheben, dabei linkes Knie und rechten Ellbogen aufeinander zu bewegen

BAUCH

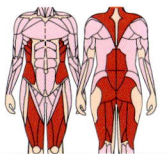

7. Unterarmstütz (Trapezmuskel, Rückenstrecker, schräge Bauchmuskeln, großer Gesäßmuskel, Vorder- und Rückseite Oberschenkel)

- auf den Bauch legen
- Oberkörper im 90-Grad-Winkel auf die Unterarme stützen, auf die Zehen stellen
- Bauch und Po anspannen
- Körper hochdrücken, so dass Beine und Oberkörper eine Linie bilden
- rechten Fuß vom Boden abheben (Fußspitze ungefähr auf Höhe der Ferse des linken Beines)
- 10–40 s halten
- Fuß wieder aufsetzen, Knie und Beine auf den Boden ablegen

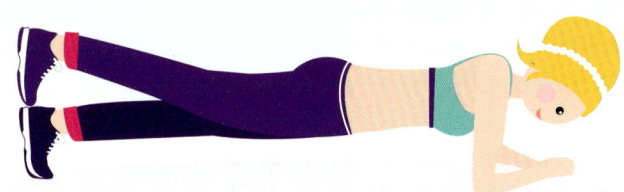

Das spüren Sie am ganzen Körper

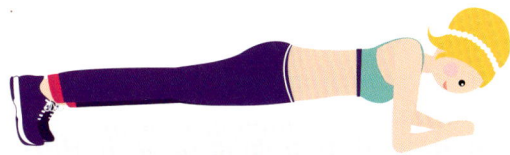

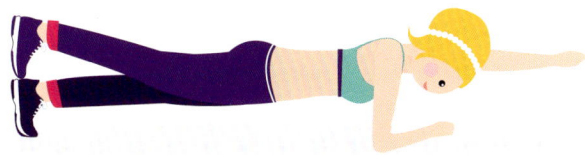

Für den Einstieg:
- Übung ohne Beinanheben ausführen

Extra schwer:
- Zusätzlich den linken Arm nach vorn ausstrecken

BAUCH

1. Beckenheben (großer Gesäßmuskel)

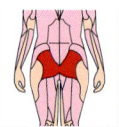

- auf den Rücken legen, Arme neben den Körper
- Beine im 90-Grad-Winkel aufstellen
- rechtes Bein anheben und nach vorn ausstrecken (Zehen zum Körper heranziehen)
- Po und unteren Rücken nach oben drücken, so dass Oberkörper und Oberschenkel eine Linie bilden
- 5 s halten
- Po absenken bis knapp über den Boden, dann erneut anheben

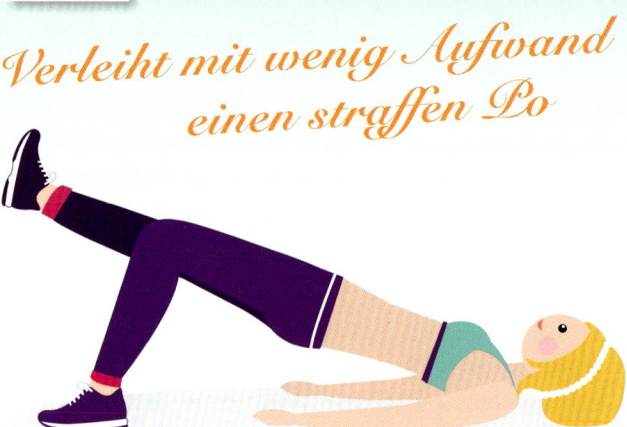

Verleiht mit wenig Aufwand einen straffen Po

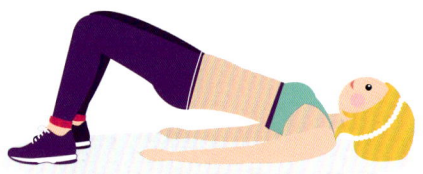

Für den Einstieg:
- beide Füße bleiben auf dem Boden, während Po und Rücken angehoben werden

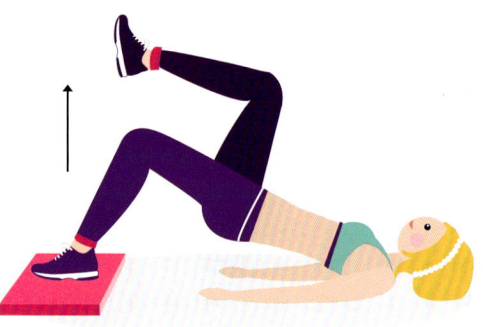

Extra schwer:
- Füße leicht erhöhen (Bücher, Brett oder festes Kissen unterlegen)
- rechtes Bein anwinkeln und in Richtung Körper ziehen, während Po und Rücken angehoben werden
- Po, Rücken und Bein bis kurz über den Boden absenken, aber nicht absetzen
- erneut anheben

PO

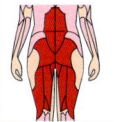

2. Beinrückheben (großer Gesäßmuskel, Rückseite Oberschenkel, unterer Rückenstrecker)

- in den Vierfüßlerstand gehen, Bauch anspannen
- Ellbogen leicht beugen, Rücken gerade, Kopf in Verlängerung des Oberkörpers
- rechtes Bein anheben und gerade nach hinten ausstrecken (Zehen anziehen)
- kurz halten, dann das Bein absenken und mit dem Knie nach vorn in Richtung Arm bewegen
- ohne abzusetzen das Bein erneut nach hinten ausstrecken

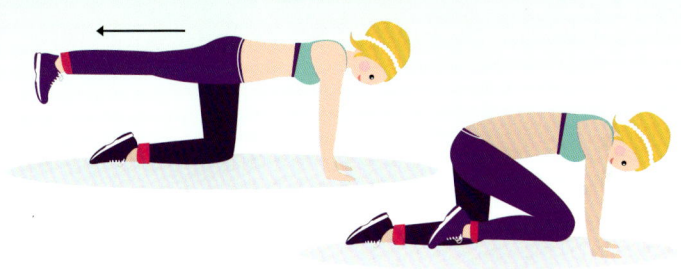

Hilft auch gegen Rückenschmerzen

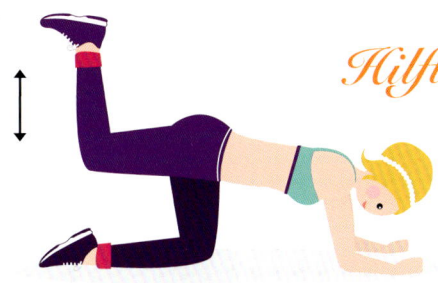

Für den Einstieg:
- auf den Unterarmen abstützen
- Kopf in einer Linie mit dem Oberkörper halten
- rechtes Bein so anheben, dass Kniegelenk einen 90-Grad-Winkel bildet
- das Bein 5x wenige Zentimeter auf und ab bewegen
- danach Bein langsam absenken und ohne abzusetzen wieder anheben

Extra schwer:
- rechtes Bein und linken Arm gleichzeitig vom Körper nach vorn und hinten wegstrecken, bis eine gerade Linie entsteht
- kurz halten, dann Arm und Bein so weit absenken, dass sich Ellbogen und Knie unter dem Körper fast berühren
- ohne abzusetzen Arm und Bein erneut nach vorn und hinten wegstrecken

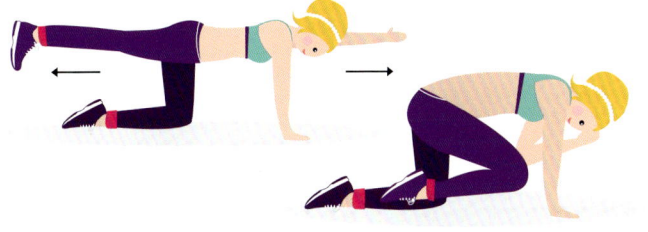

PO

Variante für bessere Koordination:

- auf den Boden knien

- mit den Händen auf einen mittel-
  großen, festen Ball stützen (Ball liegt
  ungefähr auf Höhe der Schultern,
  Ellbogen sind leicht angewinkelt)

- Haltung wie beim Liegestütz einnehmen, Knie bleiben aber etwas
  gebeugt

- rechtes Bein im 90-Grad-Winkel
  anheben, bis Rücken und Oberschenkel
  auf einer Linie sind

- das Bein 5x wenige Zentimeter auf
  und ab bewegen, dabei Po und
  Bauch fest anspannen

- Bein wieder absenken

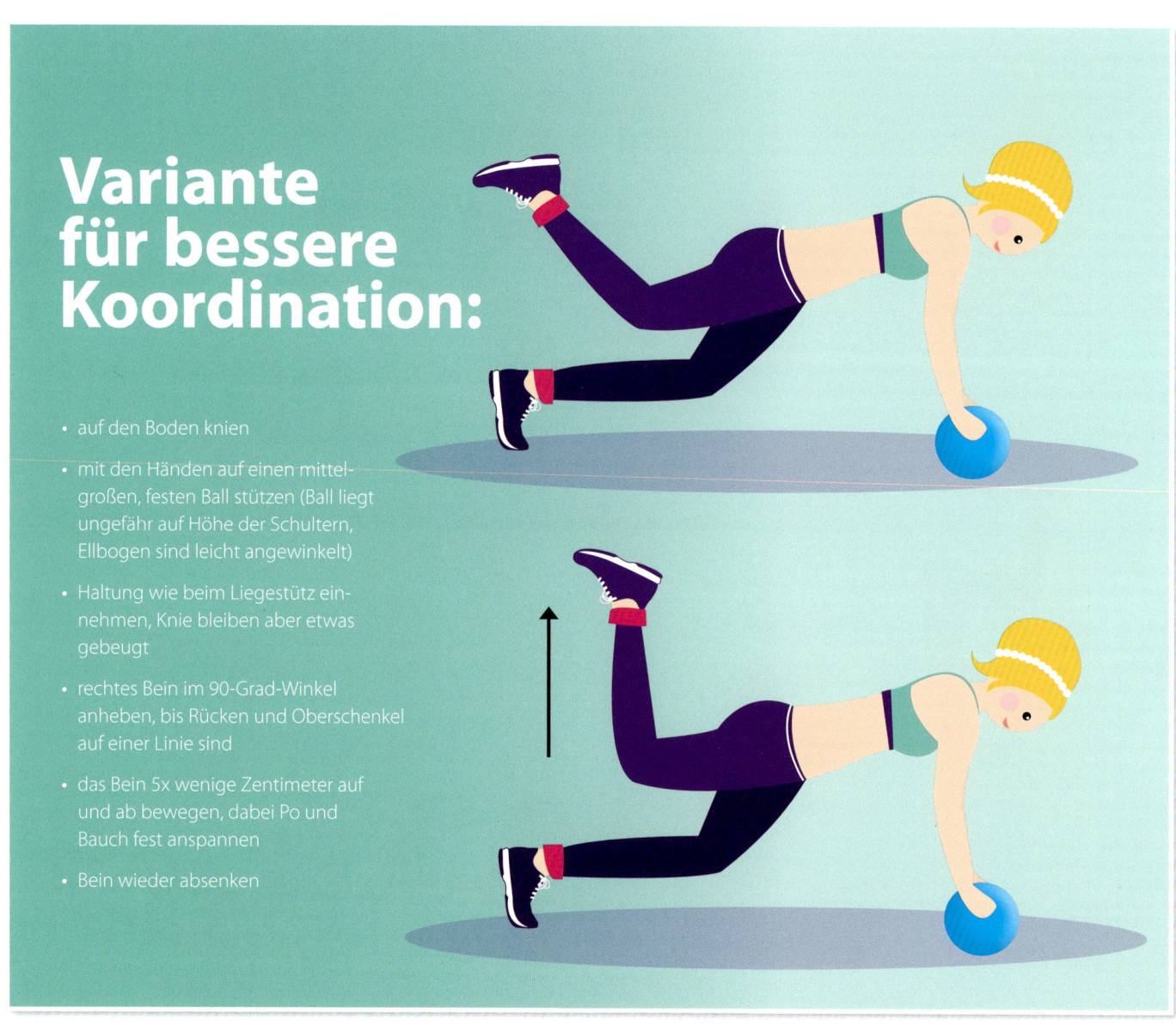

3. Kniebeuge (großer Gesäßmuskel, Vorder- und Rückseite Oberschenkel; mit Hanteln: zusätzlich Bizeps, Trizeps)

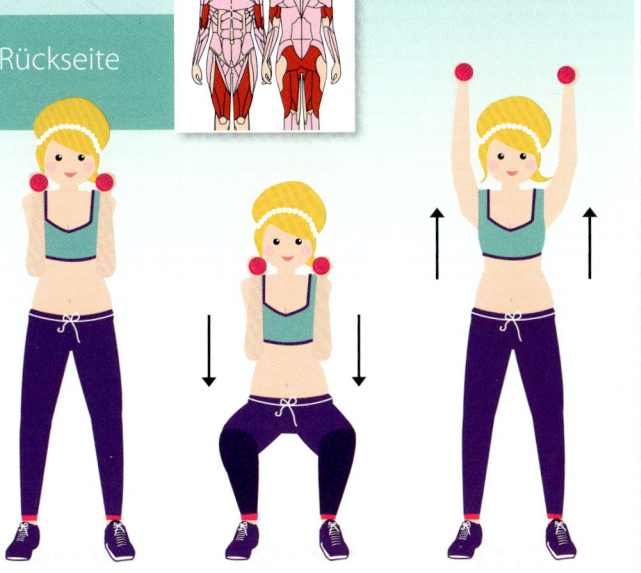

- Hüftbreiter sicherer Stand
- Hanteln in beide Hände nehmen und auf Schulterhöhe halten
- Ellbogen sind gebeugt, Knie nicht ganz gestreckt
- in die Knie gehen, bis die Oberschenkel fast waagerecht sind, Rücken gerade halten
- aus den Oberschenkeln heraus wieder nach oben drücken und gleichzeitig die Arme anheben
- zurück in die Ausgangsposition

Kombiniert das Workout für Ober- und Unterkörper

Wichtig: Schultern während der Übung unten lassen, nicht nach vorn ziehen

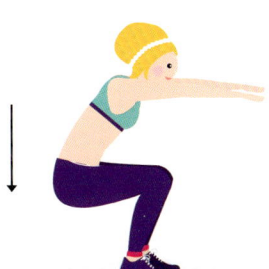

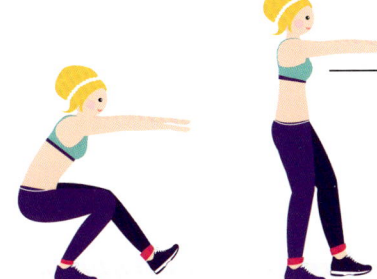

Für den Einstieg:
- Arme nach vorn ausstrecken und Übung ohne Hanteln ausführen

Extra schwer:
- Gewicht auf das linke Bein verlagern, rechtes Bein vom Boden abheben und leicht gebeugt davor halten
- linkes Bein so weit wie möglich beugen, rechtes Bein dabei nach vorn strecken, Rücken gerade halten
- zurück in die Ausgangsposition

PO

1. Ausfallschritt (Vorderseite Oberschenkel, großer Gesäßmuskel, Hüftbeuger)

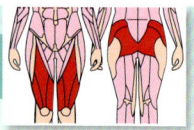

- Hanteln in die Hände nehmen, mit leicht angewinkelten Armen neben dem Körper halten
- Beine hüftbreit nebeneinanderstellen, Rücken aufrecht halten
- mit dem rechten Bein einen großen Ausfallschritt nach hinten machen
- in einer fließenden Bewegung das Bein nach vorn führen und wie beim Kniehebelauf anheben
- die Arme gehen leicht mit nach oben, um die Balance zu wahren
- zurück in den Ausfallschritt bewegen

Für den Einstieg:
- nur den Ausfallschritt machen, ohne Knie und Arme anzuheben

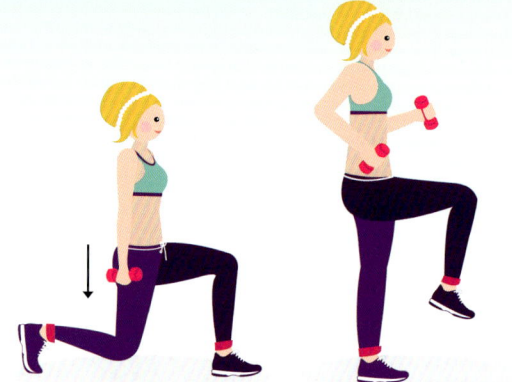

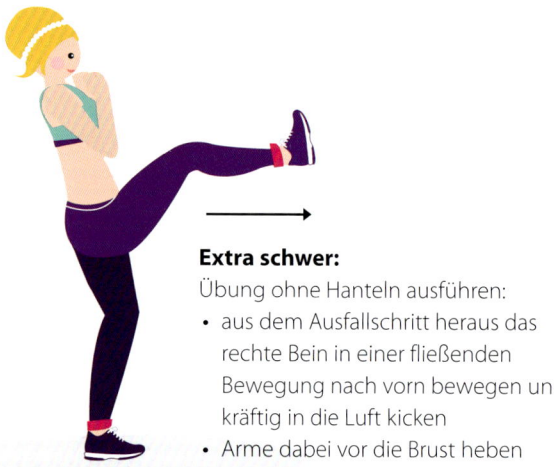

Extra schwer:
Übung ohne Hanteln ausführen:
- aus dem Ausfallschritt heraus das rechte Bein in einer fließenden Bewegung nach vorn bewegen und kräftig in die Luft kicken
- Arme dabei vor die Brust heben

Wichtig: Um Knieverletzungen vorzubeugen, achten Sie beim Ausfallschritt immer darauf, dass Knie und Füße in die gleiche Richtung zeigen und dass das vordere Knie hinter der Fußspitze bleibt (dafür weit ausschreiten und Knie im 90-Grad-Winkel beugen).

Heizt Fettdepots an Oberschenkeln und Po mächtig ein

BEINE

Wichtig: beide Beine nicht ganz durchdrücken

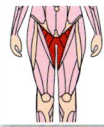

2. Beinheben im Sitzen (Innenseite der Oberschenkel)

- auf den Boden setzen
- Beine strecken (Zehen in Richtung Körper ziehen), Arme leicht angewinkelt neben der Hüfte platzieren
- Oberkörper leicht nach vorn neigen
- rechtes Bein fest anspannen, anheben und wenige Zentimeter auf und ab bewegen
- langsam ablegen und erneut anheben

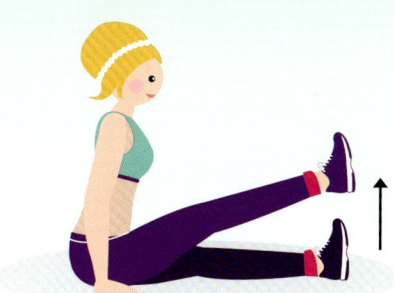

Wichtig: Schultern nicht nach oben ziehen

Sieht harmlos aus, hat's aber in sich

Für den Einstieg:
- Oberkörper aufrecht halten

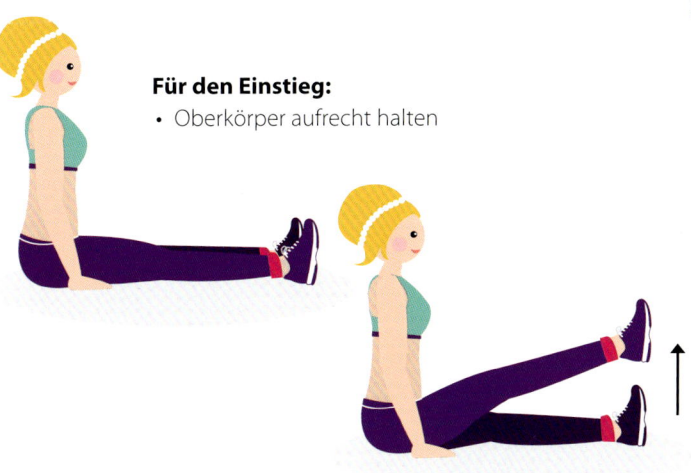

Extra schwer:
- Variante 1: Oberkörper stärker nach vorn neigen und Bein höher heben (maximal 30 cm hoch)
- Variante 2: mit dem Po fest gegen eine Wand lehnen und beide Beine gleichzeitig anheben

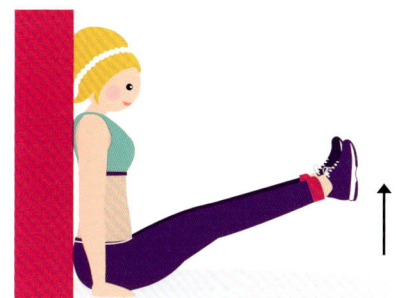

BEINE

3. Scherenschlag (Innenseite der Oberschenkel, unterer gerader Bauchmuskel)

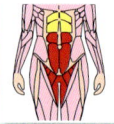

- auf den Rücken legen, Arme unter das Becken
- Beine bis in die Fußspitzen durchstrecken und leicht anheben, im Wechsel nach außen spreizen und überkreuzen

Wichtig: Kopf und Hals nicht vom Boden abheben

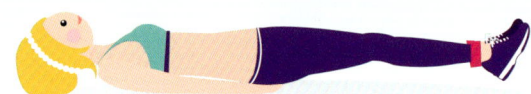

Für den Einstieg:
- Beine leicht anwinkeln und im Wechsel überkreuzen, ohne sie seitwärts voneinander wegzustrecken

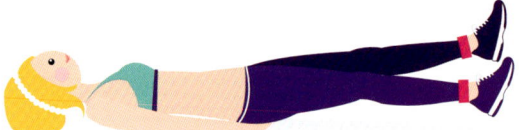

Extra schwer:
- Beine höher anheben (etwa im 45-Grad-Winkel)

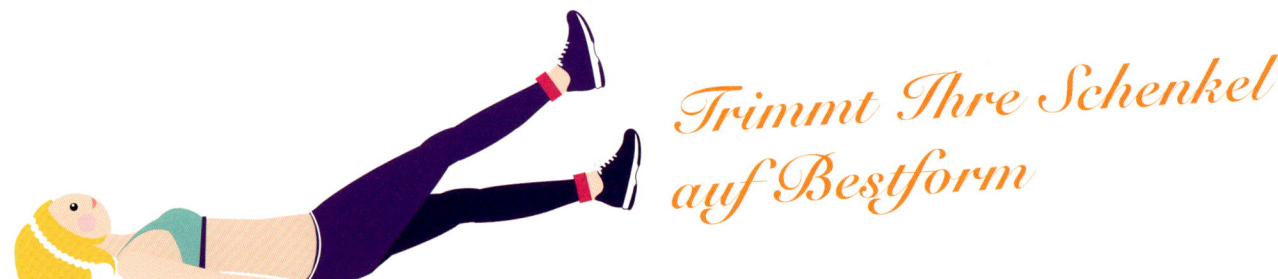

Trimmt Ihre Schenkel auf Bestform

BEINE

112

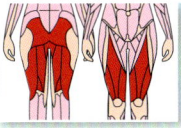

4. Wandhocke (Vorder- und Rückseite Oberschenkel, großer Gesäßmuskel)

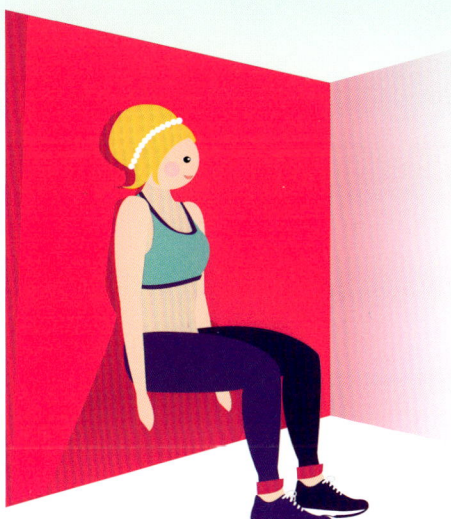

- im Abstand von ca. 40 cm mit dem Rücken zu einer Tür oder Wand stellen
- Oberkörper und Kopf anlehnen
- Füße hüftbreit auseinander
- Arme hängen seitlich neben dem Körper, Bauch anspannen
- Rücken langsam nach unten gleiten lassen, bis die Knie im 90-Grad-Winkel gebeugt sind
- 10 s halten
- Rücken wieder nach oben schieben

Kräftigt und festigt in einer Übung

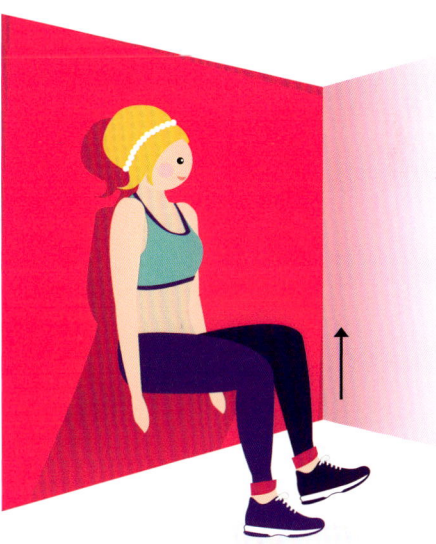

Extra schwer:
- zusätzlich einen Fuß anheben

BEINE

113

5. Fersenheben (Wadenmuskulatur)

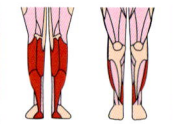

- Hanteln in die Hände nehmen
- auf stabile erhöhte Unterlage (z. B. Buch, Treppenstufe) stellen, Fersen überhängen lassen
- Arme hängen seitlich herunter, Ellbogen sind leicht gebeugt
- kraftvoll auf die Zehenspitzen hochdrücken
- kurz halten
- Fersen langsam nach unten absenken, so weit es geht
- kurz halten
- erneut auf die Zehenspitzen hochdrücken

Wichtig: Verwenden Sie unbedingt eine kippsichere Unterlage, um die Gefahr von Verletzungen auszuschließen. Wenn Sie Schwierigkeiten haben, das Gleichgewicht zu halten, machen Sie die Übung ohne Hanteln und halten Sie sich an einem Geländer oder einer Stuhllehne fest.

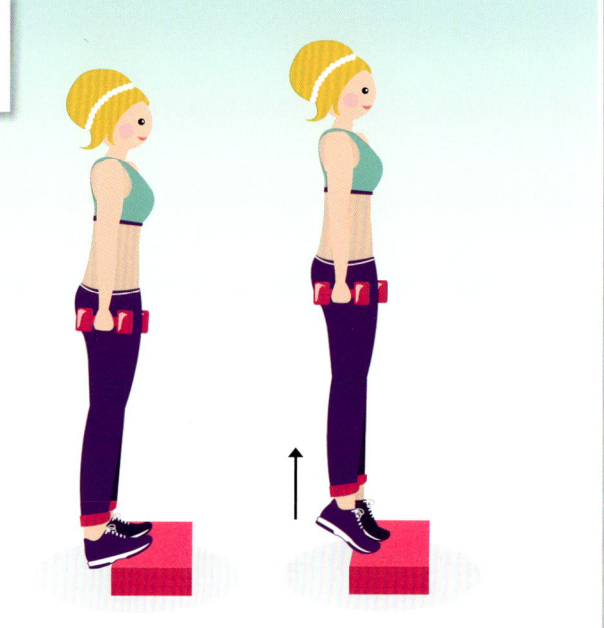

Für den Einstieg:
- Übung ohne Hanteln ausführen: Arme in die Seiten

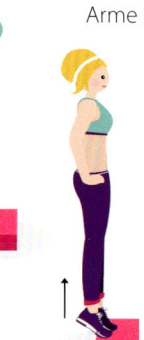

Extra schwer:
- Übung auf einem Bein ausführen (ohne Hanteln):
- Arme in die Seiten
- auf rechtes Bein stellen, linkes Bein leicht nach hinten anheben

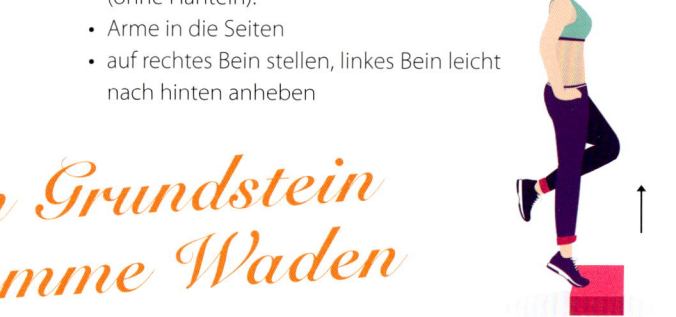

Legt den Grundstein für stramme Waden

BEINE

Ausdauer
Damit machen Sie dem Fett ordentlich Beine

Eine gute Ausdauer ist aus vielen Gründen erstrebenswert: Wir werden weniger schnell müde, senken das Risiko für Herzinfarkt und Diabetes, stärken unser Immunsystem und verbessern die Durchblutung. Für Ihr Ziel «Fit bis zur Hochzeit» dürfte Sie vor allem interessieren, dass Sie bei jeder Ausdauereinheit schon ab der ersten Minute Fett verbrennen. Unternehmen Sie deshalb am besten täglich etwas in Sachen Ausdauer. Sie müssen es ja nicht als «Sport» sehen … Bei diesen Aktivitäten steht ohnehin der Spaß im Vordergrund:

- Aerobic-Kurse (z. B. Kickbox-Aerobic)
- Aqua-Training
- Badminton/Tennis/Squash/Tischtennis
- Fahrradfahren
- Inlineskaten
- Joggen/Laufen/Walken/Nordic Walking
- Kampfsportarten (Aikido, Judo, Karate, Taekwondo)
- Kanufahren
- Klettern
- Reiten
- Rudern
- Schwimmen
- Skifahren/Skilanglauf/Snowboard
- Tanzen
- Trampolinspringen
- Zumba

Suchen Sie sich Ihre Favoriten aus, und testen Sie auch immer mal wieder etwas Neues. Ich persönlich gehe am liebsten Joggen. Dabei genieße ich die frische Luft und merke, wie Stress und Anspannung von mir abfallen, insbesondere bei schönem Wetter. Denken Sie daran: Es geht nicht um Geschwindigkeitsrekorde, sondern um die Freude an der Bewegung. Also machen Sie immer nur so schnell, dass Sie nicht anfangen zu hecheln oder rot anlaufen wie ein Krebs.

Am schönsten im Doppel …

Die meisten Ausdauer-Aktivitäten lassen sich prima zu zweit trainieren. Ob sie dafür auf Ihre beste Freundin, die Mama oder Ihren Verlobten zurückgreifen, bleibt Ihnen überlassen. Sie können Ihre Begleiter natürlich auch flexibel einsetzen, zum Beispiel mit Ihrer Mutter zum Einkaufen radeln und mit Ihrer Freundin beim Zumba abhotten. Als gemeinsames Hobby mit Ihrem Liebsten eignet sich wunderbar ein Hochzeitstanzkurs. Sie legen zu zweit eine flotte Sohle aufs Parkett, die auch Ihre bessere Hälfte auf Trab bringt, und bereiten sich ganz nebenbei auf den Höhepunkt

Ihrer Hochzeitsfeier vor: den Brauttanz! Wenn Sie gern unter freiem Himmel etwas zusammen unternehmen, kann ich Ihnen außer Wandern und Radfahren besonders Klettern empfehlen.

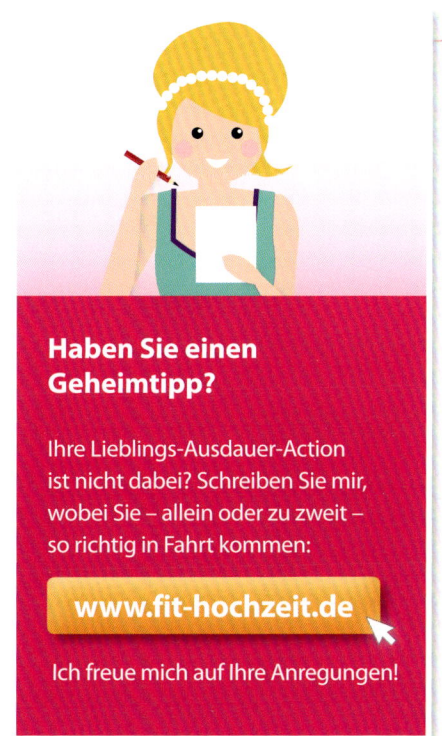

Haben Sie einen Geheimtipp?

Ihre Lieblings-Ausdauer-Action ist nicht dabei? Schreiben Sie mir, wobei Sie – allein oder zu zweit – so richtig in Fahrt kommen:

www.fit-hochzeit.de

Ich freue mich auf Ihre Anregungen!

Cool-down
Kühlen Sie sich runter

Stretching oder ganz klassisch «Dehnen» tut Ihren Muskeln gut: Es hilft ihnen, sich zu entspannen, verbessert die allgemeine Beweglichkeit und kann Verletzungen vorbeugen. Vor dem Training zu dehnen ist übrigens nicht günstig, weil dadurch die Muskeln ermüden und nicht mehr so leistungsfähig sind. Schieben Sie daher nach jeder intensiven Ausdauer-Einheit ein paar Minuten Stretching ein. Allerdings sollten Sie nicht übertreiben und nur so weit in die Dehnung gehen, wie es sich noch angenehm anfühlt. Alles, was wehtut, ist zu viel des Guten! Die Dehnübungen nehmen insgesamt sehr wenig Zeit in Anspruch, verzichten Sie deshalb nicht darauf. Wenn Sie mögen, hören Sie ein schönes ruhiges Lied dazu und genießen Sie die Ruhepause. Übrigens können Sie die Reihenfolge der Übungen frei variieren.

1. Oberschenkel

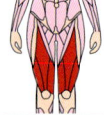

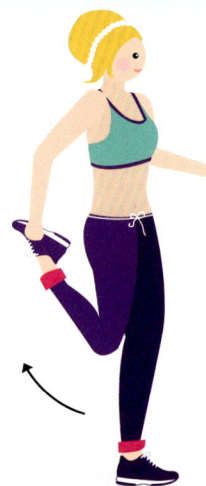

- Füße hüftbreit auseinander, Knie leicht beugen
- rechtes Bein nach hinten anwinkeln und Fuß mit der Hand auf Pohöhe festhalten
- Fuß in Richtung Po drücken, um einen deutlichen Zug im Oberschenkel zu spüren
- 10–15 s halten
- locker lassen und Seitenwechsel

Wichtig: das Knie des angehobenen Beines immer parallel zum Knie des Standbeines halten

2. Unterschenkel

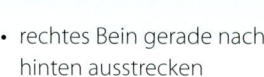
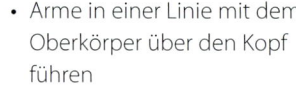

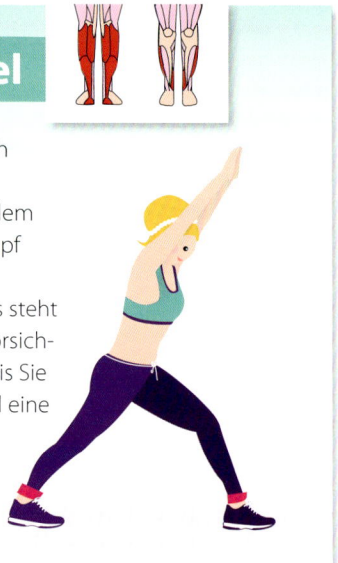

- rechtes Bein gerade nach hinten ausstrecken
- Arme in einer Linie mit dem Oberkörper über den Kopf führen
- Ballen des rechten Fußes steht auf dem Boden, Ferse vorsichtig nach unten ziehen, bis Sie hinten im Unterschenkel eine Dehnung spüren
- 10–15 s halten
- locker lassen und Seitenwechsel

3. Brustmuskulatur und Arme (Bizeps)

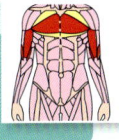

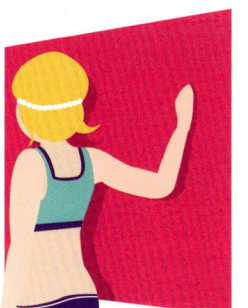

- neben eine Wand oder Tür stellen (ein Baum geht auch) und nach rechts drehen
- rechten Arm angewinkelt auf Schulterhöhe heben und mit dem Unterarm gegen die Wand lehnen
- Oberkörper nach links hinten drehen, bis Sie eine Dehnung in der Brustmuskulatur spüren
- 10–15 s halten
- locker lassen und Seitenwechsel

4. Bauch

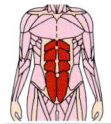

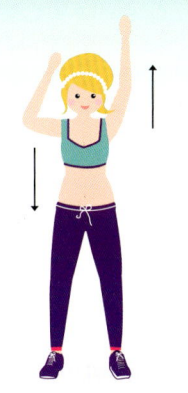

- Füße etwas weniger als hüftbreit auseinander
- auf die Zehenspitzen stellen
- ausgestreckte Arme abwechselnd nach oben recken und in kleinen Schritten 15 s vorwärts oder auf der Stelle laufen

5. Arme (Trizeps)

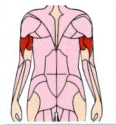

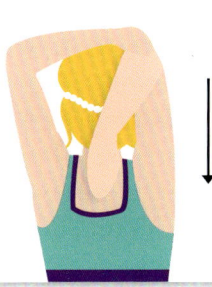

- rechte Hand hinter dem Kopf zwischen die Schultern führen
- mit der linken Hand den rechten Ellbogen greifen und ihn langsam hinter den Kopf ziehen
- Kopf bleibt dabei gerade
- 10–15 s halten
- locker lassen und Seitenwechsel

6. Nacken

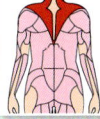

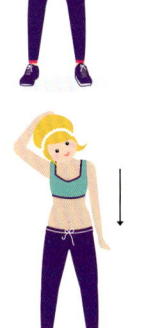

- Kinn auf die Brust drücken, so dass Sie ein leichtes Ziehen im Nacken verspüren, Blick nach unten
- 10–15 s halten
- locker lassen

- rechte Hand umfasst linke Kopfhälfte und zieht den Kopf dabei vorsichtig nach rechts
- gestreckten linken Arm Richtung Boden drücken, bis Sie ein leichtes Ziehen im Nacken wahrnehmen
- 10–15 s halten
- locker lassen und Seitenwechsel

Hier geht's weiter:

Tipps für alle, die insgesamt fünf bis zehn Kilo abspecken wollen

Die ersten vier Wochen «Fit bis zur Hochzeit» haben Sie geschafft? – Glückwunsch! Hier finden Sie weitere Tipps und Anregungen, um auch größere Fettdepots dauerhaft über Bord zu werfen. In drei Monaten sind fünf bis zehn Kilogramm Körperfett weniger drin. Behalten Sie Ihre neuen guten Gewohnheiten bei, essen Sie eiweißreich und bewegen Sie sich jeden Tag. Gemächliche Ausdauer-Einheiten und ambitioniertes Krafttraining bleiben Ihre treuen Helfer auf dem Weg zur traumhaft schönen Braut, die sich wohlfühlt in ihrer Haut. Ich zeige Ihnen, wie Sie die Anforderungen schonend, aber effektiv erhöhen, damit Ihr Körper den Aufbau neuer kalorienverfeuernder Muskelöfen vorantreibt. Außerdem widmen wir uns in den kommenden drei Monaten auch verstärkt dem Thema Erholung. Dafür habe ich Ihnen einige Übungen zusammengestellt, die Leib und Seele wohltun. Schließlich geht es nicht nur darum, Ihre äußere Hülle zu formen.

Trauen Sie sich, ein wenig auf Entdeckungsreise zu gehen und Ihr Inneres zum Leuchten zu bringen. Wozu denn das? Sie werden sich unglaublich gut fühlen, und das lässt Sie weiter dranbleiben an Ihrem persönlichen Schlank-Projekt. Obendrein können Sie mit einem strahlenden Lächeln im Gesicht gleich noch mal so schön «Ja» sagen!

Kraft und Ausdauer gezielt ausbauen

Erinnern Sie sich? Unser Körper ist ein Meister der Anpassung, er gewöhnt sich schnell an alles. Deswegen braucht er ständig kleine und größere Kicks, die ihn herausfordern

Zwei bis drei Monate bis zur Hochzeit

Kraft					
Kraft 1 (= Oberkörper)			**Kraft 2 (= Unterkörper)**		
Arme	2 Übungen	3–4 Sätze à 8–12 Wh.	**Bauch**	2 Übungen	3–4 Sätze à 8–12 Wh.
Brust	2 Übungen	3–4 Sätze à 8–12 Wh.	**Po**	2 Übungen	3–4 Sätze à 8–12 Wh.
Schultern oder Rücken	2 Übungen	3–4 Sätze à 8–12 Wh.	**Beine**	2 Übungen	3–4 Sätze à 8–12 Wh.

Je 1 Minute Pause zwischen den Sätzen und Übungen

und in Abnehmlaune halten. Das gelingt am besten, indem Sie den Wechsel zwischen Ablauf A und Ablauf B fortführen, den Sie vom Vier-Wochen-Plan kennen. Wir greifen also auf den bewährten Baukasten zurück, tauschen allerdings ein paar Bausteine aus, damit Ihre Fettdepots auch in den kommenden Monaten schrumpfen und Ihre Wunschfigur immer deutlicher hervortritt.

Steigerung für die Hantelübungen

- Statt bisher drei Sätze machen Sie nun mit dem aktuellen Hantelgewicht vier Sätze bei jeder Übung. Geben Sie Ihren Muskeln genügend Zeit, sich an den erhöhten Schwierigkeitsgrad anzupassen.
- Erst wenn Ihnen die jeweils vier Sätze leicht fallen, steigern Sie sich erneut: Machen Sie von nun an zwei Übungen pro Körperpartie statt zuvor einer.
- Haben Sie sich daran gewöhnt, können Sie wie gehabt Schritt für Schritt 0,5 kg mehr pro Seite beim Hantelgewicht drauflegen. (Zur Erinnerung: Es geht nicht darum, dass Sie bald schwerere Gewichte stemmen als Ihr Schatz. Eine Steigerung um 0,5 kg ist völlig ausreichend.)
- Tipp: Falls Sie Wasserflaschen als Gewichte nutzen, erhöhen Sie mit Sand oder Kieseln den Trainingswiderstand. Flaschen immer ganz befüllen, damit nichts hin- und herrutscht. Wird das Gewicht zu hoch, lieber kleinere Flaschen verwenden.

Steigerung für die Übungen mit dem eigenen Körpergewicht

Hier trainieren Sie weiter wie im Vier-Wochen-Plan beschrieben: Je nachdem, wo Sie derzeit stehen, steigern Sie die Zahl der Sätze auf vier und wechseln dann, wo möglich, zur nächstschweren Variante der Übung.

Langsam, aber sicher

Achten Sie bei der Steigerung von einer auf zwei Übungen sehr genau auf die Rückmeldungen Ihres Körpers. Sie geraten bei sechs Übungen am Stück zu sehr außer Atem oder fühlen sich dadurch stark überfordert? In diesem Fall lassen Sie es etwas langsamer angehen und machen zunächst zum Beispiel vier oder fünf anstelle der sechs Übungen. Alternativ können Sie auch die sechs Übungen ausführen, beschränken sich jedoch vorerst wieder auf drei statt vier Wiederholungen, bis Ihre Kraft gewachsen ist.

«Unser Körper ist ein Meister der Anpassung. Er braucht ständig kleinere und größere Kicks.»

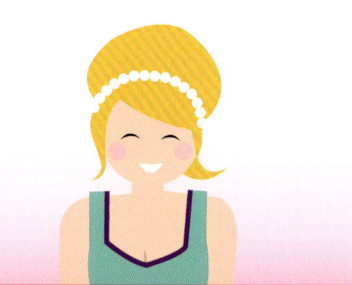

Augen zu

Die Kraftübungen beherrschen Sie mittlerweile blind, meinen Sie? Prima, dann probieren Sie das doch gleich mal aus! Machen Sie heute zum Beispiel den ersten Satz Diagonalcrunch oder Butterfly mit geschlossenen Augen. Wie fühlt sich das an? Ungewohnt, oder? Genau darum geht es: Indem Sie die Übungen ab und zu «blind» ausführen, tun Sie spielerisch etwas für Ihre Koordination und schulen das Bewegungsgefühl. Sie spüren die Abfolge der Einzelbewegungen viel intensiver, wenn der Augensinn ausgeschaltet ist. So können Sie auch kleine Abweichungen, die sich vielleicht inzwischen eingeschlichen haben, korrigieren.

Ausdauer

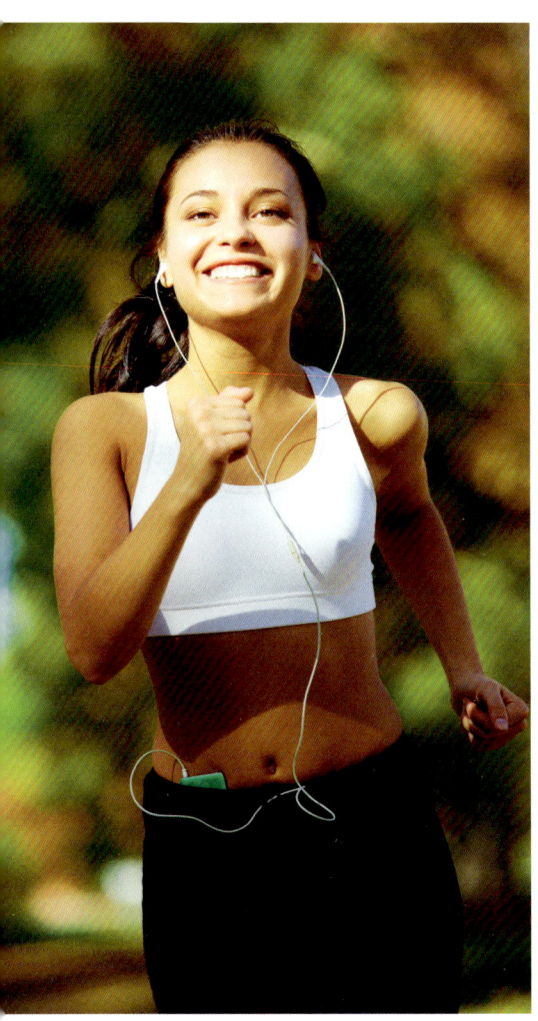

Auch beim Ausdauer-Programm steigern Sie sich kontinuierlich, wie im Vier-Wochen-Plan beschrieben.

Wichtig: Damit das Training alltagstauglich und wirksam bleibt, halten Sie sich an das Limit von maximal 60 Minuten Ausdauer täglich. Schaffen Sie das im entspannten Tempo, dürfen Sie die Geschwindigkeit ganz leicht erhöhen. Also ein kleines bisschen schneller laufen, radeln, paddeln oder was Sie sonst gern machen. Aber nach wie vor gilt: Es geht um Ausdauer, nicht um den Eintrag ins Buch der Rekorde! Sobald sich Ihr Gesicht dunkelrot verfärbt und Sie vor Anstrengung nach Luft japsen, sind Sie zu schnell.

Nehmen Sie wieder Ihre Pulsuhr zu Hilfe. Der Trainingspuls soll auch weiterhin bei 130 Schlägen pro Minute liegen. Wie das geht, obwohl Sie einen Gang zulegen? Wenn Sie im letzten Monat regelmäßig in Sachen Ausdauer unterwegs waren, dürfte Ihr Ruhepuls inzwischen deutlich niedriger sein als zu Beginn des Programms. Ein Freizeitsportler hat einen Ruhepuls von ca. 60, bei einem Couchsurfer liegt er dagegen bei ca. 80 Schlägen pro Minute. Das Herz des Freizeitsportlers muss also viel weniger Arbeit leisten, um den Körper zu durchbluten. Deshalb können Sie bei einem Trainingspuls von 130 nun ein wenig das Tempo anziehen. Der Hintergrund: Durch das regelmäßige Ausdauer-Sporteln wächst unser Herzmuskel und wird kräftiger. Er kann dann mit weniger Schlägen mehr Blut und damit mehr Sauerstoff durch den Körper und zu den Muskeln transportieren. Das Ergebnis: Unsere Ausdauer verbessert sich, wir kommen nicht mehr so leicht aus der Puste, halten länger durch.

«Steigern Sie sich auch bei Ihrem Ausdauer-Programm kontinuierlich.»

Wie wäre es mit viel mehr Abwechslung?

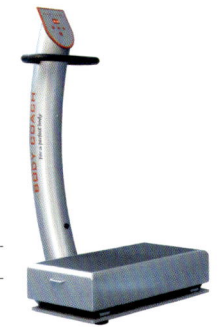

Hier stelle ich Ihnen einige Geräte vor, mit denen Sie Ihr neues bewegtes Leben noch abwechslungsreicher gestalten. Schließlich ist Langeweile die größte Gefahr für Ihre Motivation. Wischen Sie dem Einerlei eins aus, die folgenden Geräte sind dafür perfekt geeignet:

Schwungstab

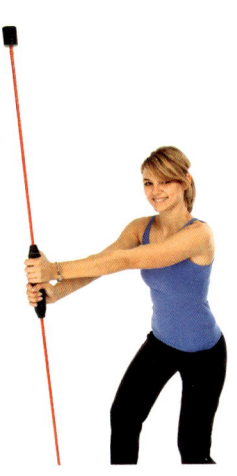

Trainiert wird mit einem speziellen flexiblen Stab aus Kunststoff, den man in Schwingung setzt und hält. Durch das fortwährende aktive Schwingen wird die Tiefenmuskulatur aktiviert und trainiert. Mit dem Schwungstab lässt sich genauso im Studio wie zu Hause trainieren. Eine professionelle Einführung, wie man den Stab richtig benutzt, ist auf jeden Fall zu empfehlen.

Unterdruck-Training

Das Fahrradfahren in einer Vakuum-Kammer verspricht innerhalb kürzester Zeit einen großen Verlust von überschüssigem Fett an den Problemzonen Bauch, Beine und Po. Dank des ständigen Wechsels von Unter- und Überdruck wird eine intensive Durchblutung dieser Zonen erreicht, was die Fettverbrennung gezielt ankurbelt. Zusätzliches Plus: Das Erscheinungsbild von Cellulite soll sich verbessern.

Vibrationsplatte

Dieses ehemals für die Raumfahrt entwickelte Gerät arbeitet mit starken mehrdimensionalen und rhythmischen Schwingungen, die von einem Motor erzeugt werden. Durch die Schwingungen der Platte ziehen sich die Muskeln schnell zusammen und dehnen sich wieder, während man selbst recht ruhig auf der Platte steht. Das Vibrationstraining eignet sich als Ganzkörperprogramm oder zum gezielten Training bestimmter Körperzonen. Eine Trainingseinheit dauert nicht länger als 15 Minuten. Bei gesundheitlichen Einschränkungen (z. B. Hüftleiden, Thrombose) oder in der Schwangerschaft wird vom Vibrationstraining abgeraten.

Elektrische Muskelstimulation (EMS)

Bei der EMS bringen elektrische Impulse die Muskeln dazu, sich zusammenzuziehen. Über Elektroden, die in Gurte oder eine Weste integriert sind, gelangt der Strom auf die Haut und zu den Nerven, die dann die Muskelkontraktion auslösen. Das Training dauert nur 20 Minuten, in einem Rhythmus von abwechselnd vier Sekunden Stromreiz und vier Sekunden Pause.

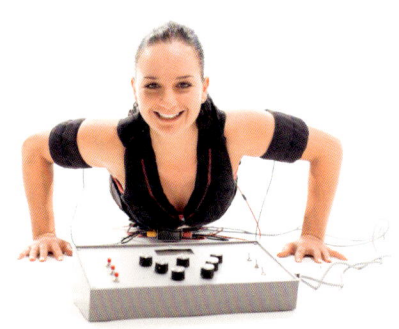

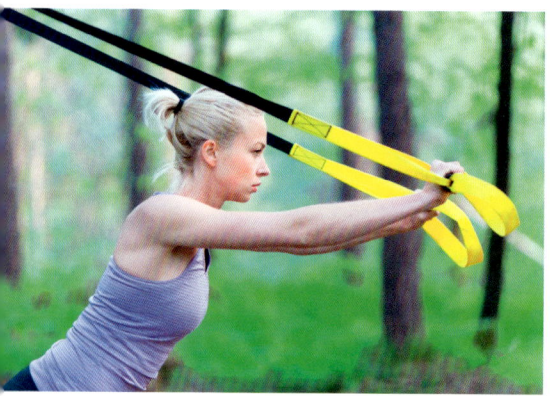

Sling-Trainer

Seinen Namen verdankt der Sling-Trainer den zwei Schlingen, durch die man Hände oder Füße steckt. Das andere Ende lässt sich ohne Aufwand zum Beispiel an Wand, Decke oder Tür befestigen. Mit dem Sling-Trainer sind vielfältige Übungen möglich. Man trainiert mit dem eigenen Körpergewicht, wobei mehrere Muskelgruppen gleichzeitig angesprochen werden. Das macht das Training besonders wirksam.

Seien Sie nett zu sich

Was will ich Ihnen damit sagen? Seien Sie nett zu sich! Dieser Punkt ist entscheidend für Ihren Abnehmerfolg. Wer sich alle Freuden versagt und nur durch eiserne Disziplin Gewicht verliert, der wird – Überraschung!? – bald wieder zunehmen. Selbstkasteiung entzweit Sie von sich selbst, treibt sozusagen einen Keil zwischen Ihren Wunsch nach einem schlanken Körper und Ihr Bedürfnis nach Genuss. Viele Frauen glauben, dies wäre der richtige Weg und sie müssten sich durch Hungern und Sport bis zum Umfallen für ihre frühere Maßlosigkeit bestrafen. Doch das ist Unsinn! Gerade WEIL sie schlecht von sich selbst denken, sich laut oder auch leise als «fette Kuh» beschimpfen, haben diese Frauen Übergewicht.

Dick gepanzert gegen Kränkungen

Die Extrapfunde sind oft wie ein Schutzschild oder Panzer, der innere und äußere Kränkungen und Verletzungen widerspiegelt. Gegen beide lässt sich etwas tun: Zuerst einmal, indem Sie sich bewusst machen, was da passiert. Horchen Sie genau hin, wenn Ihre innere Stimme Sie unentwegt kritisiert. Was sagt sie? Legen Sie sich ein Heftchen dafür an und tragen Sie es eine Woche lang bei sich. Schreiben Sie alles hinein, was Sie an unfreundlichen Sätzen über sich selbst aussprechen oder denken. Anschließend schauen Sie Ihr Heftchen durch und überlegen, ob Sie

Fun-Verstärker für Ihre Fitness

Wenn Ihr Entdeckerdrang nach wie vor ungebremst ist, probieren Sie auch diese Helferlein ruhig mal aus: Kennen Sie schon das **Wackelbrett** (Balance Board)? Und wie steht es mit **Pole Fitness?** – Ist das nicht das mit der Stange? Ja, und ich darf Sie beruhigen, Pole Fitness gibt es inzwischen in einer jugendfreien Variante jenseits des Rotlichtviertels. Es wird sogar für Kinder empfohlen, um die Körperhaltung zu trainieren. Die ungewohnten Bewegungen stellen Ihren Gleichgewichtssinn vor neue Herausforderungen und lassen diverse Muskelgruppen überraschend zusammenspielen. Eventuell machen Sie nun noch einen kurzen Ausflug in den Keller, denn dort warten vielleicht gute alte Bekannte wie **Schlittschuhe** oder ein **Hula-Hoop-Reifen?** Falls gerade Sommer ist: Schlittschuhlaufen geht vielerorts auch in der warmen Jahreshälfte, in einer Eishalle. Eine willkommene Abkühlung bei heißen Außentemperaturen.

zukünftig etwas nachsichtiger mit sich umgehen könnten. Klar wiegen Sie derzeit vielleicht ein wenig oder auch ein bisschen mehr zu viel. Deswegen bleiben Sie aber weiterhin die liebenswerte, fröhliche, lebenslustige, einfühlsame Person, die Sie sind. Fragen Sie mal Ihren Bräutigam! Der wird Ihnen das bestätigen. Versuchen Sie sich so anzunehmen, wie Sie sind. Das heißt nicht, dass Sie Ihr Ziel «Fit bis zur Hochzeit» plötzlich zu den Akten legen sollen. Nein, natürlich nicht! Sie haben das Recht (und eigentlich auch die Pflicht), sich in Ihrem Körper wohlzufühlen. Es geht nur um die Frage: Wie erreichen Sie dieses Wohlfühlen mit sich selbst? Dadurch, dass Sie sich mit einer Diät bestrafen und schlecht über sich reden? Oder indem Sie vor dem Jawort auf dem Standesamt zuallererst einmal «Ja» sagen zu sich selbst?

Trauen Sie sich – an den Strand!

Möglicherweise sind Sie seit frühen Kindertagen eine Wasserratte. Doch seit Jahren haben Sie kein Schwimmbad mehr von innen gesehen haben, weil Sie sich Ihrer Leibesfülle schämen? Jetzt ist die Zeit für Veränderung gekommen! Trauen Sie sich an den Strand oder ins Becken. Ihr Bikini passt Ihnen nicht mehr? Gut, dann kaufen Sie sich einen Badeanzug. Da gibt es mittlerweile echte High-Tech-Wunder mit Bauch-weg-Effekt, Sie werden staunen. Auch Modelle mit integriertem Röckchen oder Badeshorts

sind erhältlich, um von ausladenden Hüften abzulenken. Stattdessen ziehen Sie neugierige Blicke mit einem tiefen Ausschnitt auf Ihre Schokoladenseiten … oder auch nicht. Sie entscheiden. Hauptsache, Sie wagen sich ins Wasser, wenn es das ist, was Sie eigentlich möchten. Noch nicht überzeugt? Hier kommen unwiderstehliche Argumente: Schwimmen ist eine hochwirksame Ausdauersportart, der ganze Körper bewegt sich, so dass besonders viel Fett verbrannt

wird. Die Gelenke werden dabei nicht belastet. Am besten kraulen Sie, doch das ist kein Muss, auch mit Brust- und Rückenschwimmen erreichen Sie einiges. Machen Sie wieder einmal die Erfahrung, sich leicht und unbeschwert zu bewegen. Und wenn Sie ungestört Ihre Bahnen ziehen wollen, kommen Sie frühmorgens oder am späten Abend, etwa eine Stunde, bevor das Schwimmbad schließt, dann sind deutlich weniger Menschen vor Ort.

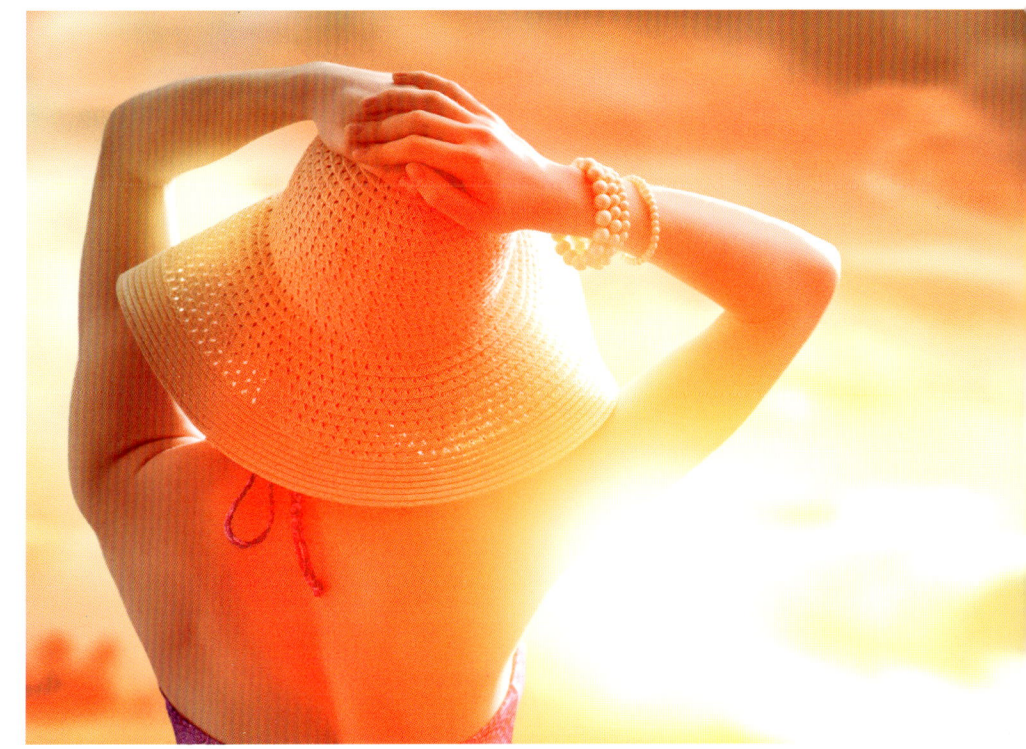

Kleine und große Wohltaten für Ihre Erholung

Knochen, Muskeln, Sehnen, Bindegewebe – Ihr gesamter Bewegungsapparat arbeitet seit Wochen auf Hochtouren. Sie merken das vielleicht nicht ständig, weil Sie inzwischen all die Bewegung genießen und dank der purzelnden Pfunde fröhlich weitertrainieren. Ich möchte Ihnen ein paar Anregungen geben, womit Sie Ihren Körper bei der Regeneration nach intensivem Training unterstützen. Die Sauna kennen Sie schon als Erste Hilfe gegen Muskelkater. Barfußpfad oder Floating können Sie zum Beispiel spontan am nächsten Pausentag ausprobieren, wenn Sie mögen. Für Feldenkrais, Pilates, Qigong und Tai-Chi empfehle ich Ihnen die Anmeldung zu einem Kurs. Es ist wichtig, dass Sie sich die Bewegungsabläufe von qualifizierten Trainern zeigen lassen und diese auch unter Anleitung einüben. Sie vermeiden dadurch Bewegungs- und Haltungsfehler. Viele Volkshochschulen bieten solche Kurse an. Vielleicht kommt sogar wieder Ihre Freundin mit oder Ihr Liebster hat Lust, sich etwas zu entspannen?

Sauna

In Schwimmbädern und Fitnessstudios werden mittlerweile die unterschiedlichsten Arten von Dampfbädern und Aufgüssen angeboten. Testen Sie verschiedene Angebote, um herauszufinden, was Ihnen gefällt. Der regelmäßige Gang in die Sauna wirkt sich positiv auf vegetatives Nervensystem und allgemeines Wohlbefinden aus, darüber hinaus dient es der Abhärtung gegen Erkältungskrankheiten. Durch den Wechsel zwischen Hitze in der Sauna und Kälte im Tauchbecken kann sich zudem das Hautbild verbessern und beanspruchte Muskeln entspannen sich.

Barfußpfad

Ein ganz besonderes und alles andere als alltägliches Erlebnis bietet Ihnen das Wandern auf einem Barfußpfad. Hierbei sind Sie nicht nur an der frischen Luft unterwegs, sondern trainieren Ihren Körper und Geist, schulen Ihre Konzentration und kräftigen Ihren Bewegungsapparat. Außerdem gönnen Sie Ihren Füßen ein ganz besonderes Vergnügen, wenn Sie sie außerhalb Ihrer – vielleicht manchmal zu engen – Schuhe atmen und die Welt spüren lassen. Damit gewinnen Sie ein Stück «Bodenhaftung» und Naturverbundenheit zurück.

Floating (Schwebebad)

Beim sogenannten Floating, das Sie zum Beispiel in einem Thermalbad ausprobieren können, erleben Sie eine tiefe Entspannung. Wie schwerelos treiben Sie mit Hilfe von konzentriertem Salzwasser an der Wasseroberfläche eines speziellen Floating-Tanks oder -Beckens, sind dabei gänzlich abgeschottet von Außenreizen. Oft werden zusätzlich angenehme Lichtreflexe und beruhigende Musik eingesetzt.

«Zu einem intensiven Training gehört immer auch ausreichend Erholung.»

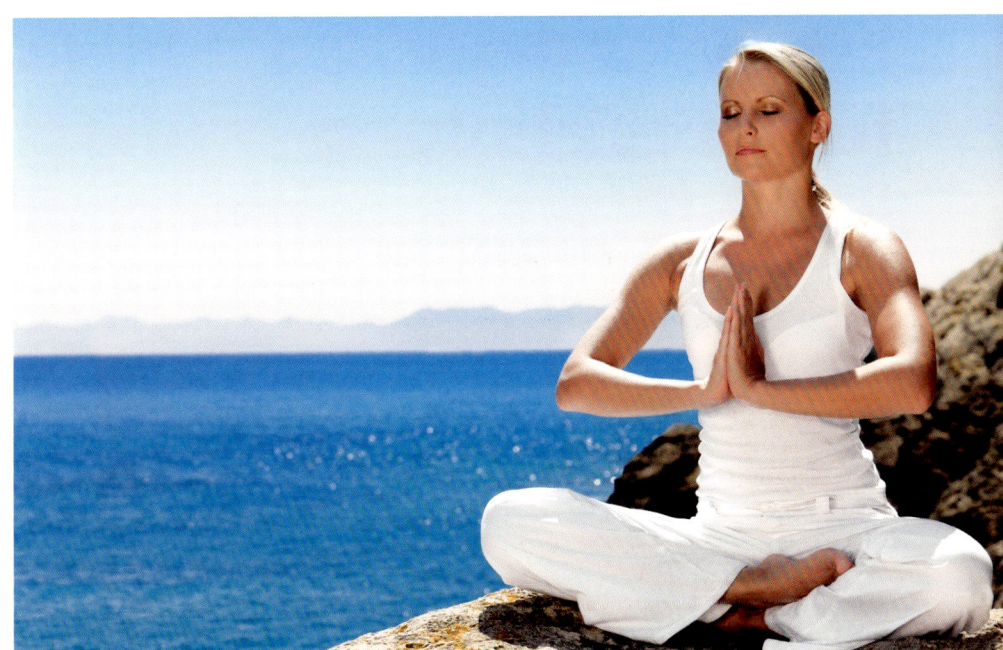

Feldenkrais

Die Feldenkrais-Methode, benannt nach ihrem Erfinder Moshé Feldenkrais, ist eine aus dem Judo entwickelte körperliche und geistige Entspannungstechnik. Sie wird im Gruppen- oder Einzelunterricht angeboten. Ziel ist es, die Wahrnehmung des eigenen Körperempfindens zu schulen und durch kleine Veränderungen im Bewegungsablauf Verspannungen zu beseitigen, zum Beispiel in der Nacken-, Schulter- und Rückenmuskulatur. Diese Methode kann Sie auch allgemein bei der Stressbewältigung unterstützen.

Pilates

Das systematische Ganzkörpertraining Pilates zielt insbesondere darauf ab, die Muskulatur zu kräftigen, mit Schwerpunkt auf Beckenboden, Bauch und Rücken. Dabei werden vor allem die tief liegenden, kleinen und meist schwächeren Muskelgruppen angesprochen, die eine korrekte und gesunde Körperhaltung bewirken. Das Training schließt neben Kraftübungen auch Stretching und bewusste Atmung ein. Alle Bewegungen werden langsam und fließend ausgeführt, das schont Muskeln und Gelenke.

Qigong

Bei Qigong handelt es sich um eine chinesische Meditations-, Konzentrations- und Bewegungsform, die durch ebenfalls fließende Bewegungsabläufe und Übungen in Ruhe gekennzeichnet ist. Sie stammt aus der Traditionellen Chinesischen Medizin und enthält auch Atemübungen. Ziel ist es, Körper und Seele in ein gesundes Gleichgewicht zu bringen, indem der innere Energiefluss (das Qi) harmonisiert wird. Deshalb eignet sich diese Methode hervorragend zum Stressabbau und zur Entspannung.

Tai-Chi

Tai-Chi oder Taijiquan ist auch unter dem Namen «chinesisches Schattenboxen» bekannt und hat seinen Ursprung wie das Qigong in der Traditionellen Chinesischen Medizin. Beim Tai-Chi bewirken in Zeitlupe vollführte Bewegungsabläufe eine meditative Versenkung. Außerdem kräftigt es die Muskulatur, fördert Ausdauer, Koordinationsfähigkeit und Konzentration. Der Ursprung des Tai-Chi liegt in der Kampfkunst, heute steht aber die Konzentration auf die eigenen Bewegungsabläufe im Vordergrund.

Bis zu 20 Kilo weniger:

In sechs bis neun Monaten können Sie sehr viel erreichen

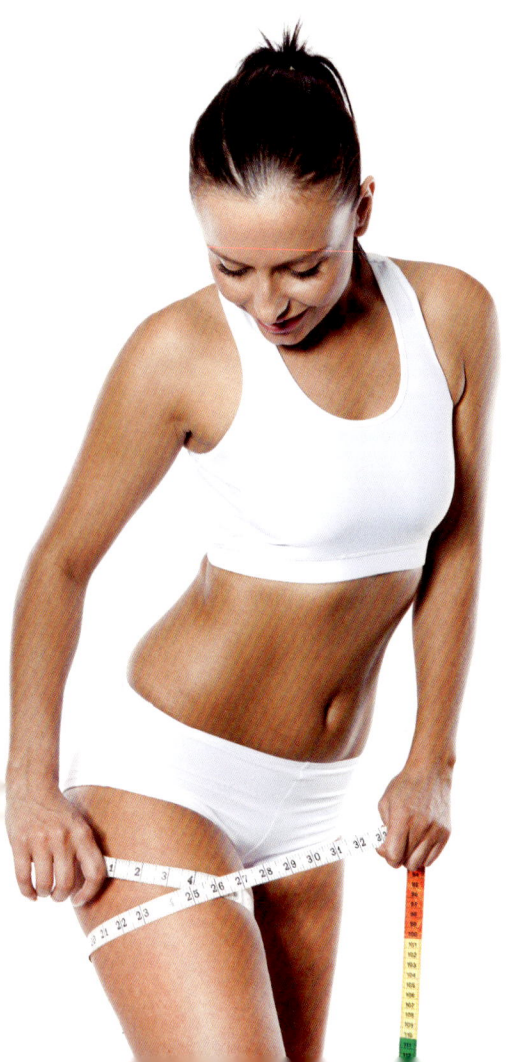

Mit «Fit bis zur Hochzeit» nehmen Sie auch über einen längeren Zeitraum erfolgreich ab. In sechs bis neun Monaten können Sie maximal 20 Kilogramm Körperfett ade sagen – dank Ihrer neuen bewussten Ernährung und einem Lebensstil, der Bewegung großschreibt. Klingt fantastisch? Damit es klappt, bekommen Sie von mir zusätzliche Anregungen, um die Fettverbrennung anzukurbeln und unliebsame Stagnationsphasen zu überwinden.

Wenn nichts mehr geht – Das Gewichts-Plateau

Früher oder später ist es so weit: Sie treiben Sport, essen in Maßen und dennoch … tut sich auf der Waage nichts mehr! Nachdem Sie anfangs fast zusehen konnten, wie die Pfunde purzeln, scheint der Zeiger der Waage nun festzukleben. Ihr Gewicht stagniert für mehrere Wochen, daher nennt man diese Phase auch «Gewichts-Plateau». Bitte machen Sie jetzt auf keinen Fall den Fehler, weniger zu essen! Dies würde dazu führen, dass Ihr Körper auf Hungerstoffwechsel umschaltet und Ihre Muskeln aufzehrt, um sich

von dort die nötigen Proteine zu holen, die er als Baustoff braucht. Sie würden daraufhin sogar zunehmen, weil weniger Muskelbrennöfen weniger Kalorien verbrennen. Ihr Grundumsatz würde also sinken und Sie müssten Ihre Kalorienzufuhr weiter einschränken, um überhaupt noch abzunehmen. Dadurch wäre der Körper gezwungen, weitere Muskelbrennöfen aufzuzehren, um an die lebensnotwendigen Proteine zu kommen. Ein Teufelskreis!

Statt sich in die Hungerspirale zu verstricken, essen Sie einfach weiter so gesund und bewusst wie bisher. Stagnationsphasen gehören zum Abnehmen dazu. Besonders wenn Sie große Mengen Übergewicht reduzieren wollen, müssen Sie dafür das eine oder andere Plateau hinter sich bringen. Keine Sorge, das ist völlig normal! Sie machen nichts falsch, und auch Ihre Waage funktioniert wahrscheinlich sehr zuverlässig. Warum nehmen Sie dann nicht mehr ab? Ihr Körper hat sich inzwischen auf die veränderte Lebensweise eingestellt. Nach einem Vierteljahr sind für ihn die tägliche Bewegung und die Ernährungs-Kombi aus Proteinen und langsamen Kohlenhydraten zur

Treiben Sie es auf die Spitze!

Neue Wachstumsanreize für Ihre Muskeln setzen Sie mit dieser Strategie: Bauen Sie einmal pro Woche «Supersätze» in Ihr Kraft-Workout ein. Dabei trainieren Sie von einer Hantelübung ausnahmsweise mal nur einen Satz und mit sehr wenig Gewicht – aber Sie machen 100 Wiederholungen am Stück! Alternativ können Sie auch von einer Übung mit dem eigenen Körpergewicht 100 Wiederholungen in einem Satz machen (ohne Pause). Oder Sie ziehen bei Kniebeuge, Liegestütz & Co. Ihre gewohnten vier Sätze à 12 Wiederholungen durch, halten die allerletzte Wiederholung jedoch, bis Sie nicht mehr können. Ein solches Ausnahme-Training bis zur Erschöpfung «schockt» Ihre Muskeln und regt sie zu weiterem Wachstum an. Achtung: Supersätze sind wegen ihrer Intensität nur für geübte Sportlerinnen geeignet! Als Einsteigerin sind Sie mit dem Vier-Wochen-Plan bestens beraten.

Gewohnheit geworden. Daher brauchen Sie neben einer großen Portion Durchhaltevermögen nun vor allem eines: neue, intensive Trainingsreize.

Und Action!

Um das Gewichts-Plateau zu knacken, ersetzen Sie die eine oder andere Trainingseinheit durch eine ungewohnte Aktivität. Je öfter, desto besser, mindestens aber einmal im Monat. Überraschen Sie beispielsweise Ihren Körper mit einer Schnupperstunde für Ballett oder Bauchtanz. Dabei lernen Sie nicht nur grazile Drehungen und einen sexy Hüftschwung, auch Ihre Kraft, Koordination und Beweglichkeit sind gefordert. Ebenso wirksame Impulse geben Sie mit einem Probekurs in der Boxhalle oder einer Reitstunde. Glauben Sie mir, danach spüren Sie Ihre Muskeln wieder! Tipp: Solche Testlektionen werden meist auch als Geschenk-Gutscheine angeboten. Falls Sie also mal wieder keine Ahnung haben, was Sie sich zum Geburtstag oder zu Weihnachten wünschen sollen …

Schnell und ohne viel Aufwand lassen sich Ballsportarten wie Fußball, Basketball oder Volleyball improvisieren: einfach Ihren Verlobten und ein paar Hobbysport-begeisterte Freundinnen zusammentrommeln (eine von Ihnen hat ganz sicher einen Ball) und ab in den nächsten Park oder an den Badesee. Dort können Sie nach Lust und Laune kicken, Körbe werfen oder im Sand baggern und pritschen. Wenn Sie nicht ganz regelfest sind, macht das nichts, der Spaß an der Bewegung und das Miteinander zählen. Schwere Arme, Schultern, Beine bestätigen Ihnen darüber hinaus am nächsten Tag, dass Ihre Bemühungen nicht umsonst waren.

Fit durch die Ferien

Außer Ballsportarten eignen sich Ausdauer-Aktivitäten wie Radfahren oder Laufen hervorragend, um Ihre «Fit-bis-zur-Hochzeit»-Ambitionen auch im nächsten Urlaub voranzutreiben. Wenn Sie vorher regelmäßig geübt haben, wäre jetzt eine gute Gelegenheit, anspruchsvolle Trainingsreize zu setzen mit einem Berglauf oder einer Bergtour auf dem Rad. Berücksichtigen Sie dabei jedoch stets die klimatischen Verhältnisse und hören Sie auf Ihren gesunden Menschenverstand. Bei 40 Grad im Schatten hält sich der Trainingseffekt wahrscheinlich in Grenzen. Eher landen Sie mit Kreislaufkollaps auf der Krankenstation.

Je nachdem, ob Ihre Ferien in die Sommer- oder Wintersaison fallen, locken in Wasser und Schnee weitere Herausforderungen für Ihren Bewegungsapparat: Wind- oder

Das Fit-Programm

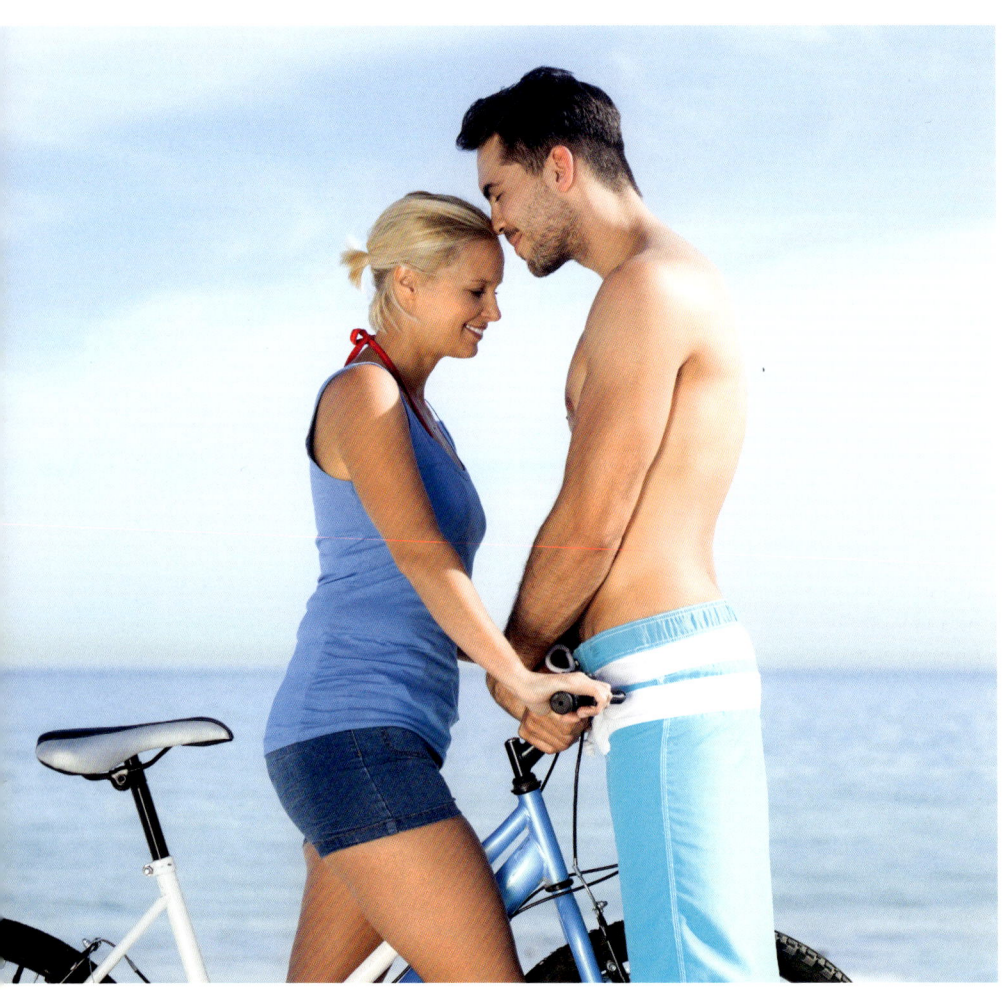

Kitesurfen (Lenkdrachensegeln) etwa beziehungsweise Snowkiten sind Fun-Sportarten, mit denen Sie von Kopf bis Fuß in Bewegung kommen. Gestalten Sie Ihren Urlaub so aktiv, dann ist es gar nicht schlimm, wenn Sie es nicht alle zwei Tage ins Fitnessstudio schaffen oder sich ab und an eine verführerische Leckerei gönnen. Nur übertreiben sollten Sie es nicht. Das gilt für Sport wie Schlemmen gleichermaßen.

So schreiten Sie aufrecht zum Altar

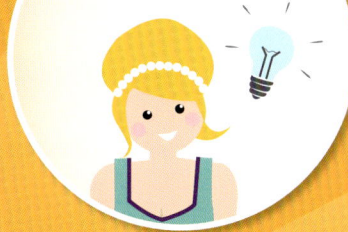

Gerade Haltung

Gebückt und mit hochgezogenen Schultern zum Altar huschen? Das muss nicht sein. Eine aufrechte, stolze Haltung können Sie üben. Beherzigen Sie diese Tipps für einen überwältigenden Auftritt:

- Schultern absenken und Schulterblätter in Richtung Wirbelsäule bewegen, der Nacken wird dadurch automatisch gestreckt
- Brust raus
- den eigenen Körper in die Länge denken, «sich groß machen», Oberkörper leicht nach vorn neigen
- das Becken weder nach vorn noch nach hinten kippen, sondern in einer Linie mit dem Rest des Körpers fixieren
- Po anspannen, Bauchnabel nach innen ziehen
- den Körper «festmachen»
- LÄCHELN!

In der korrekten Haltung haben Sie das Gefühl, absolut sicher zu stehen.

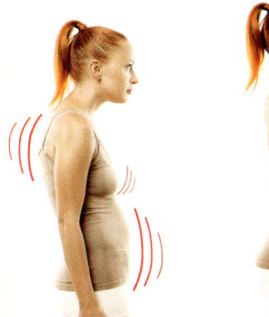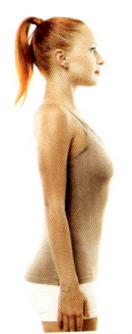

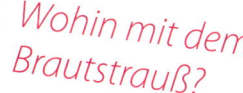

Wohin mit dem Brautstrauß?

Halten Sie den Brautstrauß locker vor Ihrem Bauch. Auf diese Weise vermeiden Sie, dass die Blumen Ihr wunderschönes Kleid verdecken oder dass Sie sich krampfhaft am Strauß festklammern und dabei die Schultern hochziehen.

Elegant auftreten

Für die Brautschuhe gilt: vor der Hochzeit unbedingt einlaufen! Bei der Gelegenheit können Sie das elegante Schreiten trainieren: immer zuerst die Ferse aufsetzen und dann den Fuß langsam nach vorn abrollen.

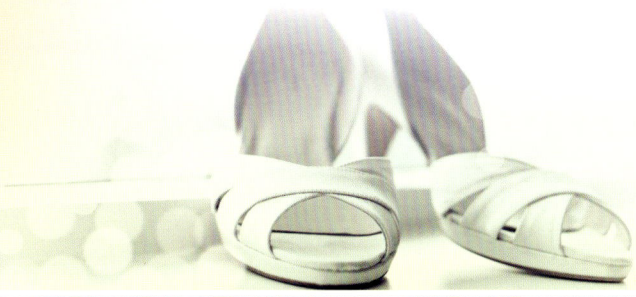

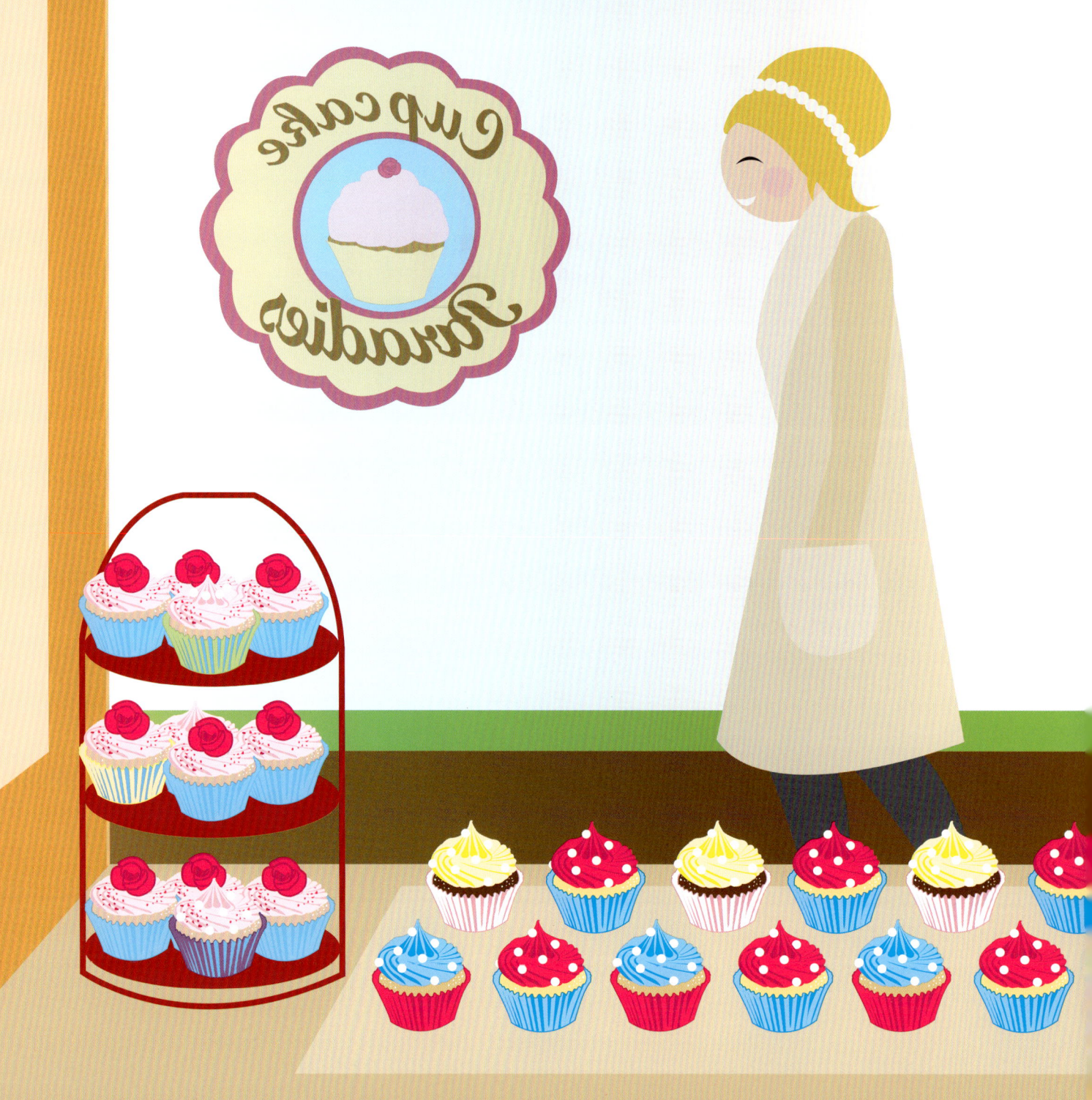

EINFACH WEITERGEHEN

Mit diesen Motivationstipps bleiben Sie dran

«Im Grunde ist ein Diamant auch nur ein Stück Kohle, das die nötige Ausdauer hatte.»

Unbekannter Verfasser

Einfach weitergehen

Umwerfend leckere Rezepte und Bewegung, die richtig Spaß macht, – am liebsten wollen Sie sofort loslegen. «Wie halte ich diese Motivation über längere Zeit aufrecht?», fragen Sie sich vielleicht. Ich verrate Ihnen ein paar Tipps und Tricks, mit denen Sie Durchhänger abfedern und Ihr Ziel «Fit bis zur Hochzeit» sicher erreichen. Diese Seiten können Sie auch jederzeit aufschlagen, wenn Sie neuen Anschub brauchen. Suchen Sie sich einfach das Passende heraus!

Träumen und Aufschreiben

Zunächst machen Sie sich ganz genau Gedanken darüber, wie Sie an Ihrem Hochzeitstag aussehen möchten. Malen Sie sich aus, wie schön straff Ihre Arme und Beine sein werden und dass Ihnen Ihr Traumkleid wie angegossen passt! Sie ziehen alle Blicke auf sich, die Augen Ihres Zukünftigen strahlen bei Ihrem Anblick! Wow, toll! Was fühlen Sie dabei? Schreiben Sie es auf! Je mehr Sie sich mit dem Bild beschäftigen und je mehr Emotionen Sie in die Beschreibung fließen lassen, desto stärker werden Sie mit dem Wunsch verbunden, Ihr Ziel unbedingt erreichen zu wollen. Und wenn Sie es schriftlich festhalten, können Sie diese Emotionen jederzeit neu aufleben lassen – Sie brauchen Ihren Text nur wieder zu lesen. Außerdem wirkt etwas, das Sie aufschreiben, wie eine Verpflichtung und Sie nehmen Ihre Ziele wesentlich ernster.

Albtraum

Eine andere Möglichkeit, sich zu motivieren, besteht darin, sich das genaue Gegenteil Ihres Traums vorzustellen: Malen Sie sich detailliert aus, wie Sie sich fühlen, wenn Sie alles so weiterlaufen lassen wie bisher und nicht die nötige Kraft und Ausdauer finden, um abzunehmen und fit für Ihre Hochzeit zu werden! Stellen Sie sich vor, Sie nehmen sogar zu und Ihr Kleid platzt aus allen Nähten! Fragen Sie sich dabei: «Will ich das wirklich? Ist diese Vorstellung nicht schrecklich?» Manchmal kann gerade der Teufel an der Wand besonders motivierend wirken.

SMART-Prinzip

Sie haben Ihr Ziel in Form Ihrer Wunschfigur zur Hochzeit genau vor Ihrem inneren Auge.

Aber was müssen Sie dafür nun im Einzelnen tun, welche Schritte wollen Sie konkret gehen? Das SMART-Prinzip kann Ihnen da eine sehr gute Hilfe sein:

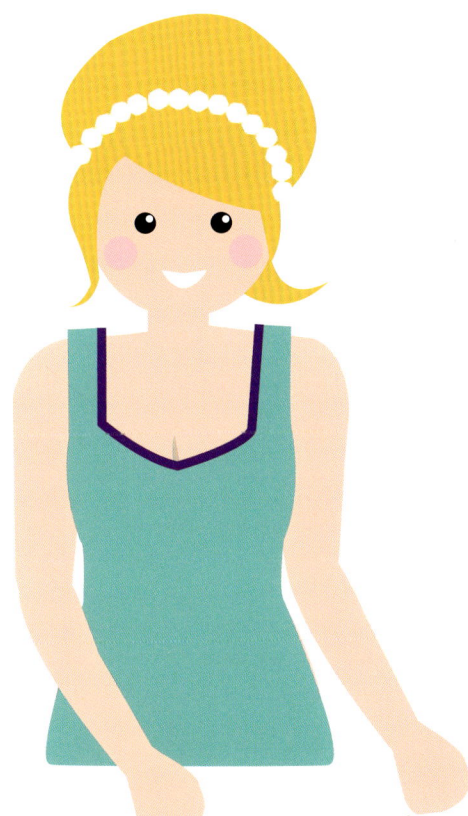

SMART steht für

S = spezifisch: Ihr Ziel sollte eindeutig definiert sein (z. B.: «Ich möchte bei meiner Hochzeit schlank und fit sein, und dafür will ich zehn Kilogramm Fett verlieren, meine Haut straffen usw.»).

M = messbar: Das Erreichen Ihres Ziels muss messbar sein (z. B. zu reduzierender Hüftumfang in Zentimetern, abzunehmendes Gewicht in Kilogramm).

A = angemessen: Das Ziel sollte in der vorgegebenen Zeit realistisch zu schaffen sein (z. B. 15 kg in neun Monaten abnehmen).

R = relevant: Das Ziel muss für Sie einen Nutzen darstellen und Sie auch über kurzfristige Erfolgserlebnisse hinaus weiterbringen (z. B.: «Der schönste Tag meines Lebens wird zusätzlich noch schöner, wenn ich mich absolut wohl in meiner Haut und meinem Körper fühle»).

T = terminiert: Das Ziel muss bis zu einem bestimmten Termin erreicht sein (z. B.: «Drei Wochen vor der Hochzeit habe ich mein Wunschgewicht/meine Wunschfigur erreicht»).

Prioritäten wichtig nehmen

Nehmen Sie Ihre eigenen Wünsche und Ziele genauso wichtig wie Ihre Arbeit oder eine mit anderen getroffene Abmachung. Wer sonst sollte für Ihre Bedürfnisse eintreten, wenn nicht Sie selbst? Verinnerlichen Sie diese Haltung, geben Sie Ihrem Ziel «Fit bis zur Hochzeit» oberste Priorität. Dann werden auch Außenstehende schnell merken, wie ernst es Ihnen damit ist und dass Sie sich von Kritik und Zweifeln nicht aus der Fassung bringen lassen.

Vertrag mit sich selbst

Schließen Sie einen verbindlichen Vertrag mit sich selbst ab, den Sie immer griffbereit in Ihrer Nähe haben. Schreiben Sie darin ganz genau auf, ab welchem Tag der Vertrag gültig ist, welche Teilschritte Sie gehen möchten (Ernährung, Training, Beauty), um Ihr Ziel zu erreichen, und welche Vertragsstrafen Ihnen blühen, falls Sie es nicht schaffen. Nehmen Sie hierzu auch das SMART-Prinzip von oben zur Hilfe. Ganz wichtig: Sie sollten unbedingt eine Klausel einbauen, die Ihnen bei allen erreichten Meilensteinen eine Belohnung garantiert. Zum Beispiel:

... auch Motivation ist trainierbar!

Einfach weitergehen

Sie haben die ersten zwei Kilo geschafft? Belohnen Sie sich mit einem wunderschönen Blumenstrauß. Sie haben es geschafft, 30 Minuten am Stück zu laufen? Ab zur Kosmetikerin zur Fußbehandlung! Achten Sie jedoch darauf, dass Sie weder Essen noch Trinken als Belohnung verwenden, das wäre kontraproduktiv. Die Belohnung sollte etwas Besonderes sein, das Sie aus Ihrem Alltagstrott herausreißt und Ihnen großes Vergnügen bereitet. Zu guter Letzt: Unterschreiben Sie Ihren Vertrag. So bekommt er etwas Seriöses, Verbindliches.

Vertrag veröffentlichen

Weihen Sie möglichst viele (wohlgesonnene und positive) Menschen in Ihr Vorhaben ein. Das verstärkt den Antrieb, die selbstgesetzten Meilensteine wirklich in Angriff zu nehmen. Schließlich wollen Sie Ihren Lieben immer neue Erfolge verkünden. Sie müssen also ständig raus aus der Komfortzone und am Ball bleiben. Als Belohnung winkt Ihnen die überschäumende Freude von Freunden, Bekannten und Familie, die mit Ihnen über das Erreichte jubeln. Vielleicht motivieren Sie durch Ihr Vorbild ja auch jemanden in Ihrer Umgebung, aktiv zu werden und endlich ein eigenes Projekt in Angriff zu nehmen.

Komplizen finden

Suchen Sie sich eine liebe Freundin, Schwester oder vielleicht Ihre Mama, die Sie bei Ihrem Vorhaben tatkräftig unterstützt, Sie immer wieder motiviert und mit Ihnen schwitzt! Finden Sie liebe Menschen, die Ihnen Energie geben, anstatt Ihnen Kraft zu rauben. Verbindlichkeiten und feste Abmachungen mit einer guten Freundin werden Sie eher ernst nehmen und Ihr Schweinehund bleibt schön an der Leine.

Positives Denken

Gehen Sie an Ihr persönliches Projekt «Fit bis zur Hochzeit» mit einer sehr positiven Einstellung heran! Seien Sie überzeugt, dass Sie es schaffen und Ihren Hochzeits-Traumkörper bald selbst bestaunen können! Lassen Sie sich durch einen Stillstand auf der Waage oder ein paar schlechte Tage nicht von Ihrer positiven Haltung abbringen; stellen Sie sich bei Nörglern oder Kritikern einfach taub! Überlegen Sie auch mal, was Sie in Ihrem Leben bisher alles geschafft haben. Es gab sicherlich viele Herausforderungen, die wesentlich schwerer waren als das Abnehmen und Fitwerden. Trotzdem haben Sie diese gemeistert. Machen Sie sich Ihre vielen großen und kleinen Erfolge bewusst und seien Sie stolz auf sich!

Vorher-Nachher-Fotos

Wie wäre es mit einem «Vorher-Foto», das Sie gut sichtbar an Ihren Kühlschrank oder Ihren Badezimmerspiegel hängen? Dies ist besonders dann zu empfehlen, wenn Sie viel abnehmen möchten. Schreiben Sie auf, wie Sie sich fühlten, nachdem Sie das Foto gemacht haben, wieso Sie nicht mehr so sein möchten und was Ihre konkreten Ziele sind. Lassen Sie das Foto von einer Freundin knipsen oder machen Sie einen «Selfie» im Spiegel. Nehmen Sie jeden Monat ein neues Bild auf, um Ihre Erfolge zu dokumentieren. Sie werden staunen, was sich alles tut! Mein Tipp: Machen Sie ein Foto von Ihren angespannten Armmuskeln in Siegerpose und bewundern Sie nach und nach Ihre Fortschritte!

«Suchen Sie sich eine Freundin, Schwester oder vielleicht Ihre Mama, die Sie bei Ihrem Vorhaben tatkräftig unterstützt, Sie immer wieder motiviert und mit Ihnen schwitzt!»

«Nutzen Sie die Salami-Taktik: Zerlegen Sie Ihr Zielgewicht in überschaubare Meilensteine, die Sie schnell erreichen können!»

Der erste Schritt

Der beste Plan und die tollsten Ideen haben kaum einen Wert, wenn wir nicht den ersten Schritt in Richtung Umsetzung wagen. Also fangen Sie an! Überlegen Sie sich zunächst, was Ihnen am Leichtesten fallen wird. Zuerst mit dem Trainingsprogramm beginnen oder doch lieber die leckeren neuen Rezepte ausprobieren? Oder macht es Ihnen Spaß, schon mal ein Trainingstagebuch anzulegen? Picken Sie sich einen Bereich raus und

STARTEN SIE HEUTE NOCH!

Salami-Taktik

Wenn Sie sich von Ihrem anvisierten Zielgewicht erschlagen fühlen, es vielleicht für unendlich weit entfernt halten, nutzen Sie die «Salami-Taktik»: Zerlegen Sie Ihr Zielgewicht in überschaubare Meilensteine, die Sie schnell erreichen können (z. B. drei Kilo in vier Wochen). So gehen Sie schrittweise vor, schaffen wichtige Etappensiege und schützen sich selbst vor Überforderung.

Trainingstagebuch

Sie schreiben gerne Tagebuch? Wie wäre es, wenn Sie Ihre Trainingseinheiten sowie die neuen Essgewohnheiten schrittweise verfolgen, indem Sie diese aufschreiben? Dank Ihres Tagebuchs können Sie sich schnell und auf einen Blick das bisher Erreichte vor Augen führen. Vor allem in Krisenzeiten dient es Ihnen so als Anker, der Sie trotz Stress oder Einsamkeit an Ihr Ziel erinnert und Ihnen die Trostschokolade ersetzt. Falls Ihnen Papier zu langweilig ist, gestalten Sie doch eine individuelle Excel-Tabelle oder nehmen Sie sich jeden Abend maximal zwei Minuten lang auf Video auf, während Sie von Ihren Fortschritten berichten.

Wochenendgestaltung

Sie waren unter der Woche höchst motiviert und haben sich zuverlässig an Ihr Trainings- und Ernährungsprogramm gehalten? Super, herzlichen Glückwunsch! Behalten Sie diesen Rhythmus auch am Wochenende bei. (Einzige Ausnahme: Ihr sportfreier Tag fällt auf

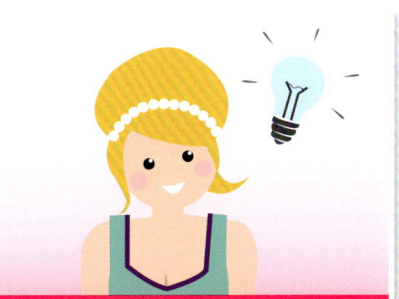

Mittlerweile gibt es auch diverse Schlank-Apps für Ihr Smartphone. **Die Vorteile:** Sie können Ihre Messwerte und Aktivitäten noch detaillierter dokumentieren. Oft wird das Ganze außerdem grafisch sehr ansprechend dargestellt, so dass die Nutzung besonders viel Spaß macht und Extra-Motivation auslöst. Folgende Punkte lassen sich zum Beispiel erfassen:

- **allgemein:** Startgewicht, anvisiertes Zielgewicht

- **wöchentlich:** Gewichtsverlauf, Taillen- und Hüftumfang, (wenn Sie eine Körperfettanalysewaage haben:) BMI, Fett, Muskelmasse

- **täglich:** absolvierte Trainingseinheit, Schrittzähler, eingenommene Mahlzeiten, geschafftes Trinkpensum

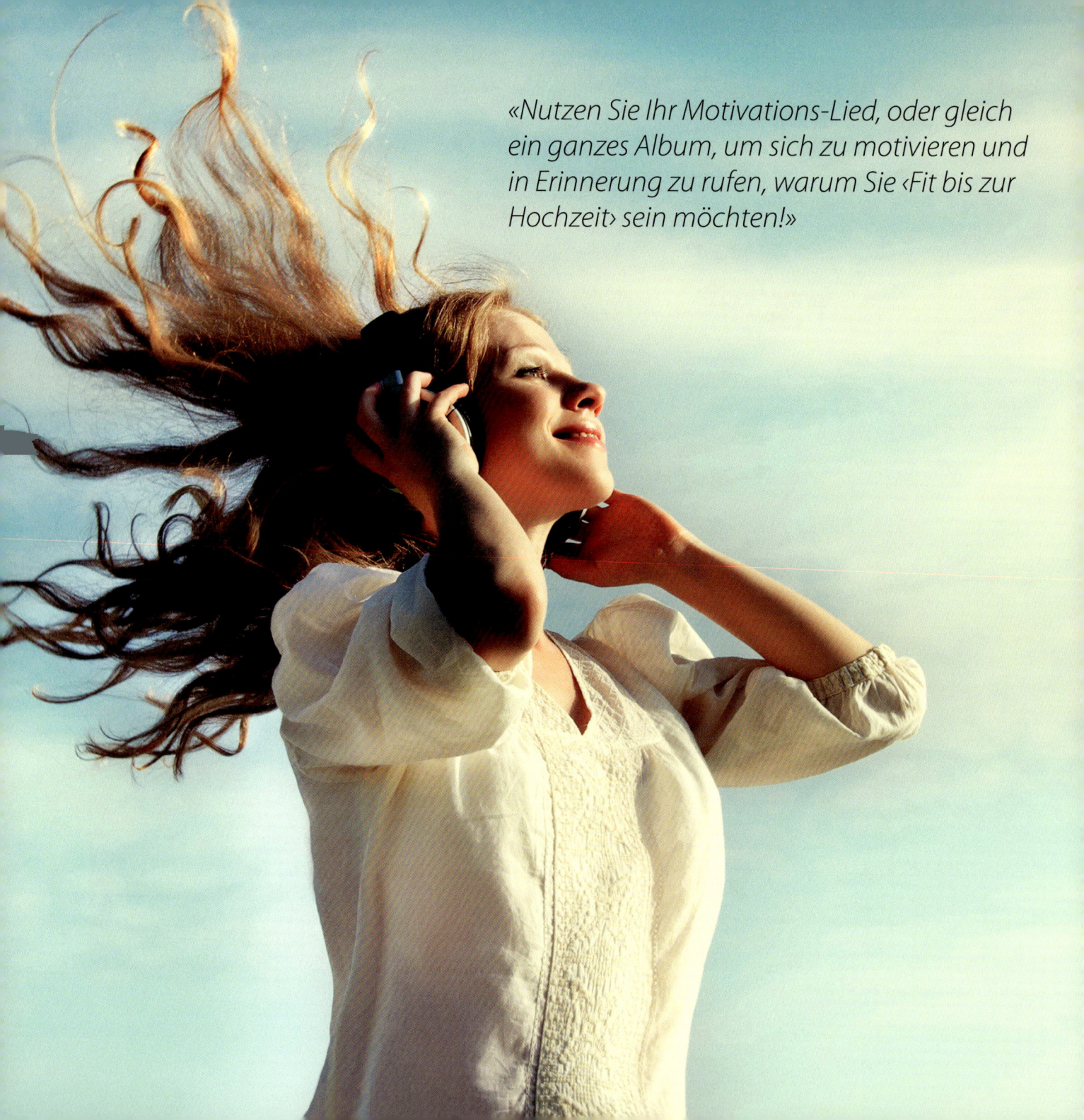

«Nutzen Sie Ihr Motivations-Lied, oder gleich ein ganzes Album, um sich zu motivieren und in Erinnerung zu rufen, warum Sie ‹Fit bis zur Hochzeit› sein möchten!»

einen Samstag oder Sonntag.) Wenn Sie sich beispielsweise angewöhnt haben, von Montag bis Freitag Ihr Trainingspensum schon morgens vor der Arbeit zu erfüllen, so tun Sie dies auch jetzt am Wochenende, bevor Sie in den Tag starten und Ihre Zeit anderweitig verplanen. Vergessen Sie nicht, wie wichtig Ihnen Ihr Ziel ist, dafür sollten Sie auch am Wochenende ein, zwei Stunden übrig haben. Vielleicht möchte Ihr Partner sogar mit Ihnen zusammen trainieren?

Misserfolge?

Was ist für Sie ein Misserfolg, und vor allem warum? Wie gehen Sie mit Misserfolg um? Macht Ihnen möglicherweise Ihr treuer Be-

gleiter, der innere Schweinehund, einen Strich durch die Rechnung? Lassen Sie sich nicht entmutigen, wenn Sie ein gestecktes Ziel nicht planmäßig erreicht haben! Bedenken Sie, dass jeder Mensch anders ist. Manche nehmen schneller ab, andere langsamer, manche tun sich mit der Ernährungsumstellung leichter, andere schwerer. Sie müssen Ihren eigenen Rhythmus finden und in sich hineinhören. Falls Sie tatsächlich einen messbaren(!) Misserfolg erlitten haben, schauen Sie sich genau an, was passiert ist und weshalb. Verfangen Sie sich aber nicht in der Grübelfalle, sondern überlegen Sie, was Sie in Zukunft anders machen können, und dann legen Sie weiter los. Und wie gesagt: Schauen Sie sich all Ihre bisherigen Erfolge an. Geben Sie nicht auf! Bestimmt sieht

Ihr «Misserfolg» mit ein paar Tagen Abstand betrachtet viel weniger dramatisch aus, als er Ihnen gerade erscheint.

Musik-Motivation

Haben Sie auch so ein Lied, bei dem Sie alles um sich herum vergessen und vor positiver Energie geradezu schweben? Nutzen Sie genau dieses Lied, oder gleich ein ganzes Album, um sich zu motivieren und in Erinnerung zu rufen, warum Sie «Fit bis zur Hochzeit» sein möchten und wie toll Sie sich dann fühlen. Vielleicht ist es sogar ein Lied, das Sie zum Einzug ins Standesamt/ in die Kirche oder als Lied für den ersten Tanz wählen?

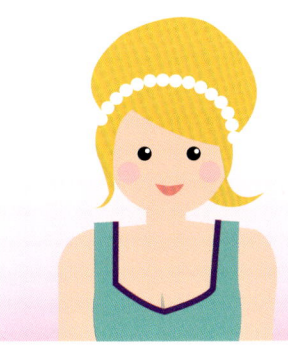

Und nicht vergessen!

Sollte Ihre Waage nach vier Wochen Training und Ernährungsumstellung immer noch mehr Kilos anzeigen als erwartet, denken Sie daran: Muskeln sind schwerer als Fett. Und wie Sie wissen, arbeiten Muskeln rund um die Uhr für Sie, indem sie fleißig Kalorien verbrennen. Mit Hilfe einer Körperfettwaage bekommen Sie über die reine Gewichtsmessung hinaus zuverlässige Angaben zum Anteil Ihrer Fett- und Muskelmasse am Gesamtgewicht. Haben Sie keine Körperfettwaage, reicht auch Ihre engste Jeans als Maß. Beim Anziehen können Sie leicht feststellen, ob Sie doch mehr Gewicht verloren haben, als Ihnen Ihre Waage weismacht.

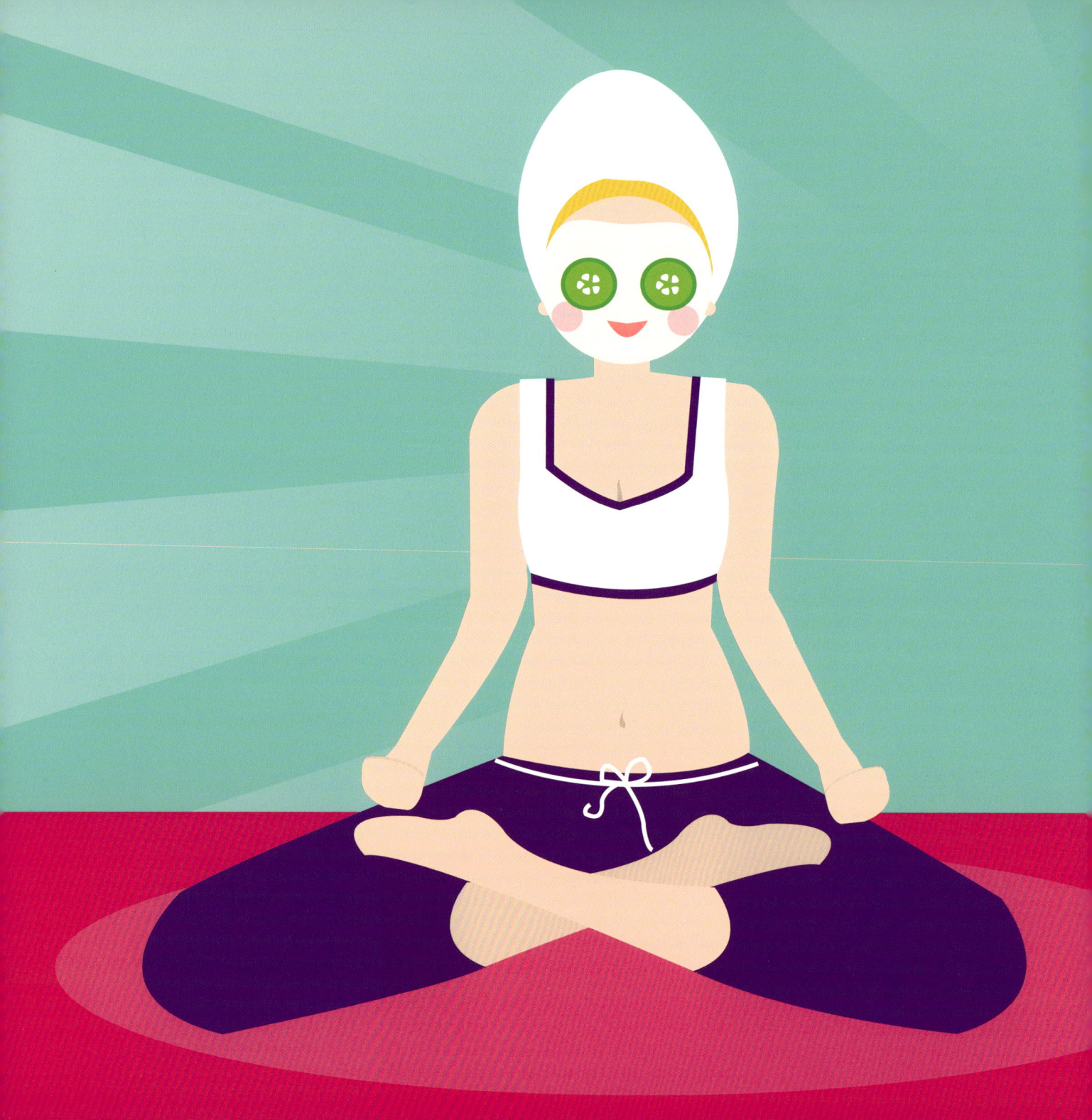

IHRE
BEAUTY-OASE

Gepflegt entspannen
von Kopf bis Fuß

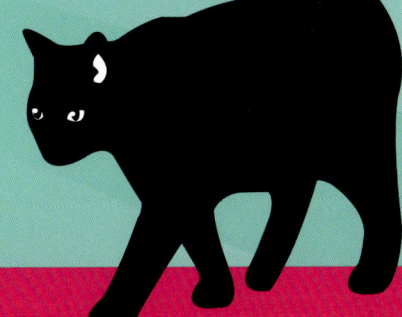

*«Ich verbringe täglich mindestens drei oder vier
Stunden im Badezimmer. Tag und Nacht sexy zu sein,
ist eine große Verantwortung.»*

George Clooney

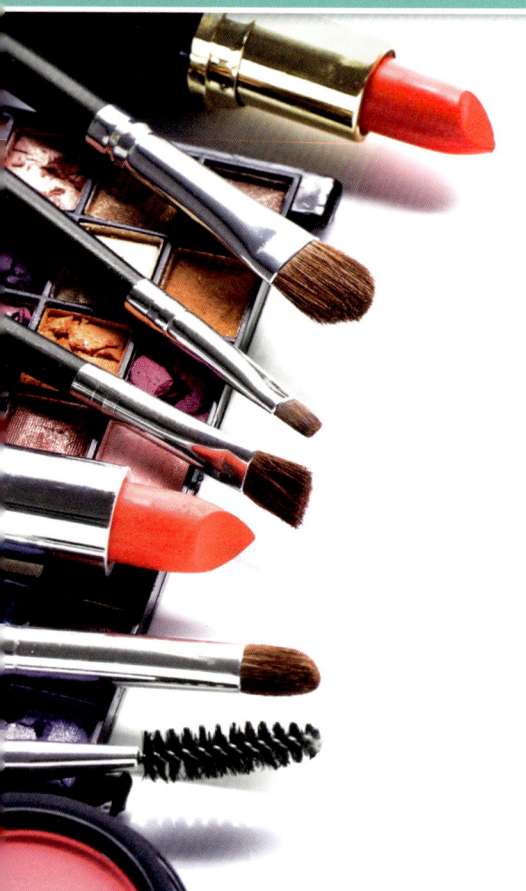

Ihre Beauty-Oase

Willkommen im Reich von Schönheit und Muße. Hier dreht sich alles um Ihr Wohlbefinden. Entdecken Sie die Geheimnisse eines ungestörten Nachtschlafs, tauchen Sie ab in die Welt der Entspannung … Doch beginnen wir mit den Vorbereitungen für ein gepflegtes Äußeres, das Ihren Typ dezent unterstreicht und Sie am Tag der Hochzeit wie eine Königin zum Altar schreiten lässt!

Fühlt sich gut an: die besten Pflegetipps

Fangen Sie rechtzeitig an, sich um Ihr Aussehen zu kümmern. Viele Pflegeprodukte für Haut und Haare brauchen eine Weile, bis sie ihre volle Wirksamkeit entfalten. Außerdem könnte es sein, dass Sie bestimmte Anwendungen, zum Beispiel eine Haarentfernung oder einen Selbstbräuner nicht vertragen, und so hat Ihre Haut noch genügend Zeit, sich zu erholen. Testen Sie alles vorher, um böse Überraschungen zu vermeiden. Am besten starten Sie Ihr Beauty-Programm bereits sechs bis neun Monate vor der Hochzeit.

Haare

Stöbern Sie im Internet, blättern Sie in Magazinen auf der Suche nach Inspiration. Und probieren Sie beim Friseur unbedingt verschiedene Brautfrisuren aus. Vielleicht gefällt Ihnen an sich selbst ja etwas völlig anderes, als Sie sich zunächst vorgestellt haben? Holen Sie sich auch hinsichtlich einer guten individuellen Haarpflege frühzeitig Rat bei Ihrem Friseur. Dazu gehören Shampoo, Spülung und eine Haarkur genauso, wie einen Tag mal nichts mit den Haaren zu machen. Und lassen Sie regelmäßig – ca. alle sechs bis acht Wochen – Ihre Spitzen nachschneiden, um größere Schäden zu verhindern.

Sie wünschen sich seit jeher eine aufwendige Hochsteckfrisur, haben aber kurze Haare? Gehen Sie schnell zum Friseur Ihres Vertrauens und lassen Sie sich beraten, wie viel Ihre Haare in der Zeit vor der Hochzeit wachsen werden. Kommt für Sie eine Haarverlängerung in Frage oder können Sie zum Beispiel mit einem Duttkissen arbeiten und den Rest mit Eigenhaar leisten?

Haut und Make-up

Falls noch nicht geschehen, suchen Sie sich eine liebe und sympathische Kosmetikerin oder Make-up-Visagistin in Ihrer Nähe, die Sie möglichst auch am Hochzeitstag schminken kann. Idealerweise kommt sie an Ihrem großen Tag zu Ihnen nach Hause oder ins Hotel und macht Sie in einer für Sie angenehmen, entspannten Umgebung zurecht. Sprechen Sie mit ihr außerdem im Vorfeld einen persönlichen Beauty-Plan ab, denn je nach Hauttyp brauchen Sie vielleicht sehr viel oder eher wenig Vorbereitung und Pflege.

Sollten Sie im Alltag keinen Mascara benutzen, möchte ich Ihnen ans Herz legen, sich langsam an eine leichte Version davon zu gewöhnen. Wenn Sie zum Beispiel lange am PC arbeiten und sich oft die Augen reiben, trainieren Sie, wie Sie das schaffen, ohne Ihre Wimperntusche zu verschmieren. Mit ein bisschen Übung können Sie dann am Hochzeitstag Ihre Freudentränen spurlos wegtupfen.

Tragen Sie das Braut-Make-up mindestens einen Tag lang zur Probe, um sich an das Gefühl und Aussehen zu gewöhnen und nicht zuletzt, um die Wirkung des Make-ups auf Fotos zu überprüfen. Wichtig ist dabei, dass Sie sich wohlfühlen. Wurde Ihrer Meinung nach das Make-up zu dick aufgetragen, besprechen Sie das unbedingt mit Ihrer Visagistin! Und trinken Sie ausreichend, vor allem stilles Wasser. Ich kann gar nicht oft genug betonen, wie sehr Wassertrinken Ihre Haut verbessert und ihr mehr Spannkraft verleiht. Meiden Sie hingegen Alkohol, zu viel Zucker und Salz.

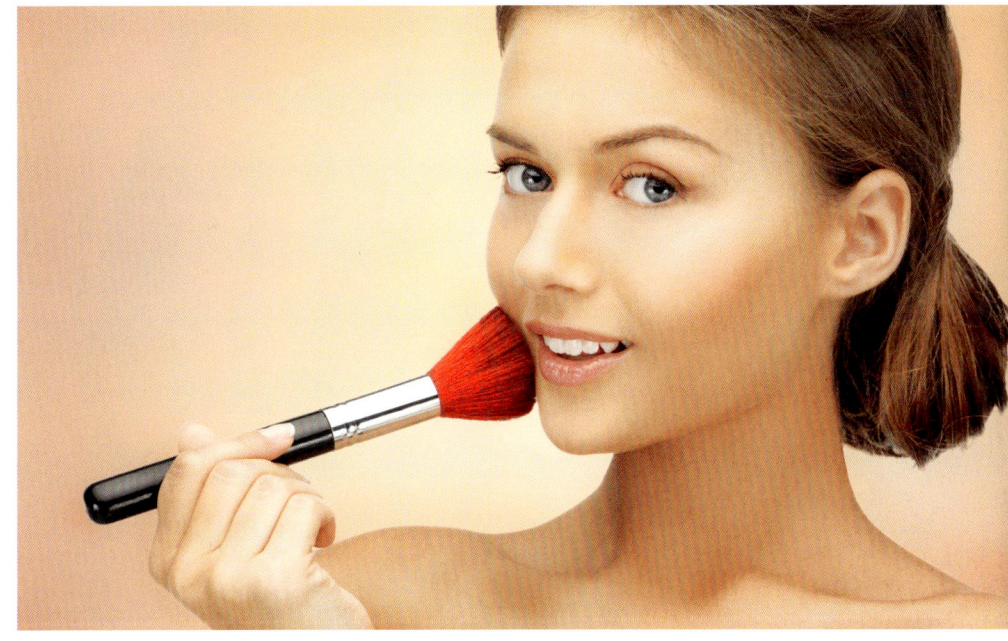

Dekolleté

Auch Ihr Dekolleté wird bei Ihrer Hochzeit sicherlich große Aufmerksamkeit erfahren. Mit diesen Tipps richten Sie es zum unwiderstehlichen Blickfang her: Die Haut im Bereich des Dekolletés ist besonders zart und benötigt daher eine spezielle Pflege. Benutzen Sie hierfür ein sanftes Gesichtspeeling, anschließend tragen Sie eine reichhaltige Feuchtigkeitscreme auf. Achten Sie beim Sonnen auf einen ausreichenden Lichtschutz (beugt Knitterfältchen vor) sowie darauf, wie Ihr Kleid vom Dekolleté her geschnitten ist, um später Bräunungsstreifen genau dort zu vermeiden.

Augen

Verwenden Sie täglich eine leichte, kühlende Augencreme oder Lotion für Ihre Augenpartie, die Sie sanft einklopfen. So bleibt Ihre Haut gut durchblutet und Sie beugen dunklen Augenringen vor – insbesondere, wenn Sie dazu genügend schlafen und viel Wasser trinken. Denken Sie auch an wasserfeste Wimperntusche (vorher unbedingt testen!). Für den perfekten Augenaufschlag empfehle ich Ihnen das Färben Ihrer Wimpern, selbst wenn diese von Natur aus dunkel sind. Gefärbte Wimpern erscheinen noch voller und die Tusche kommt besser zur Geltung. Schön geformte (und bei blonden

Ihre Beauty-Oase

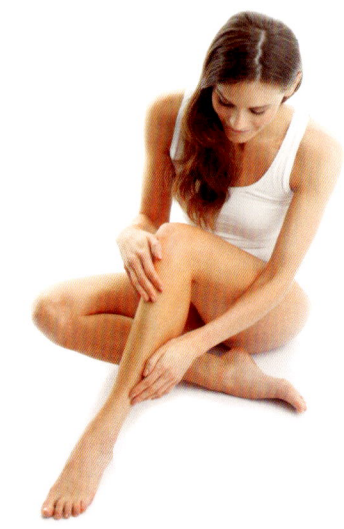

Frauen ebenfalls gefärbte) Augenbrauen bilden einen Rahmen für das Gesicht, verleihen ihm einen strahlenden Ausdruck.

Zähne

Sie haben schon immer von einem strahlend weißen Lächeln geträumt? Dann fragen Sie Ihren Zahnarzt nach einer professionellen Zahnaufhellung (Bleaching). Es ist zwar nicht gerade kostengünstig, aber lohnt sich, wenn Sie zum Beispiel gerne schwarzen Kaffee trinken oder rauchen. Auch hier kann ich nur raten, frühzeitig zum Zahnarzt zu gehen, weil sich die Zähne und der Zahnschmelz nach der Behandlung erst wieder aufbauen müssen. Das kann durchaus zwei Wochen dauern, in denen Sie eine sogenannte «weiße Diät» halten müssen, also auf farbige Lebensmittel wie Kaffee, rote Bete oder Erdbeeren verzichten.

Sollten Sie empfindliche Zähne bzw. Zahnhälse haben, wird Ihnen Ihr Zahnarzt wahrscheinlich anstelle von Bleaching eine professionelle Zahnreinigung empfehlen. Diese ist nicht ganz so wirkungsvoll, bringt aber immerhin einen sichtbaren Vorher-Nachher-Effekt, ohne den Zahnschmelz anzugreifen.

Nägel

Für den großen Auftritt möchten auch Ihre Nägel gehegt und gepflegt sein. Gönnen Sie sich eine Maniküre im Nagelstudio oder bei der Kosmetik. Auf Wunsch können Sie zudem verschiedene Farben und Stile ausprobieren. Vielleicht entdecken Sie ja Ihre Liebe zu French Manicure oder Kunstnägeln? Bringen Sie eine Stoffprobe Ihres Brautkleides mit, um die Lackfarbe perfekt darauf abzustimmen. Es gibt inzwischen eine neue Generation von Nagellacken, die mit Hilfe von UV-Licht getrocknet werden. Das Ergebnis wirkt wie Gel-Nägel und hält ca. vier Wochen, so dass Sie auch nach der Hochzeit schöne Nägel haben, wenn Sie in die Flitterwochen starten. Das sollten Sie jedoch – wie alles andere – lange genug vorher testen. Nicht dass Sie sich an Ihrem Hochzeitstag unwohl fühlen, weil Sie es nicht gewohnt sind, bunte oder künstliche Nägel zu haben.

Beine und Füße

Wenn Sie ein langes Kleid tragen, werden sowohl Ihre Beine als auch Ihre Füße darunter verschwinden. Schenken Sie diesen Bereichen Ihres Körpers trotzdem ein wenig Beachtung, schließlich wollen Sie den ganzen Hochzeitstag hindurch leichtfüßig unterwegs sein und tanzen. Für die Beine reicht einmal pro Woche ein Peeling sowie täglich das Auftragen einer reichhaltigen Feuchtigkeitslotion. Zur Fußpflege reiben Sie mehrmals in der Woche sanft die Hornhaut ab und cremen danach Ihre Füße mit einer kleinen, verwöhnenden Massage ein. Am Vortag der Hochzeit ist eine Pediküre bei der Kosmetikerin oder Fußpflegerin üblich.

> «Und nicht vergessen:
> **lächeln, lächeln** und **nochmals lächeln!**»

Sanft gebräunt zum Altar

Welche Braut möchte nicht sanft gebräunt und mit frischem Teint vor den Altar treten? Dafür eigenen sich Selbstbräuner vorzüglich, insbesondere wenn sich die Sonne nicht blicken lässt. Einen Selbstbräuner, egal ob aus der Flasche oder als Anwendung im Kosmetikstudio, sollten Sie unbedingt lange vorher testen, denn nicht jeder verträgt jede Wirkstoffkombination. Achten Sie außerdem darauf, ob der gewählte Selbstbräuner die richtige Bräune liefert. Nicht dass Sie aussehen wie eine Karotte (das ist mir beim ersten Selbstbräuner-Versuch passiert – zum Glück lange vor der Hochzeit!).

Eine weitere Möglichkeit, schön gebräunte Haut für Ihre Hochzeit zu bekommen, bietet der Gang ins Solarium. Beginnen Sie damit mindestens sechs Wochen vor der Hochzeit. So kann Ihre Haut in aller Ruhe und ohne Sonnenbrand einen schönen Milchkaffee-Ton annehmen. Nutzen Sie zum Einstieg die schwächste Bank und steigern Sie sich behutsam. Nach dem Sonnen mit einer Bodylotion eincremen, das schützt vor Falten. Wichtig: Lassen Sie sich nicht von Sparangeboten verlocken, stärker oder länger zu sonnen, als Sie es eigentlich wollen. Und gehen Sie nur in ein Solarium mit geschultem Personal (Zertifikate hängen aus). Dort wird man Sie entsprechend Ihrem Ziel leicht gebräunter Haut beraten, ohne dass Sie hinterher aussehen wie ein Brathuhn. Übrigens: Im Solarium vorgebräunte Haut braucht beim Sonnenbaden unter freiem Himmel trotzdem Sonnenschutz.

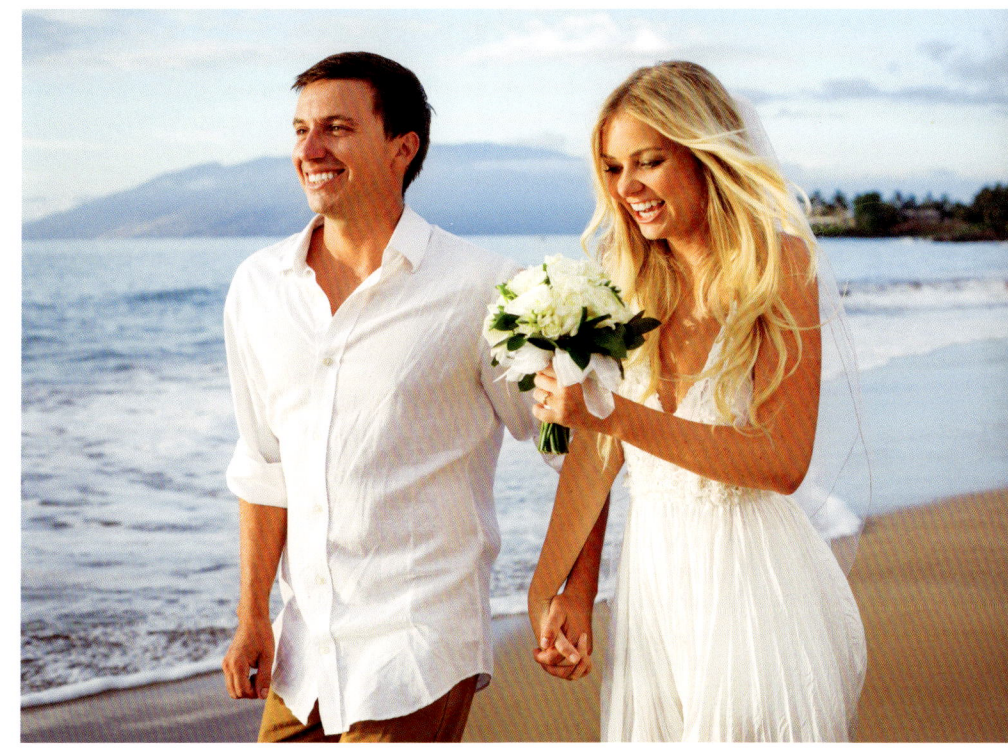

Hormone in Harmonie

Sie möchten die Pille absetzen? Das sollten Sie bis nach der Hochzeit aufschieben, denn Haut, Haare und durchaus auch Ihre Stimmung können durch die Hormonumstellung leiden. Ganz zu schweigen von einer ungewollten Gewichtszunahme. Jede Frau reagiert anders auf das Absetzen der Pille, aber gehen Sie lieber vom Worst Case aus. Ihr Körper braucht einige Zeit, um die Hormone abzubauen und sich wieder einzupendeln.

Ihr Beauty-Countdown bis zur Hochzeit

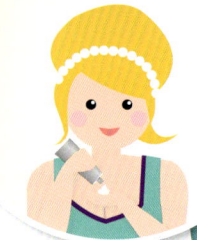

12 Monate vorher

- Gedanken machen über Ihre Wunschfrisur und beim Friseur beraten lassen über die nötige Haarlänge

- Anfangen, viel Wasser zu trinken (1,5 bis 2 l am Tag) für frische, straffe Haut und allgemeines Wohlbefinden

9 Monate vorher

- Beste Zeit, um mit dem Ernährungs- und Sportprogramm zu beginnen

- Kleine Entspannungsrituale in Ihren Alltag einflechten: zum Beispiel Kurs in Progressiver Muskelentspannung oder Yoga besuchen

6 Monate vorher

- Hautprobleme? Ab zur Kosmetikerin oder zu einem Hautarzt!

- Ob Mascara, Make-up oder Selbstbräuner – ideale Zeit, um verschiedene Kosmetikprodukte auszuprobieren

4 Monate vorher

- Gegen Nervosität regelmäßig Entspannungsübungen anwenden

- In Zeitschriften nach Brautstylings suchen (Make-up und Frisuren) und damit zu Ihrem Friseur und Ihrer Kosmetikerin/Visagistin gehen. Unterschiedliche Make-ups und Frisuren ausprobieren. Fotos machen nicht vergessen!

3 Monate vorher

- Zahnarzt-Termin vereinbaren für Zahnaufhellung oder -reinigung

- Zeit für einen Wellnesstag. Vielleicht mag Ihr Zukünftiger auch mit?

2 Monate vorher

- Für Braut-Make-up ohne professionelle Kosmetikerin: alles einkaufen, was Sie zum Selbstschminken brauchen, und Zeit zum Üben nutzen

- Nagelstudio: Beratung zu Farbe und Form der Nägel (Stoffprobe Kleid mitbringen!)

- Solarium: jetzt anfangen, sanft vorzubräunen

1 Monat vorher

💚 Gesicht und Dekolleté verwöhnen mit einer Kosmetikbehandlung, die Sie bereits vorher probiert und gut vertragen haben (keine Allergie oder Hautirritation)

💚 Weiterhin viel trinken für schöne Haut (am besten stilles Wasser!)

2 Wochen vorher

💚 Friseur: Spitzen schneiden lassen und den Haaren eine Haarpflegemaske gönnen

💚 Friseur oder Kosmetikerin: Wimpern und gegebenenfalls Augenbrauen färben lassen, Augenbrauen zupfen

💚 Brautschuhe einlaufen

1 Woche vorher

💚 Für strahlenden Teint und glänzendes Haar ab jetzt auf stark gesalzene Lebensmittel und alkoholische Getränke verzichten

💚 Notfalltäschchen vorbereiten, mit wichtigen Schminkutensilien und Kosmetikprodukten (z. B. Deo, Taschentücher, Ersatzstrümpfe)

1 Tag vorher

💚 Wasser, Wasser und nochmals Wasser trinken

💚 Nagelstudio/Kosmetik: Maniküre und Pediküre machen lassen

💚 Letzter Check: Notfalltäschchen komplett?

Hochzeitstag

💚 Ausreichend Zeit einplanen für Brautfrisur und Make-up (ca. 2 Stunden)

**Sie sehen umwerfend aus –
genießen Sie Ihren Tag!**

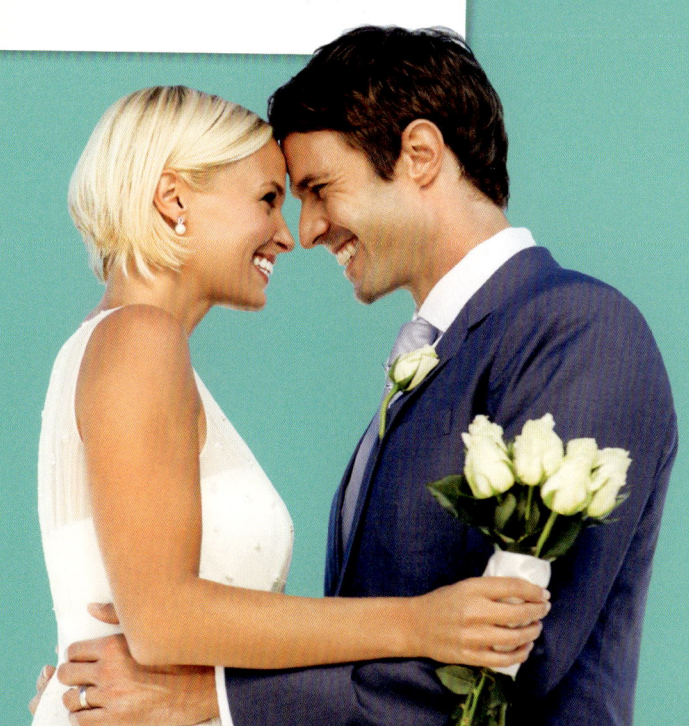

Zeit, sich wohlzufühlen

Lassen Sie die Seele baumeln

Während Sie auf Wolke sieben schweben und freudig Ihrer Hochzeit entgegensehen, kommt Ihnen alles, wobei Sie mal richtig abschalten können, doppelt zugute: Erstens bleiben Sie sogar im Trubel der Vorbereitungen erstaunlich gelassen, und zweitens macht Sie das noch schöner! Innere Ruhe lässt sich auf unzähligen Wegen erreichen. Ein paar davon stelle ich Ihnen an dieser Stelle vor. Picken Sie sich einfach das Passende heraus.

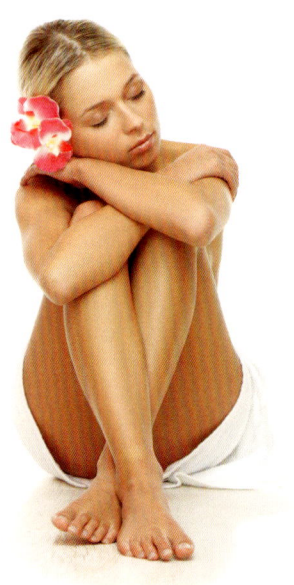

Spaziergang und Parkbank im Grünen

Ob kurz oder lang – ein Spaziergang weckt in uns neue Lebensgeister. Besonders bei schönem Wetter wirkt ein Gang nach draußen Wunder. Und auch das Herumstapfen im Schnee oder das Über-Pfützen-Hüpfen bei Regen sind ein Riesenspaß, wenn Sie sich darauf einlassen. Wir vergessen im Alltag schnell, wie gut uns die Natur tut. Öffnen Sie Ihre Sinne und erleben Sie wundervolle Momente beim Spazierengehen an der frischen Luft.

Ausflug in einen botanischen Garten

Botanische Gärten beherbergen viele exotische Pflanzen, deswegen herrscht dort im üppigen Grün eine ganz spezielle Atmosphäre. Gerade vor der Hochzeit kann es überaus wohltuend sein, sich selbst inmitten der Blütenpracht als Teil der Schöpfung zu erfahren. Eine ideale Gelegenheit, in sich zu gehen, eigene Wünsche zu reflektieren und Klarheit zu gewinnen über die Richtung, die Sie Ihrem Leben in dem neuen Lebensabschnitt «Ehe» geben wollen.

Sportliche Bewegung

Ja, schon wieder Bewegung! Vor allem Ausdauersport wie Radfahren oder Laufen löst Verkrampfungen der Muskulatur, lässt Ihre Gedanken zur Ruhe zu kommen und hebt gleichzeitig die Stimmung – durch Ausschüttung von «Glückshormonen» (Endorphinen).

Positive Einstellung

Ich spreche hier nicht davon, immer alles positiv zu sehen, aber eine zuversichtliche Grundeinstellung hilft ungemein, stressige Situationen zu meistern. Wenn Sie bereits mit einem Lächeln aufwachen, hat der Tag von Anfang an die Chance, sehr gut zu werden. Probieren Sie es aus.

Badewanne oder Fußbad

Mit einem duftenden Badezusatz und Kerzen verwandeln Sie Ihre heimische Wanne im Handumdrehen in eine Wohlfühl-Oase. Oder Sie bringen sich mit einem heißen Fußbad bei Kerzenschein in Relax-Laune, schalten dazu Ihre Lieblingsmusik ein … herrlich!

Aroma-Wellness

Ätherische Öle und Aromen werden direkt aus Pflanzen gewonnen, lassen sich je nach Wirkung vielfältig einsetzen. Ylang-Ylang, Lavendel, Kamille, Majoran, Neroli und Orange zum Beispiel helfen gegen Angst, Stress oder Reizbarkeit. Beim Ein- und Durchschlafen unterstützen uns Lavendel, Kamille, Ysop und Weihrauch. Schwarzer Pfeffer, Basilikum, Bergamotte vertreiben Müdigkeit. Aroma-Öle werden in kleinen Fläschchen angeboten, als Duftstäbchen oder auch als Badezusatz und Massageöl. Verzichten Sie auf Aroma-Öle, wenn Sie schwanger sind oder unter Allergien leiden.

Progressive Muskelentspannung (PME) nach Jacobson

Oft verkrampfen wir regelrecht, ohne es zu merken. Erst wenn es im Nacken sticht oder im Rücken zieht, spüren wir, dass wir alles andere als locker sind. Mit der PME lernen Sie, Verspannungen aufzulösen: Nacheinander werden sämtliche Muskeln angespannt und wieder entspannt. So entwickeln Sie eine genaue Wahrnehmung dafür, wie sich Entspanntsein anfühlt – und können diesen Zustand bei Bedarf gezielt herbeiführen. Kurse in PME werden von Krankenkassen gefördert, für zu Hause gibt es gute Anleitungen auf CD.

Yoga

In der westlichen Welt wird Yoga zur allgemeinen Entspannung und Verbesserung der Beweglichkeit immer beliebter. Weit verbreitet ist die Richtung des Hatha Yoga, das durch vorgegebene Haltungen (Asanas) in Verbindung mit Atemübungen Körper und Geist harmonisiert. Bei unsachgemäßer Ausführung besteht Verletzungsgefahr, daher empfehle ich Ihnen einen Einstiegskurs mit qualifiziertem Trainer. Anbieter sind zum Beispiel Yogazentren, Fitnessstudios sowie Volkshochschulen. Yogakurse werden von den meisten Krankenkassen bezuschusst.

Massage

Sei es mit Bürsten, Bällen, Wasserstrahlen oder ganz klassisch mit der Hand: Eine Massage fördert das Wohlbefinden, indem sie Verspannungen löst und die Durchblutung anregt. Hier drei Beispiele: Die Reflexzonenmassage stimuliert an Füßen, Händen und Ohren sogenannte Reflexzonen, die einzelnen Muskelgruppen und Organen zugeordnet sind. Mit sanftem Druck und kreisenden Handbewegungen befreit die Lymphdrainage das Gewebe von überschüssigem Wasser und Stoffwechselprodukten. Bei der Hot-Stones-Massage werden auf 60 Grad erhitzte Steine aus Basalt unter und auf den Köper gelegt, um die Muskeln durch Wärme zu entspannen.

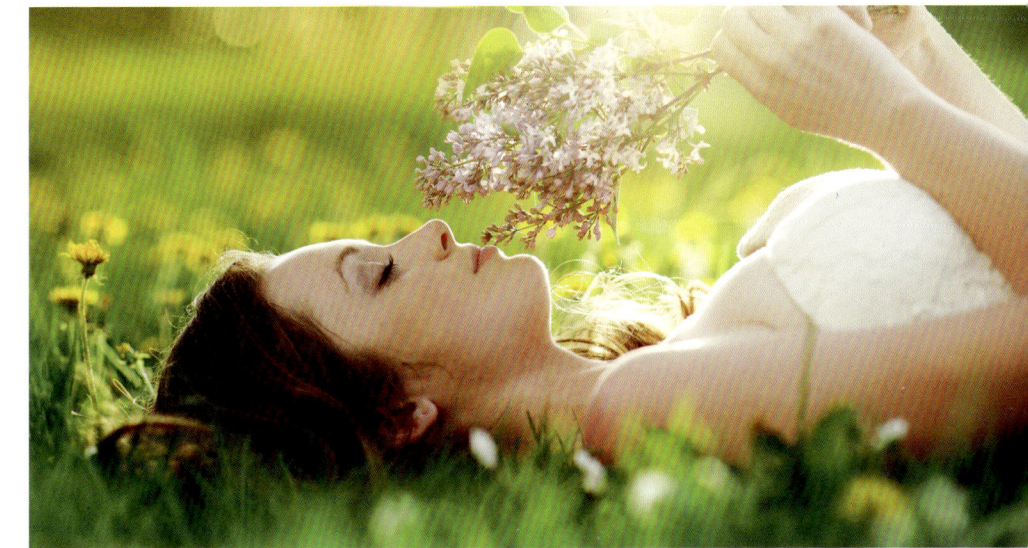

Mit oder ohne Schäfchen …

Schlafen Sie gut

Erholsamer Schlaf gibt Energie für den Tag, macht gute Laune und lässt uns blendend aussehen. Das allein sind schon überzeugende Gründe, sich die nötige Ruhe zu gönnen. Doch der wichtigste kommt noch: Wissenschaftler haben einen Zusammenhang zwischen zu wenig Schlaf und Übergewicht nachgewiesen. Also ab ins Bett, schlafen Sie sich schlank! Sollte der ersehnte Schlummer trotz gutem Willen ausbleiben, helfen Ihnen diese Tipps, wohlig in die Kissen zu sinken.

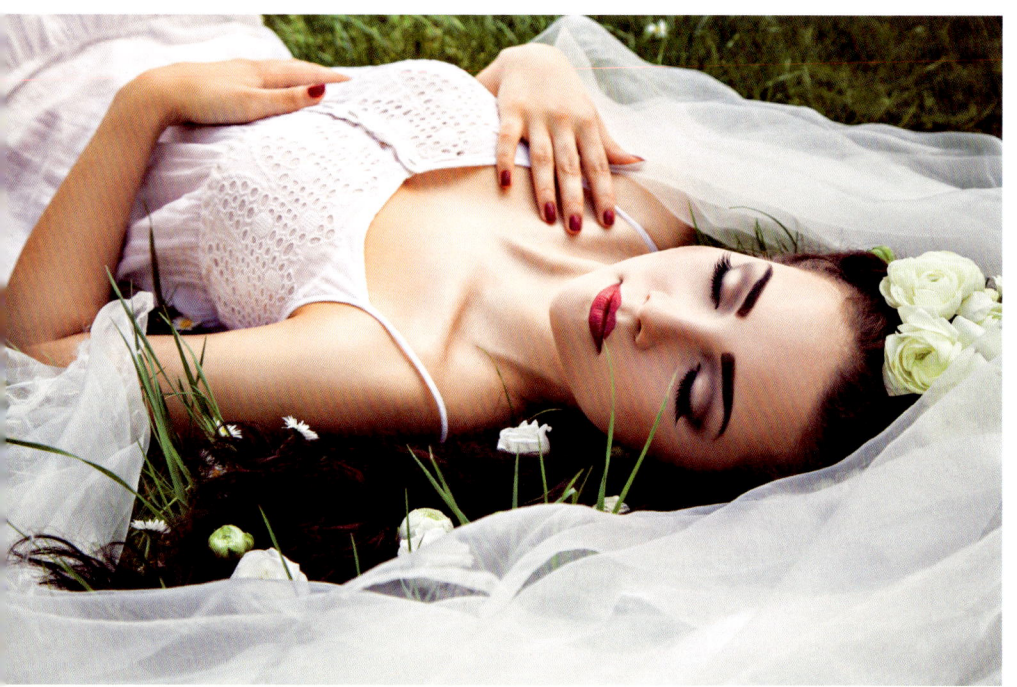

Wenig Möbel, viel Behaglichkeit

Ein Schlafzimmer ist keine Abstellkammer und auch kein Arbeitsraum. Es dient als Ort der Ruhe. Reduzieren Sie die Möbel auf ein Minimum, stattdessen können Sie Farben, Bilder und Textilien einsetzen, um eine behagliche Atmosphäre zu schaffen. Technik wie TV oder Laptop hat im Schlafzimmer nichts zu suchen. Falls Sie dennoch daran festhalten möchten, schalten Sie vor dem Einschlafen alle Geräte aus (keine leuchtenden LEDs, die Sie wach halten!) und lüften Sie kräftig. Sie verwenden Ihr Smartphone als Wecker? Blocken Sie nächtliche Anrufe oder Benachrichtigungen, indem Sie den Flugmodus aktivieren.

Routiniert zur Ruhe

Unser Körper mag es am liebsten, wenn wir die Dinge des täglichen Lebens, wie etwa Schlafen, Aufstehen und Essen, zu den immer gleichen Zeiten verrichten. Dies gilt auch am Wochenende und im Urlaub. Mit einer Einschlaf-Routine kommen Sie schneller zur Ruhe, Ihr Körper muss sich nicht jedes Mal neu auf die Situation einstellen. Daher abends zum Beispiel Lüften, Zähneputzen, Wecker stellen immer in derselben Reihenfolge erledigen. Noch ein Tipp: Gehen Sie nur ins Bett, um zu schlafen. Wenn Sie dort noch stundenlang arbeiten, verbinden Sie mit Ihrem Bett außer Entspannung auch Pflichterfüllung. Das kann der nächtlichen Erholung im Wege stehen.

Das müssen Sie erst mal verdauen

Falls irgendwie möglich, beziehen Sie das Abendessen in Ihr Gute-Nacht-Ritual mit ein. Dabei spielt einerseits das Timing eine wichtige Rolle: Versuchen Sie, die letzte Mahlzeit spätestens drei Stunden vor dem Schlafengehen zu essen. Und achten Sie außerdem darauf, dass das verzehrte Gericht nicht zu schwer ist und die Portion nicht zu groß. Wenn Sie zu spät abends kräftig «reinhauen», stört das Ihre Nachtruhe, denn die Verdauung muss nun auf Hochtouren arbeiten, statt entspannt Fettpölsterchen einzuschmelzen. Und wohin mit der Energie aus dem Essen? Tagsüber würden Sie sich jetzt bewegen oder geistig aktiv werden. Anstelle dessen sitzen Sie mitten in der Nacht putzmunter im Bett oder bekommen Schweißausbrüche, weil Ihr Körper mangels Alternativen die überschüssige Energie verheizt. Außerdem kann nach einer fettigen oder scharfen Abendmahlzeit verstärkt Sodbrennen auftreten. Also künftig lieber einen leichten Salat mit Putenstreifen wählen als Schweinebraten mit Knödeln.

Besser ohne Schlummertrunk

Alkohol hemmt die Fettverbrennung, das wissen Sie schon. Deshalb tun Sie sich selbst einen Gefallen und setzen während des Fit-Programms vor allem auf alkoholfreie und zuckerarme Getränke. Soll es zum Anstoßen doch mal ein edleres Tröpfchen sein, belassen Sie es besonders abends bei einem Glas Weinschorle oder Radler. Eine größere Menge Alkohol beeinträchtigt Ihre Schlafqualität in der zweiten Nachthälfte erheblich. Sie schlafen zwar prima ein, fühlen sich jedoch am Morgen wie gerädert.

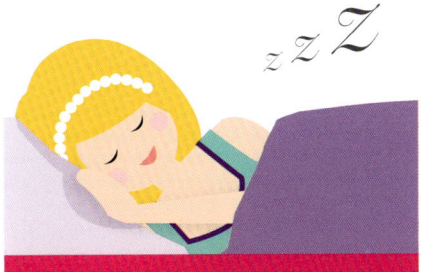

Klangvoll ins Reich der Träume

Sie finden Vogelgezwitscher oder das Rauschen des Meeres entspannend? Diese und viele weitere Naturgeräusche wie das Knistern eines Feuers im Kamin gibt es auf CD oder für den MP3-Player. Lauschen Sie den wohligen Klängen vor dem Einschlafen, um die Hektik des Tages hinter sich zu lassen. Ebenfalls gut geeignet ist klassische Musik, zum Beispiel von Chopin, oder Loungemusik.

Action mit Ende

Kennen Sie das? Sie waren abends noch im Fitnessstudio, haben sich mächtig ausgepowert, aber in der Nacht will der Schlaf einfach nicht kommen … Unser Körper braucht etwa zwei Stunden Zeit, um sich nach sportlicher Betätigung wieder herunterzufahren. Vielleicht wäre es Ihnen möglich, ein bisschen früher zum Training zu gehen?

Grübelschleifen beenden

Ebenfalls hinderlich beim Einschlafen können Grübelschleifen sein. Wenn Ihnen Ihre Gedanken keine Ruhe lassen oder Sie Angst haben, etwas zu vergessen, legen Sie sich ein Notizbuch auf Ihren Nachttisch und schreiben Sie alles hinein, was Sie umtreibt. Vielleicht hilft es Ihnen auch, für den kommenden Tag einen groben Tagesablauf oder eine To-do-Liste zu erstellen? Rauben Ihnen vor allem Sorgen den Schlaf, richten Sie Ihren Blick auf das Positive: Denken Sie bewusst an drei (kleine) Dinge, die Ihnen am vergangenen Tag Freude bereitet haben, und spüren Sie, wie Sie von Dankbarkeit erfüllt werden.

«Erholsamer Schlaf gibt Energie für den Tag, macht gute Laune und lässt uns blendend aussehen.»

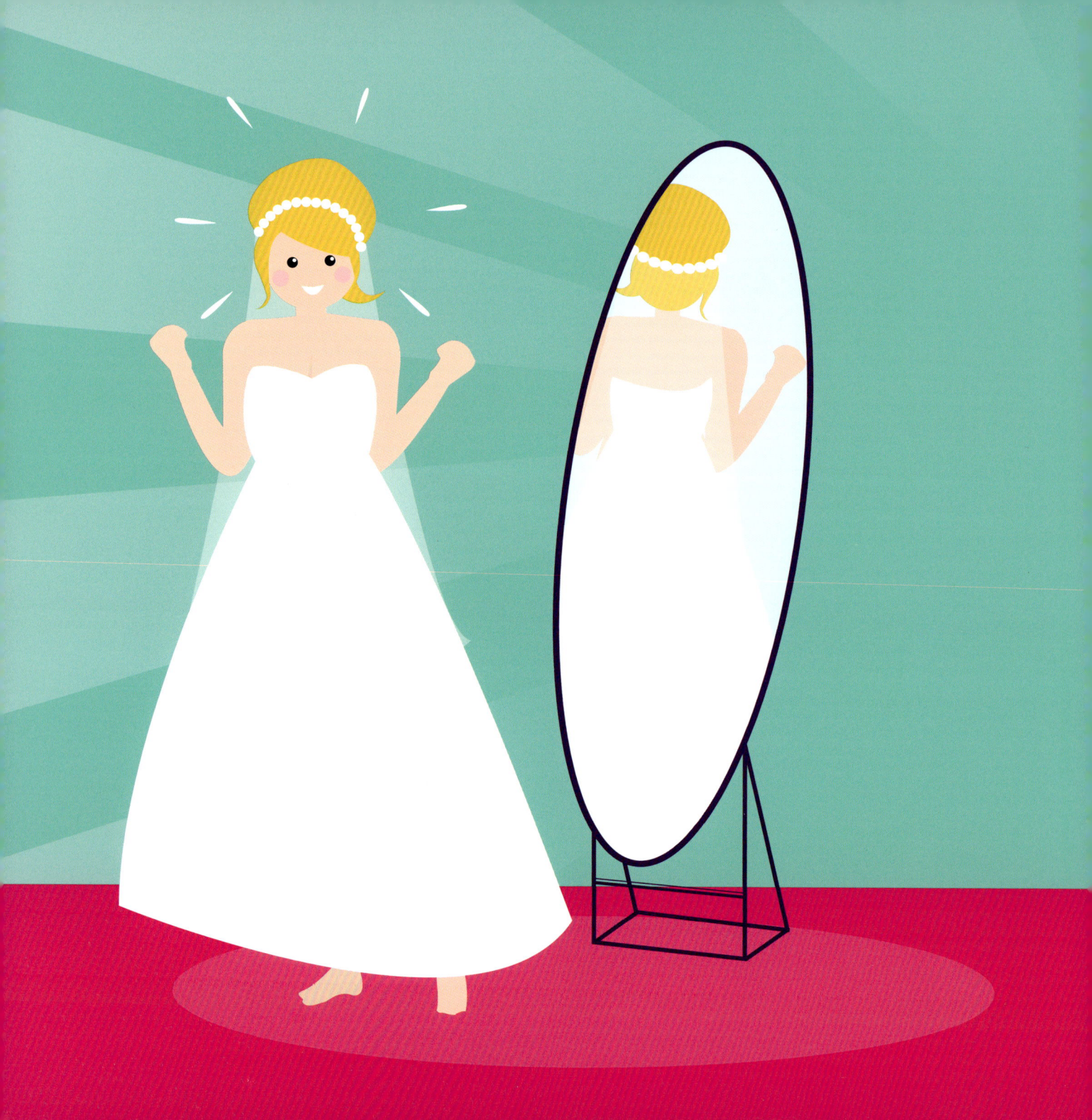

Wow, Sie haben es geschafft –
Alles Gute für Ihre Hochzeit!

Ich gratuliere Ihnen zu Ihrem Erfolg.
Es hat sich absolut gelohnt, oder?
Nun kann Ihr großer Tag endlich kommen!

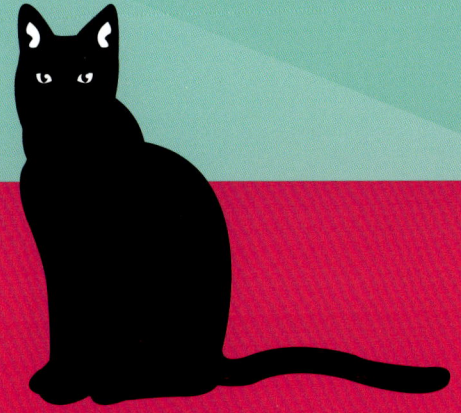

Die 10 größten Fehler bei der Hochzeitsplanung

… und wie Sie diese umgehen

1. Zu spät mit der Planung beginnen

Eine große Hochzeit will gut vorbereitet sein, das geht nicht innerhalb von zwei oder drei Wochen. Auch wenn Sie's kaum erwarten können – lassen Sie sich Zeit und wählen Sie den Hochzeitstermin nicht zu knapp. Idealerweise bleiben Ihnen neun bis zwölf Monate für die komplette Planung und Umsetzung.

2. Bei der Budgetplanung Kleinigkeiten vergessen

Haben Sie an das Trinkgeld für Ihre Dienstleister gedacht? Natürlich sind die größten Posten Location, Verpflegung und Kleidung mit den höchsten Kosten verbunden, aber auch viele Kleinigkeiten summieren sich. Um ein böses Erwachen zu vermeiden, kalkulieren Sie alles frühzeitig. Eine Liste (z. B. in Excel) hilft Ihnen, den Überblick zu wahren.

3. Nicht nachhaken bei Absprachen

Denken Sie immer daran, alle Absprachen mit Dienstleistern nachzuprüfen. Möglicherweise wartet zum Beispiel die Druckerei auf Ihre endgültige Freigabe für die Karten, während Sie bereits mit der Lieferung rechnen. Darum lieber einmal zu viel als zu wenig zum Telefonhörer greifen.

4. Zu wenig Essen anbieten

Auch wenn Sie «Wenig-Esser» sind oder an Ihrem großen Tag vor Aufregung nichts herunterkriegen: Ihren Gästen wird es nicht so gehen. Planen Sie für den langen Hochzeitstag genügend Häppchen ein oder wählen Sie kürzere Zeitfenster zwischen den Mahlzeiten. Und: Alkohol macht hungrig, also Mitternachtssnack nicht vergessen!

5. Buffet nicht beschriften

Sie planen ein Buffet? Schreiben Sie unbedingt Kärtchen für die jeweiligen Gerichte und auch für Ihr Kuchenbuffet! Das Essen kann noch so schön sein, wenn Ihre Gäste nicht wissen, was sie da präsentiert bekommen, werden sie sich an viele Speisen nicht herantrauen.

6. Unter freiem Himmel heiraten ohne Plan B

Deutschland ist leider nicht als Land mit Sonnenscheingarantie bekannt. Und es wäre doch zu schade, wenn Ihre lang geplante Feier sprichwörtlich ins Wasser fiele! Möchten Sie, dass Ihre Hochzeit unter freiem Himmel stattfindet, sollten Sie auf jeden Fall einen überdachten Plan B in petto haben.

7. Ablauf des Hochzeitstages schlecht planen

Vermeiden Sie lange Wartezeiten für Ihre Gäste, packen Sie aber andererseits den Zeitplan nicht zu voll. Zu viele Spiele sind zum Beispiel genauso schädlich für die Stimmung wie zu lange Leerlaufphasen. Überlegen Sie vorab, was wann passieren soll, und halten Sie die einzelnen Punkte in einer Tabelle fest.

8. Gäste falsch oder gar nicht informieren

Sie sind da, Ihre Gäste nicht? Achten Sie darauf, sämtliche Drucksachen sorgfältig Korrektur zu lesen im Hinblick auf Datum, Adresse und Uhrzeit. Am Hochzeitstag bitten Sie Ihre Trauzeugin, die Hochzeitsplanerin oder den DJ, alle Gäste über den geplanten Ablauf zu informieren.

9. Einen guten Freund als DJ engagieren

Was als preiswerte Alternative erscheint, hat seine Nachteile: Zwar kann der gute Freund die aktuellen Charts und ein paar Evergreens spielen, ihm fehlt jedoch die Erfahrung im Umgang mit Hochzeitsgästen. Ein Profi-DJ, der sich auf Hochzeiten spezialisiert hat, kennt die Spannungsbögen und geht mit seiner Musikauswahl auf Altersstruktur und Stimmung der Gäste ein.

10. Sich zu sehr nach anderen richten

Was nützt es Ihnen, wenn Sie dem Wunsch der lieben Großtante nach einer Oldieband nachgeben, wenn Sie Oldies nicht mögen? Vergessen Sie bei sämtlichen Vorschlägen und Einwänden nie: Das soll Ihr großer Tag werden, es geht um Sie und Ihren Zukünftigen. Ihnen beiden muss die Hochzeit mit allem Drum und Dran gefallen.

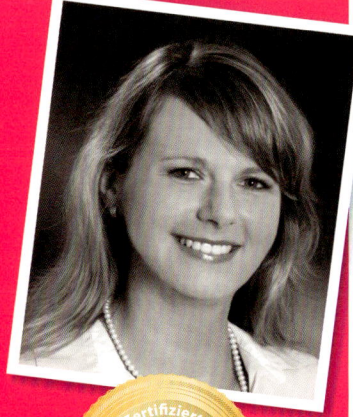
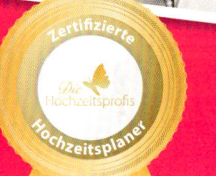
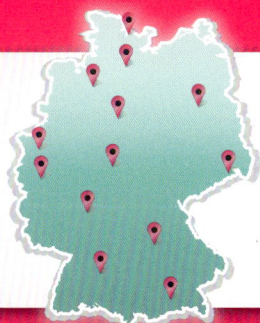
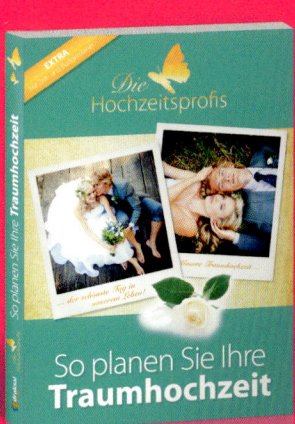

Register

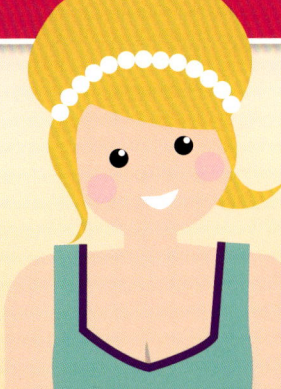

Impressum

Bibliografische Information der Deutschen Nationalbibliothek
Die Deutsche Nationalbibliothek verzeichnet diese Publikation in der Deutschen Nationalbibliografie. Detaillierte bibliografische Daten sind im Internet abrufbar:
www.dnb.de

Schnitzenbaumer, Magdalena
& Die Hochzeitsprofis (2014):
Fit bis zur Hochzeit. Der Schlankplan für Ihren schönsten Tag. 1. Auflage.
Leipzig: Draksal Fachverlag.
ISBN 978-3-86243-122-9

Gesamtherstellung
Draksal Fachverlag
Postfach 10 04 51
D-04004 Leipzig
Deutschland
www.draksal-verlag.de

Projektleitung, Redaktion & Lektorat
Carina Heinrich

Produktion
Katja Krüger

Illustrationen
Laura Klinke

Grafiken & Satz
Katja Krüger

Cover
Laura Klinke und Katja Krüger

Sportwissenschaftliche Beratung
Michael Draksal, M. A.

Rezepte
Hajo Jäger, Dipl. oec. troph.

Bildnachweis

istockphoto.com
Cover (Distressed Picture Frame © robynmac), Cover (Smiling female runner stretching © ChristopherBernard), Cover (Guests Throwing Confetti Over Bride And Groom © omgimages), 5 (Distressed Picture Frame © robynmac), 13 (Young woman pointing © PIKSEL), 15 (bride and groom © eaniton), 18 (Fresh Vegetables, Fruits and other foodstuffs © Irochka_T), 20 (wood © dimdimich), 20 (raw meat © stanislaff), 20 (Dry beans © Elenathewise), 20 (mackerel fishes © PicturePartners), 20 (Wheat Collection © Acik), 20 (Linseed Split © AlasdairJames), 20 (Walnuts Isolated on White Background © Kevin Dyer), 20 (milk products with clipping path © -slav-), 23 (7-Grain bread and cereals © pressdigital), 25 (beautiful young woman thinking © Yuri), 27 (Healthy fruit salad © AnnaOmelchenko), 31 (Funny girl eating © NinaMalyna), 32 (Water splash isolated on white © DmitryFisher), 33 (Women with ice-cream © Alen-D), 35 (Woman Eating Handful Of Almonds © Daisy-Daisy), 36 (Portrait of young woman shouting at the camera © shvili), 76 (Gym kit © PaulMaguire), 79 (Smiling female runner stretching © ChristopherBernard), 80 (Runners - woman running © Maridav), 83 (fitness sport girl © ariwasabi), 88 (Fitness pilates woman smiling © ariwasabi), 89 (Arm Stretch © phildate), 90 (Woman exercising with dumbbells © PIKSEL), 91 (Bottle of water and towel. Isolated on white © FeudMoth), 120 (Going in for sport © shironosov), 124 (Spa still life over white © sofiaworld), 125 (Beautiful girl in yoga pose © vaclavhroch), 126 (fitness woman © stryjekk), 128 (Cute couple together with their bicycles © 4774344sean), 129 (Young woman with position defect and ideal bearing © nikitabuida), 129 (Female bride holding a wedding bouquet of pink roses © PaulMichaelHughes), 129 (White wedding shoes © feferoni), 136 (girl listening to music on headphones in the sky © evgenyatamanenko), 140 (makeup brush and cosmetics © ferlistockphoto), 141 (beautiful woman with brush © dolgachov), 142 (Body care © Szepy), 143 (Bride and Groom Walking on Beautiful Tropical Beach at Sunset © EpicStockMedia), 145 (Newlywed Couple Standing Facing Each Other Against Clear Blue Sky © londoneye), 146 (Daily Spa © dashek), 147 (Beautiful girl © pojoslaw), 148 (Bride with eyes closed lying on blooming meadow © cassinga)

fotolia.com
7 (Beautiful blonde bride with a bouquet of flowers © sonyazhuravetc), 25 (cork texture © klikk), 29 (Woman grocery shopping © Andres Rodriguez), 121 (Frau mit Flexibar © W. Heiber Fotostudio), 121 (EMS – Training © BERLINSTOCK), 122 (Training with fitness straps outdoors © kasto), 123 (happy summer © Konstantin Yuganov)

BodyCoach
121

Jürgen Holz
www.food-foto-koeln.de
Cover, 41, 42, 44, 45, 47, 49, 50, 52, 53, 54, 57, 58, 59, 61, 62, 63, 65, 66, 67, 69, 70, 71

Fotostudio Matzelberger, Waging am See
www.matzelberger.de
Cover, 151

Piękny Dzień – Michał & Magda Dulemba
www.pieknydzien.com.pl
4

Herzlichen Dank!

Ich danke meinem Ehemann und meiner Tochter, meinen Eltern, meiner Familie, meinen guten Freunden, Patricia Follesa, Vincent Schwiedeps und nicht zuletzt Frank «Froonck» Matthée & Paulo Coelho.

Außerdem bin ich sehr dankbar für die tolle Zusammenarbeit: Carina Heinrich, Michael Draksal, Katja Krüger, Laura Klinke.